EL
SECRETO DEL
CALDO DE
HUESOS
CURATIVO

OBRAS DE LOUISE L. HAY
PUBLICADAS POR EDICIONES URANO

Usted puede sanar su vida

Amar sin condiciones

Ámate a ti mismo

Pensamientos del corazón

El poder está dentro de ti

Sana tu cuerpo

Meditaciones para sanar tu vida

¡Vivir!

El mundo te está esperando

Gratitud

El nuevo milenio

Sabiduría interior

Afirmaciones

Tu felicidad empieza ahora

Milagros de hoy en día

Tú puedes crear una vida excepcional

Los colores del futuro

Usted puede sanar su corazón

El poder del espejo

En catalán

Vostè pot sanar la seva vida

Pensaments del cor

El poder és dintre teu

Meditacions per a sanar la teva vida

Estima't: canviaràs la teva vida

Calendario 2017

Una afirmación para cada día

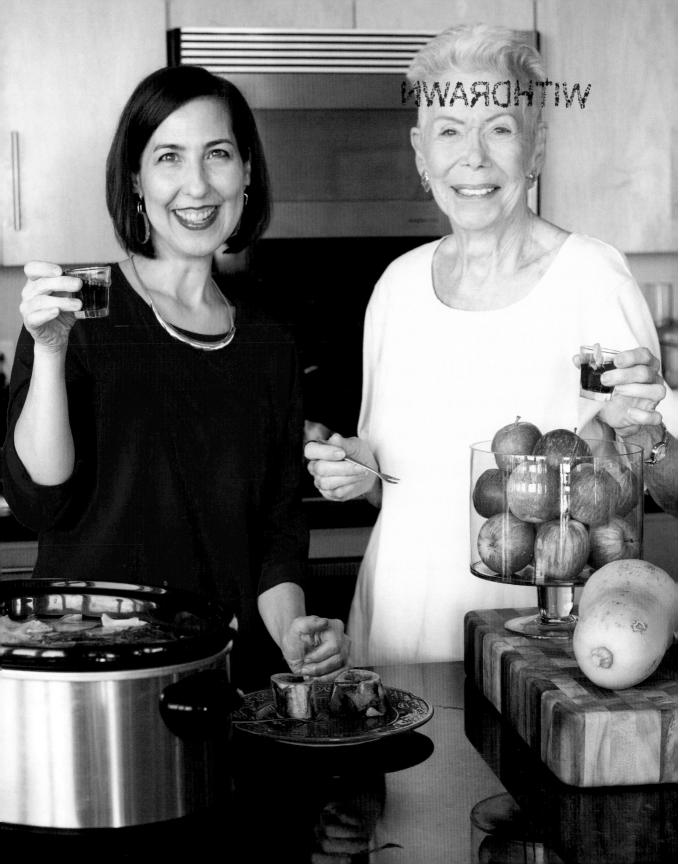

EL
SECRETO DEL CALDO
DE HUESOS
CURATIVO

UNA AVENTURA CULINARIA DE SALUD, BELLEZA Y LONGEVIDAD

LOUISE HAY & HEATHER DANE

COOKED
- BY URANO -

Argentina - Chile - Colombia - España
Estados Unidos - México - Perú - Uruguay - Venezuela

Título original: *The Bone Broth Secret*

Editor original: Hay House, Carlsbad, California

Traducción: Alicia Sánchez Millet

Diseño de la maqueta: Tricia Breidenthal

Índice: Jay Kreider

Fotografías del interior: Joel Dauteuil, excepto las de las páginas 20, 119, 141, 145, 147, 157, 176, 194, 215, 236, 240, 280, 352 utilizadas con permiso de Shutterstock

Estilismo gastronómico: Carolyn Himes

1.ª edición Marzo 2017

La presente obra contiene consejos e información relacionados con el cuidado de la salud. La información contenida en este libro en modo alguno puede sustituir el consejo de un profesional de la medicina. Siempre se debe acudir a un facultativo antes de poner en práctica cualquier programa o tratamiento. El uso que los lectores hagan de la información contenida en este libro es responsabilidad de los mismos. Ni la autora ni la editorial asumen ninguna responsabilidad de las consecuencias médicas por los actos emprendidos por los lectores.

ISBN: 978-84-7953-961-0
E-ISBN: 978-84-16715-29-9
Depósito legal: B-2.743-2017

Fotocomposición: Ediciones Urano, S.A.U.

Impreso por: LIBERDÚPLEX
Ctra. BV 2249 Km 7,4 – Polígono Industrial Torrentfondo – 08791 Sant Llorenç d'Hortons (Barcelona)

Impreso en España – *Printed in Spain*

Este libro está dedicado a los pioneros, los historiadores de los alimentos y de la nutrición, los chefs, los agricultores, los carniceros, los profesionales de la pesca, los defensores de la sostenibilidad, los maestros que nos precedieron y a aquellos que estáis dispuestos a aventuraros a regresar a vuestras cocinas para cocinar algo nutritivo.

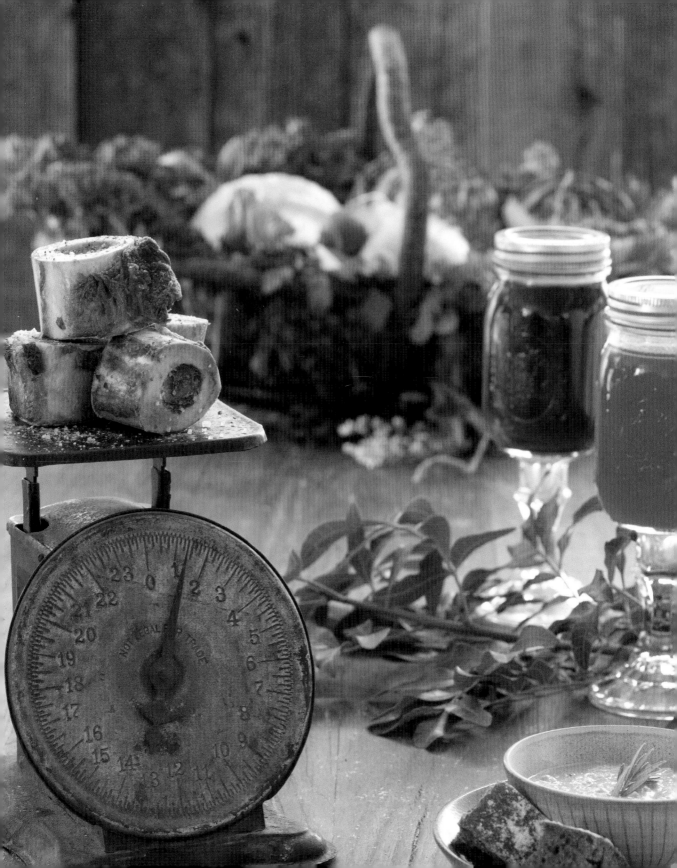

~ÍNDICE~

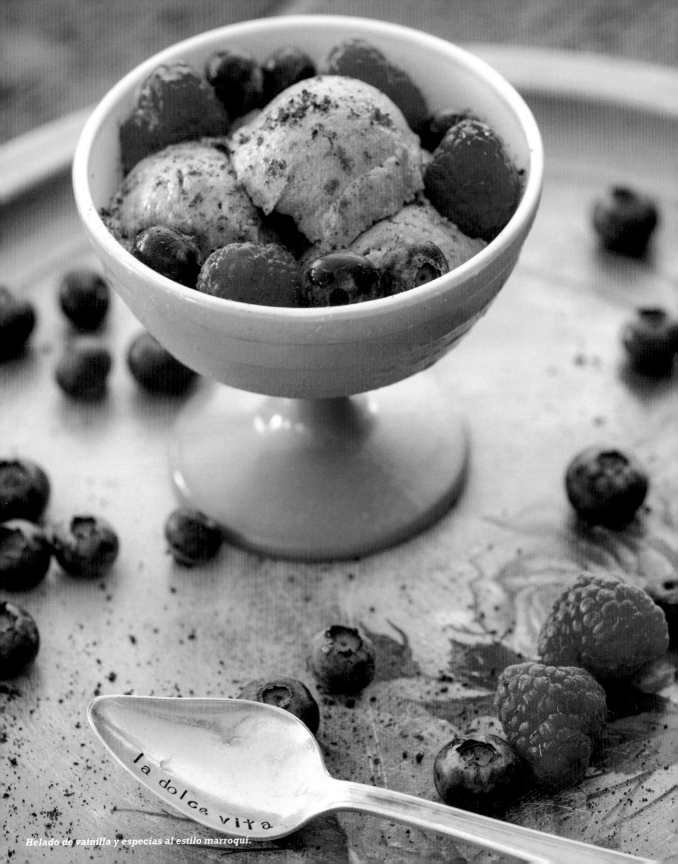

Helado de vainilla y especias al estilo marroquí.

PREFACIO

Vamos a crear recuerdos deliciosos juntas

Por Louise Hay

Estoy escribiendo estas líneas a punto de cumplir los noventa y ¡tengo la certeza de que me voy a adentrar en una de las mejores décadas de mi vida! La edad no tiene importancia cuando gozas de buena salud. Y siempre he creído que la buena salud es el resultado de tres factores:

1. Amarte a ti misma. Hace ya algunas décadas, cuando escribí *Usted puede sanar su vida*, ésta fue la dedicatoria que puse al principio del libro: «Que esta ofrenda pueda servir para que cada uno encuentre dentro de sí ese lugar donde conoce su propio valor, esa parte que en todos nosotros es puro amor y aceptación de sí mismo». Se han vendido más de cincuenta millones de copias de ese libro en todo el mundo y espero que se siga difundiendo este mensaje. Amarnos a nosotras mismas es el remedio universal, obra milagros en nuestra vida. El amor puede ir en cualquier dirección.

2. Concentrarte en los pensamientos correctos. Sé amable con tu mente. Odiarte a ti misma no es más que albergar pensamientos de odio que tienes respecto a ti misma. Si cambias paulatinamente tu forma de pensar, ¡descubrirás que mereces que te amen! Me entusiasmo cuando veo que ahora la ciencia está demostrando que las afirmaciones positivas cambian la mente y el cuerpo para mejor. Nuestras palabras y nuestros pensamientos no sólo cambian nuestro futuro y nuestras experiencias, sino que también dan forma a nuestras creencias y percepciones, las cuales forman la epigenética, como ahora sabemos, y tienen el poder de cambiar nuestro ADN. Pensar bien sobre ti misma es un acto de bondad que da generosos resultados.

3. Concentrarte en la comida correcta. En *Pensamientos y alimentos: La dieta definitiva*, uní fuerzas con mis coaches de salud en las que tanto confío, Heather Dane y Ahlea Khadro, para compartir el secreto de la salud óptima en el que estoy menos versada: la nutrición. Durante todos los años que he enseñado, he dado conferencias y he escrito sobre las afirmaciones positivas y sobre amarse a una misma, también he estudiado y aplicado prácticas nutricionales que favorecieran mi salud, energía y vitalidad. Cuando las personas me preguntan cómo es que tengo una piel tan reluciente o cómo es que todavía puedo viajar, enseñar y disfrutar de la vida al máximo, les respondo que se debe a los pensamientos correctos y a la comida correcta. En *Pensamientos y alimentos: La dieta definitiva*, dimos unas pautas generales para seguir una dieta de alimentos integrales que te ayudara a deshacerte de tu mal-estar y a encontrar el máximo bienestar.

> «Los huesos representan la estructura del Universo. Cuando sentimos que sabemos la verdad, lo sentimos en lo más profundo de nuestros huesos.»

Estos tres sencillos principios son eternos. A pesar de su antigüedad siguen teniendo un papel primordial en el mundo actual. Puesto que estos tres principios son los pilares de la salud —con independencia de cuál sea la última moda o tendencia— siguen conduciéndonos «de vuelta a la base».

Para mí, el caldo de huesos es lo mismo. Es sencillo, eterno y algo a lo que podemos recurrir cuando queremos volver a la base. Es muy fácil de preparar y tiene unas propiedades curativas cuyo alcance es mayor de lo que te imaginas. Los huesos representan la estructura del Universo. Cuando sentimos que sabemos la verdad, lo sentimos en lo más profundo de nuestros huesos. El caldo de huesos nos arraiga y nos nutre. Y, a pesar de que todo esto sea maravilloso, también está respaldado por la ciencia, que nos confirma los beneficios que pueden experimentar nuestros cuerpos con cada sorbo.

El caldo de huesos ha sido uno de los secretos de mi salud y mi vitalidad durante años, y me gustaría enseñarte cómo puedes convertirlo en la clave de tu salud y vitalidad, si estás dispuesta a seguirme en esta aventura culinaria. Dame la mano para entrar en la cocina y compartir las recetas. ¡Te prometo que nos lo vamos a pasar bien con este libro!

Digamos todas juntas: «*Tomo alimento y nutro a los demás de una manera perfectamente equilibrada. Nutrirme es una experiencia que me llena de alegría, y me merezco el tiempo que dedico a mi curación. Experimentar con ideas y fórmulas nuevas es seguro para mí. Me doy permiso para ser todo lo que quiero ser y me merezco lo mejor en la vida. Me amo y me aprecio y amo y aprecio a los demás. Que así sea*».

¡Ahora vamos a crear recuerdos deliciosos juntas!

Te quiero,
Louise

INTRODUCCIÓN

Un poco sobre mí y sobre cómo usar este libro

Por Heather Dane

Me han puesto el apodo de «curandera del siglo XXI» porque soy una detective de la salud que combina la ciencia y la sabiduría antigua para ayudar a las personas a corregir sus problemas de salud crónicos.

Cómo he llegado hasta aquí es algo poco habitual, pero intentaré resumirlo lo mejor que pueda. Por parte de padre tengo raíces nativas americanas. Soy una oneida iroquesa que pertenece al Clan de los Lobos. De los tres clanes iroqueses, el Clan de los Lobos representa a los exploradores, que son los responsables de guiar a las personas para que vivan de acuerdo a lo que el Creador pretendía. Mi bisabuela era la madre del clan, la consejera espiritual y la que tenía la última palabra en la toma de decisiones importantes. Las madres del clan escogen y supervisan al jefe, y tienen potestad para hacer las paces y poner fin a las guerras.

De mi familia paterna aprendí a apreciar las prácticas de los nativos americanos de honrar a la tierra y usar plantas y alimentos como medicina. La medicina nativa americana, como la medicina tradicional china, se basa en el equilibrio, es decir, en estar en armonía con los ritmos de la tierra. Ambas incluyen el concepto de des-armonía debida a la insatisfacción de los deseos del alma.

A partir de los diez años empecé a tener problemas digestivos. No sabía qué me pasaba, ni tampoco lo sabían los médicos. Al cabo de los años, me diagnosticaron trastornos gastrointestinales que abarcaban desde problemas de vesícula biliar hasta cándidas, proliferación bacteriana en el intestino delgado (SIBO, por sus siglas en inglés), SCI (síndrome de colon irritable), hipoglucemia (desequilibrio de la glucosa en sangre) y malabsorción. La mayoría de las veces pasaba de tener hambre constantemente y unos deseos irresistibles de comer a sentir que lo que comía me envenenaba. Era un misterio médico.

Cuando llegué a la adolescencia, empecé a sufrir depresión y, al final, acabé recurriendo a la bulimia para aliviar un poco el peor de mis dolores digestivos. No quería tomar antidepresivos o calmantes, ni someterme a una operación, que es lo que me recomendaban constantemente los médicos, y me puse a investigar. Cuando fui a la universidad di prioridad a mis estudios empresariales y dejé la nutrición y el bienestar en segundo plano. Seguí investigando, pero la respuesta no la descubrí hasta cumplir los treinta, y me pareció demasiado simple: «Cambia tu dieta».

Para evitar que me extirparan la vesícula biliar empecé a hacer una dieta para curar el intestino y sentí un alivio milagroso. Me recuperé de la bulimia y el resto de mis síntomas empezaron a desaparecer. Aproximadamente a los seis años de mi recuperación, me diagnosticaron el síndrome de Ehlers-Danlos, un trastorno incurable de la síntesis y el procesamiento del colágeno. El médico me explicó que probablemente ésa fuera la causa de muchos de mis síntomas, porque afecta a los órganos digestivos, además de a la piel, los huesos, las articulaciones y los ligamentos. En ese momento, no me afectó lo más mínimo porque mi dieta saludable ya me había curado la mayoría de mis trastornos y síntomas digestivos. Pero me pregunté: «A ver... ¿Cómo puedo devolverle el colágeno a mi cuerpo?» Así es como descubrí el caldo de huesos. Éste acabó de mejorar mi digestión y, desde entonces, lo he consumido regularmente.

Mi especialidad en ciencias empresariales era el desarrollo y el cambio organizacional y la mejora del rendimiento. Me distinguí por mi don en el pensamiento sistémico, que me permitía llegar a la raíz de los problemas que tenían las «compañías enfermas» y ayudarlas a recuperar la salud. Mientras trabajaba en el ámbito corporativo seguía estudiando salud natural, porque mi verdadera pasión era curar el estrés que provocaba enfermedades crónicas en la vida de las personas. Hace ya más de una década abandoné mi carrera corporativa y me dediqué a ser coach de salud. Obtuve el diploma profesional de coach, estudié, investigué y publiqué miles de artículos en colaboración con médicos holísticos y tradicionales, y he trabajado con algunos de los mejores en el campo de la salud natural.

Actualmente, practico los principios del pensamiento sistémico con mis clientes para descubrir la causa de sus problemas de salud. Aplico la nutrigenómica (cómo aplicar la nutrición a las expresiones genéticas), el equilibrio mineral, el uso de alimentos integrales y los cambios en el estilo de vida para ayudar a mis clientes a que logren su salud óptima.

ESTRUCTURA DE ESTE LIBRO

En el capítulo 1 aprenderás la historia y la ciencia que hay detrás del caldo de huesos y por qué tiene tantos beneficios para la salud, la belleza y la vitalidad. También descubrirás por qué es la panacea para unos, pero no para otros, y por qué quizás, a veces, a ti te convenga más el caldo de carne o de verduras.

En el capítulo 2 verás el equipamiento de cocina que necesitas, el proceso de preparar el caldo de huesos y los detalles para elegir ingredientes de alta calidad para tu caldo.

En el capítulo 3 empezarás con algunos principios y consejos orientativos, con menús de muestra, la lista de la compra, y descubrirás lo que come Louise para desayunar, almorzar y cenar.

En los capítulos que van del 4 al 13 te llevaremos a través de una gran variedad de exquisitas recetas de diversas culturas, y aprenderás los tipos de comidas que puedes hacer con el caldo de huesos, de carne y de verduras. Aprenderás a preparar varios tipos de caldos (de carne, ave, pescado y verduras), sopas, estofados, platos principales, verduras, cereales, panes, postres, elixires curativos, tratamientos de belleza e ¡incluso cócteles!

En el capítulo 14 te animamos a que aceptes el hecho de que te mereces el tiempo que vas a pasar en la cocina para nutrirte. También te proporcionaremos una maravillosa afirmación curativa y una meditación.

Después de leer este libro, entenderás por qué el humilde caldo de huesos se ha convertido en un famoso superalimento. Y, en vez de considerarlo como la última «moda», verás por qué es una «tendencia» a la que vale la pena ceñirse el resto de tu vida.

UNA INVITACIÓN A EMPEZAR TU AVENTURA CULINARIA, SANITARIA Y DE BELLEZA

¡Estás a punto de embarcarte en una maravillosa aventura hacia los alimentos tradicionales! Éstos son alimentos que nos satisfacen en lo más profundo de nuestro ser porque nos conectan con nuestra historia familiar, con la Madre Tierra y con los pilares que sostienen nuestro cuerpo físico y nutren nuestra mente. Te invito a que aproveches esta oportunidad para cuidarte. ¡El tiempo que pasas en la cocina puede nutrir tu mente, tu cuerpo y tu espíritu en el futuro! Puede deleitar tu paladar y aportar un buen sustento a tu familia y amigos.

Si crees que no tienes tiempo de cocinar, Louise y yo te invitamos a que revises con más detenimiento cuáles son las cosas para las que no te concedes tu tiempo. ¿Haces tantas cosas que no tienes tiempo para hacer lo que mejora tu salud? Te animamos a que pongas en práctica en tu cocina los consejos para ahorrar tiempo —y tu sentido de aventura— que exponemos en este libro, para demostrar lo que (en el fondo) sabes que es cierto, que es que: *tú importas*.

Te quiero,
Heather

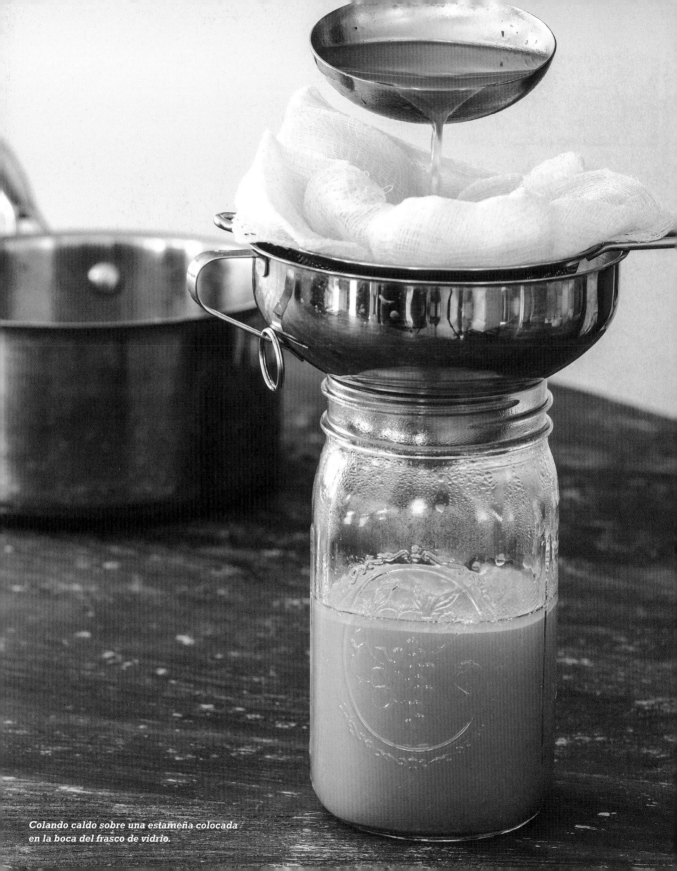

*Colando caldo sobre una estameña colocada
en la boca del frasco de vidrio.*

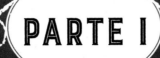

PARTE I

EL ARTE Y LA CIENCIA

del Caldo de Huesos

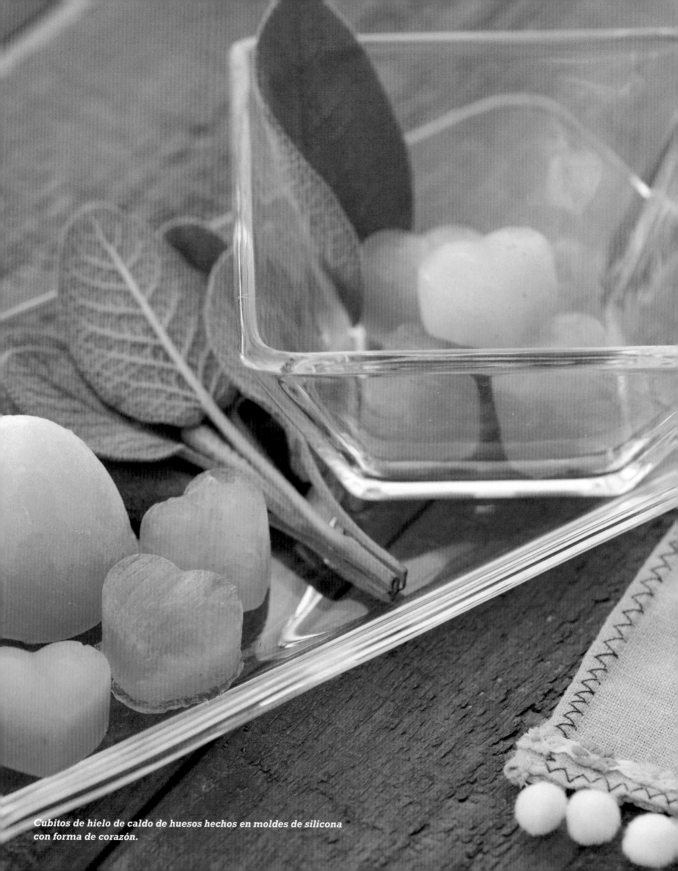

Cubitos de hielo de caldo de huesos hechos en moldes de silicona con forma de corazón.

LA HISTORIA Y LA CIENCIA:

¿El caldo de huesos es realmente una panacea para la salud y la belleza?

¿ Sabes a qué me refiero con esas amigas que te comprenden? Ésas con las que puedes ser rara y excéntrica, pero que sabes que te quieren justo por eso. Las que te ven bailando en el ascensor y se apuntan a la fiesta sin pensárselo dos veces. Ésas que te basta con su presencia para sentirte bien. Nosotras somos de ese tipo de amigas. Heather va a contaros cómo nos conocimos:

Conocí a Louise en un seminario de nutrición hace muchos años. Le gustó mi color de pintalabios rojo y a mí me gustó su agudeza mental. A partir de ese momento seguimos en contacto. Aunque en aquellos tiempos vivíamos cada una en una punta del país, y ella tenía setenta y nueve años y yo, treinta y siete, nos reuníamos para comer juntas una o dos veces al año. Muchos de esos almuerzos los hacíamos aprovechando las conferencias de Hay House en las que hablaba Louise. Recuerdo que en una de ellas estaba de pie en el escenario y dijo: «Todo se basa en los pensamientos y los alimentos», y yo pensé: «Esta mujer ha dado en el clavo, ¡no me extraña que esté tan joven y sana!»

Voy a contarte un poco más sobre nuestra relación para que puedas hacerte una idea de cómo es que dos personas con tantos años de diferencia y kilómetros de distancia entre ellas se hicieron amigas tan rápidamente. Louise es para mí como una amiga de la adolescencia. Aunque en la actualidad tenemos ochenta y nueve y cuarenta y siete años, respectivamente, ambas volvemos a los catorce años y nos encontramos en ese punto. Nos reímos, vamos de un sitio a otro explorando cosas, y ella me hace reír como no lo consigue nadie. Es tan joven que a mí también me hace sentirme igual de joven. Nos ponemos adornos de plumas estilo años veinte para cenar y le decimos a la gente que estamos celebrando la vida. Un día entramos en una tienda para adultos para ver qué vendían en este tipo de comercios. Mi esposo Joel me llamó más tarde, después de haber recibido una notificación de la empresa de tarjetas de crédito. Me preguntó: «¿Es verdad que te has gastado 177 dólares en una tienda que se llama Condom Shack (Choza del condón)?» A lo cual yo le respondí: «Sí, cariño, Louise y yo hemos hecho algunas compras hoy». Ésta es una de las muchas razones por las que a Joel le gusta que vaya de compras con ella.

En otra ocasión, Louise y yo perdimos un vuelo sentadas en la misma puerta de embarque porque nos estábamos instalando, la una a la otra, aplicaciones nuevas en nuestros respectivos iPads. Me enseñó a jugar al solitario, a peinarme y a cortar todas esas cosas que cosen en el interior de las camisetas y que sirven para colgarlas (¿alguien las usa?), y hemos probado todas las barras de labios naturales cuando buscábamos colores que no fueran tóxicos pero que fueran atrevidos y saturados. Nos hemos divertido tanto juntas, que llegamos a la conclusión de que su nuevo nombre es Louise Play.

En todos estos años hemos cocinado muchas cosas juntas, he observado su intuición natural para la cocina y he comprobado en primera persona la pasión que siente por los alimentos saludables y deliciosos. Y he pensado para mis adentros: «Esta mujer sabe cómo fabricar salud». Lo hace con la mayor naturalidad; simplemente elige alimentos reales y confía en que su cuerpo le indicará qué es lo que la va a nutrir.

¿Cuál es el alimento que no puede faltar en su dieta? El caldo de huesos. Louise aprendió a prepararlo leyendo y viendo a la icónica Julia Child, hace muchos años, y siguió consumiéndolo porque le sentaba bien, le daba energía y fuerza. Cuando la gente le pregunta qué es lo que come y cómo pueden parecerse a ella, les habla del caldo de huesos y de las afirmaciones. «Si comes de manera adecuada y tienes los pensamientos adecuados, todo lo demás funciona», les dice.

Lo curioso es que las afirmaciones son palabras amables que cambian nuestra forma de pensar y nos transportan a la sede de la autoestima, y el caldo de huesos es una forma suave de conseguir los nutrientes importantes que necesita nuestro organismo. El caldo es muy simple y, aunque se parezca al que hacían nuestras abuelas, es mucho más que eso. Todo el proceso de hacer un caldo de huesos es una práctica que nos conduce a amarnos y a nutrirnos. Es una forma de recobrar nuestro dinamismo al andar, de recuperar la fuerza y el tono muscular de nuestro cuerpo y de canalizar a tu niña interior de catorce años (¡aunque mucho más sabia!).

Se basa en la sabiduría de antaño, pero también se ha vuelto muy popular en todas las ciudades de Estados Unidos. Es el nuevo batido verde mejorado. Estás a punto de vivir algo grande con este libro, porque descubrirás qué es lo que hace que el caldo de huesos sea un enigma, pues, a pesar de tener miles de años de antigüedad, se ha convertido en una de las últimas tendencias de la actualidad. ¿Quién no quiere estar más atractiva? ¿Quién no quiere tener la piel, el pelo, los huesos y los dientes más sanos y bellos? Éste es tu elixir… ¡Prepárate para una diversión deliciosa!

¿QUÉ LES SUCEDIÓ A LOS ALIMENTOS REALES E INTEGRALES?

Los alimentos tienen la cualidad mágica de conectar a los seres humanos con recuerdos; a menudo, con los relacionados con la familia o con las reuniones especiales. Parece que, cada vez que mencionamos el «caldo de huesos», la gente quiere ponerse a hablar de sus abuelas. De inmediato nos vemos transportadas a una cocina de alguna parte del país o del mundo. Nos cuentan algo sobre esa gran olla que la abuela siempre tenía hirviendo a fuego lento en la cocina. Olemos los aromas, profundos, ricos y misteriosos. Nos imaginamos sentándonos a la mesa a escuchar los cuentos de antaño, sintiendo que estamos a gusto y conectadas.

La sopa es lo mejor de todo lo que hemos probado. Nos deja todo un abanico sensorial, un poco de la historia familiar y, sobre todo, el amor y la seguridad que se respira en una cálida cocina. Nos recuerda a personas que se reúnen a cortar, preparar y crear algo que las va a nutrir.

Actualmente, la comida no se prepara como en la cocina de la abuela. Sacamos los alimentos de cajas y latas y llevamos la compra a casa envasada; lo más normal es que ni siquiera sepamos de dónde proceden los alimentos que consumimos. Hemos perdido el 80 % de la experiencia sensorial que teníamos de pequeñas en aquellas cálidas y seguras cocinas, y hemos perdido las historias que se compartían al preparar la comida…, la historia de nuestra familia.

¿Cómo hemos llegado a esto? Desde la década de 1950 y con el invento de las cenas delante del televisor, los medios de comunicación han ridiculizado la cocina. El mensaje que nos transmitían era: «¿Por qué haces algo a lo que has de dedicar tanto tiempo y tanta energía, cuando puedes abrir una caja y poner el contenido en el horno o pasar por la ventanilla de un restaurante rápido con servicio para automóviles?»

Ha sucedido algo curioso desde entonces. A poca distancia de la sección de congelados se encuentra la sección de las bebidas energéticas, donde últimamente se han disparado las ventas. Y ¿sabes cuál es el objetivo de las empresas de bebidas energéticas? Los *millennials*. Si naciste entre 1981 y 1997, eres de la generación del milenio, una hija de la generación de los *baby boomers* o de la generación X, las generaciones que cambiaron sus pucheros por las cenas delante del televisor. Al dejar atrás la verdadera comida, no ganamos tiempo; perdimos energía y nutrición.

Sin embargo, actualmente se está produciendo una revolución silenciosa. Vamos encajando las piezas del rompecabezas y nos estamos dando cuenta de que lo que comemos es de vital importancia. Estamos siendo testigos de la relación directa entre la pérdida de la salud y nuestras dietas pobres en nutrientes. Actualmente, ocho de cada diez padres dicen que compran productos ecológicos,[1] los mercadillos de agricultores están experimentando un nuevo crecimiento y las ventas

de alimentos ecológicos de Costco han superado las de la cadena Whole Foods. En 2013 las ventas de alimentos ecológicos ascendieron a 35,1 mil millones de dólares y siguen aumentando.[2] Los agricultores y artesanos se están convirtiendo en «lo más de lo más».

Dedicar tiempo a la cocina es la última cosa guay. Pero si no sabes por dónde empezar, también puede ser una ciencia puntera, ¿no te parece? Como en un experimento de laboratorio, has de poner un puñado de cosas en una olla o en un bol, mezclarlas y cruzar los dedos para que sepa bien. Nuestra misión al escribir este libro es aportarte algunos alimentos deliciosos, nutritivos y de elaboración casera que sean tan curativos para tu cuerpo y tu alma que ¡te hagan disfrutar del tiempo que pasas en la cocina!

¿QUÉ ES EXACTAMENTE EL CALDO DE HUESOS?

El caldo de huesos se ha utilizado como alimento y como remedio natural durante más de mil años. De hecho, el caldo más antiguo que se conoce data del año 1000 d.C.[3]

Se cree que, en 1765, un cocinero especialista en sopas llamado A. Boulanger abrió el primer restaurante de la historia porque quería proporcionar un caldo reconstituyente a los trabajadores de París, que durante la Revolución Industrial[4] necesitaban comidas rápidas, sencillas y que les ayudaran a recuperar fuerzas. Boulanger tenía tanta fe en los poderes de la sopa que puso un cartel en la puerta que decía: «VENID A MÍ TODOS LOS QUE ESTÉIS CANSADOS Y OS SINTÁIS SATURADOS Y YO OS RESTAURARÉ».[5] De ahí surgió el término «restaurante» para los establecimientos donde ahora se sirve comida.

No es de extrañar que los caldos sean uno de los grandes secretos para dar sabor que usan los chefs en los restaurantes de todo el mundo. Hay muchos expertos de la salud que cuentan por qué el caldo tradicional es la mejor forma de conservar la salud en el mundo moderno y por qué debería ser el sustituto del café como estimulante reconstituyente. Utilizan términos llamativos como «superalimento», «antiaging», «cura intestinal» y «energizante». Aquí lo que nos importa es que tanto los grandes cocineros como los entusiastas de la salud están totalmente de acuerdo, porque ¡el caldo casero de huesos sabe bien! Un caldo que sepa bien es el toque de gracia tanto si se consume solo como si se agrega a otra receta.

Esencialmente, el caldo de huesos es agua y huesos que han hervido a fuego lento entre una hora y media y dos días. Para algunas personas, esto simplemente es una «sopa», pero en realidad es mucho más. Actualmente, la mayoría de los caldos los sirven chefs de comida de proximidad, carniceros que practican el aprovechamiento integral del animal, agricultores ecológicos y personas entusiastas de la salud y dedicadas a la misma, es decir, todos los que han vuelto a descubrir los beneficios curativos de este humilde líquido que había caído en el olvido.

El caldo de huesos es una fuente de sabor insuperable que jamás podrás extraer de una lata. Su sabor y sus beneficios para la salud pueden hacernos retroceder hasta aquella experiencia sensorial total que perdimos cuando los alimentos procesados y la comodidad ganaron la batalla en nuestra estresada y ocupada vida moderna. El caldo de huesos puede satisfacer nuestra necesidad profunda de nutrición y volver a conectarnos a esas cálidas y seguras cocinas de nuestros recuerdos.

Al saborear este caldo, podemos sentir una conexión primaria con nuestros antepasados y con la forma en que preparaban la comida. Nos recuerda que la comida es mucho más que satis-facer el hambre. Los alimentos son medicina. Los alimentos son conexión. Los alimentos son amor. Si estamos dispuestos a prestar atención, esto es lo que sentiremos cuando saboreemos el caldo de huesos.

LAS CUATRO RAZONES PRINCIPALES PARA CONSUMIR CALDO DE HUESOS

Basándonos en nuestra experiencia y en nuestras investigaciones, hemos descubierto cuatro razones principales para consumir caldo de huesos:

- **Colágeno biodisponible.** Es la estrella de la salud y de la belleza que hace que el caldo de huesos se convierta en un alimento curativo único.

- **Nutrientes biodisponibles.** El caldo contiene aminoácidos, vitaminas, minerales y ácidos grasos esenciales de digestión fácil.

- **Menos desperdicios, mejor para tu presupuesto y para el planeta.** Aprenderás a usar las sobras como fuente de alimentos ricos en nutrientes.

- **Potenciador del sabor curativo.** Puedes preparar bebidas, sopas y comidas deliciosas con este secreto del chef. Es una hermosa forma de hacer que tu comida sea tu medicina.

El resto de este capítulo está dedicado a desarrollar estos cuatro componentes esenciales y las explicaciones científicas que existen sobre los beneficios para la salud del caldo de huesos.

#1. Colágeno biodisponible alias el Quid de la Cuestión

El colágeno es una de las proteínas más estudiadas en la ciencia y la más buscada en la industria de la belleza. Se fabrican suplementos, productos farmacéuticos, nutracéuticos, aditivos para alimentos procesados, lociones y pócimas para alimentar una industria que se calcula que para el 2020[6] obtendrá unos beneficios de 4,4 mil millones de dólares. ¿Y si el secreto del colágeno estuviera delante de nuestras narices? ¿Y si un sencillo plato de sopa fuera el alimento integral suministrador de colágeno que hemos estado buscando? Vamos a verlo.

El colágeno es la proteína más abundante en el cuerpo. Aunque se suele hacer referencia a él como «tejido conjuntivo», nosotras preferimos llamarlo «el gran soporte». Soporta, refuerza, amortigua, proporciona estructura y mantiene unido al cuerpo. El colágeno forma los huesos, los dientes, los tendones, los ligamentos, las articulaciones y los cartílagos; y es esencial para tener un cabello hermoso, una piel reluciente y unas buenas uñas. Refuerza los músculos, favorece el crecimiento celular y soporta los órganos huecos del sistema digestivo (es decir, el esófago, el estómago y los intestinos delgado y grueso).

La gran ventaja del caldo de huesos es que es una fuente de colágeno biodisponible. Es decir, el colágeno se ha roto (o desnaturalizado) y se ha convertido en gelatina, que el cuerpo digiere y asimila fácilmente. La gelatina es líquida cuando está caliente o a temperatura ambiente, y se vuelve espesa y temblorosa cuando se enfría completamente en la nevera. Puede que de pequeña tomaras alguna vez un postre de gelatina envasado que se llamaba Jell-O, que es una versión muy procesada y cargada de azúcar de la gelatina que se forma en el caldo de huesos.

Aunque se han descubierto muchos tipos específicos de colágeno, los tipos I, II y III forman del 80 al 90% del colágeno de los animales.[7] El colágeno del tipo I es el que se encuentra en los huesos, tendones, ligamentos y piel; el del tipo II es el que se encuentra en los cartílagos, y el del tipo III se encuentra en la piel, los músculos y la médula ósea.[8] El caldo de huesos hecho con una variedad de huesos, cartílago y piel puede contener los tres tipos de colágeno.

¿Por qué es importante? Los cuerpos humanos sanos producen colágeno hasta los cuarenta años, y a partir de ese momento la producción empieza a disminuir.[9] Esto le da todo un nuevo sentido a la afirmación negativa de que «el cuerpo se descompone a partir de los cuarenta», pero ahora puedes ver de dónde podría proceder esa creencia limitada. ¡Todo el contenido de este libro te enseñará a cambiar eso!

Además del envejecimiento, el estrés y los estados autoinmunes también pueden afectar a la producción[10] de colágeno. Cuando disminuye el colágeno o se estropea, algunos de los síntomas más comunes son la piel colgante, fofa o arrugada; pérdida de masa muscular; cabello y uñas finos y secos, y problemas articulares y huesos frágiles.[11] La pérdida de colágeno, o el colágeno defectuoso, también es una de las causas de trastornos digestivos como el RGE (reflujo gastroesofágico) y el SCI (síndrome de colon irritable).[12]

Puesto que la proteína animal es la única forma de conseguir colágeno alimentario (concretamente, las partes que se usan para hacer el caldo de huesos, como huesos, tendones, ligamentos, cartílago, piel y tuétano), el caldo de huesos supone una maravillosa fuente biodisponible para el cuerpo. Téngase en cuenta que, aunque los alimentos de origen vegetal no contienen colágeno, pueden potenciar su producción. Los alimentos vegetarianos ricos en vitamina C, complejo B, A, D y E; los minerales como el silicio, el azufre y el cobre, y los aminoácidos como la prolina pueden ayudar a la formación de colágeno en el cuerpo.

Aquí tienes algunos ejemplos de alimentos que favorecen la producción de colágeno, aunque no lo contengan en sí mismos:

- **Frutas:** limones, naranjas, frambuesas, fresas y cerezas.

- **Verduras:** acelga, judías verdes, espinaca, pimientos rojos, lechuga de hoja de roble roja, tomates, zanahorias, remolacha, puerros, pepinos, algas y verduras de hoja verde.

- **Frutos secos y semillas:** pipas de girasol, almendras y nueces.

- **Ácidos grasos esenciales:** aceites no refinados, como aceite de oliva virgen extra, aceite de coco y aceite de linaza.

- **Varios:** vino de arroz, extracto de café (arábigo), extracto de ginseng coreano, extracto de canela y extracto de amla.[13]

Y ahora la sorpresa en lo que respecta al colágeno: ¡*también favorece la digestión*! Recuerda que el caldo de huesos desnaturaliza el colágeno y lo transforma en una versión digestiva llamada «gelatina». Puesto que la gelatina es popular desde 1682, durante cientos de años se han realizado muchos estudios sobre su valor nutricional.

Dos de las funciones primordiales de la gelatina relacionadas con su función digestiva son:

—**Proteger y sellar los intestinos.** La gelatina protege los intestinos regenerando la mucosa y defendiéndola contra cualquier problema derivado de los alimentos sólidos o de las bebidas, lo cual supone una función muy valiosa para mejorar los problemas digestivos.[14]

—**Aumento del valor nutricional total.** Varios estudios han revelado que, cuando la gelatina se combina con otros alimentos, su valor nutricional total aumenta de manera considerable.[15] Esto puede deberse a la propiedad de la gelatina de favorecer el proceso digestivo del cuerpo.

Mientras que los estudios demuestran que consumir fuentes de colágeno como el caldo de huesos y el colágeno hidrolizado (una forma descompuesta de gelatina de vaca insípida) mejora la salud, nosotras compartiremos casos de curación en la vida real en el Apéndice.

#2. Nutrientes biodisponibles

El caldo de huesos proporciona nutrientes predigeridos que hacen que tu cuerpo pueda asimilarlos mejor. El valor nutricional real del caldo de huesos variará según el tipo de huesos, piel, cartílago, tendones, ligamentos, verduras, hierbas y especias que usemos. En general, éstos son los nutrientes importantes que encontrarás:

—**Aminoácidos.** El caldo de huesos está cargado de aminoácidos, los pilares de las proteínas, que ayudan a formar y a reparar todos los tejidos y órganos del cuerpo. Los aminoácidos contribuyen a todas las funciones corporales, como su crecimiento y reparación; así como también afectan a los estados de ánimo, energía, concentración y equilibrio hormonal. Tres de las estrellas especialmente abundantes en el colágeno son: la glicina, la prolina y la hidroxiprolina. Otros aminoácidos que encontrarás en el caldo de huesos son el ácido aspártico, ácido glutámico (glutamina), serina, treonina, alanina, arginina, valina, isoleucina, tirosina y fenilalanina.[16] El tipo y la cantidad de aminoácidos pueden variar según los huesos y partes del animal que se utilicen.

—**Minerales.** Con todos los casos de fatiga crónica, desequilibrio hormonal y fatiga adrenal que vemos hoy en día, es muy probable que los desequilibrios minerales sean una de las principales causas. Los minerales son de suma importancia para nuestra salud, contribuyen a la formación de la masa ósea y de los dientes, afectan a nuestro estado de ánimo y concentración, así como a nuestra energía y equilibrio hormonal. ¡Todas podemos usar un poco de ese atractivo que dan los minerales!

Actualmente, se habla mucho del calcio y mucho menos del magnesio y de otros minerales como el fósforo, el azufre, el potasio, el hierro, el manganeso, el zinc, el cobre, el cobalto, el flúor y el selenio. Los huesos y los dientes están hechos de mucho más que de calcio; por consiguiente, necesitamos toda una gama de minerales para nuestra salud ósea y nuestro bienestar general. El caldo de huesos contiene una amplia base de minerales[17] de digestión fácil.

—**Glucosaminoglucanos.** El cartílago y otros tejidos conjuntivos animales contienen glucosaminoglucanos (GAGS), moléculas de azúcar amino y ácido que forman la cadena de proteoglucanos, que, junto con el colágeno,[18] desempeñan una función de soporte en el tejido conjuntivo. Los GAGS básicamente son amortiguadores y lubricantes de la piel, las articulaciones, los músculos y los ojos. Algunos ejemplos son el ácido hialurónico o el sulfato de condroitina y de glucosamina. Posiblemente todos ellos te resultarán familiares porque se utilizan como suplementos para la salud articular. El ácido hialurónico también se usa en cosmética y en cirugía ocular. El caldo de huesos que se vuelve gelatinoso fácilmente es una buena fuente de glucosaminoglucanos.

—**Las vitaminas y otros nutrientes de tu elección.** Aunque un caldo de huesos básico sólo necesita una variedad de huesos y agua, muchas personas potencian su valor nutricional añadiendo restos de verduras, hierbas y especias. Al añadir a tu caldo estos ingredientes, obtienes una dosis extra de vitaminas, minerales y antioxidantes fáciles de digerir. (En la Parte II encontrarás muchas opciones para personalizar tus caldos y alcanzar así tus metas nutricionales y de salud.)

—**Grasas saludables.** El tuétano, la piel, la carne y otras partes grasas de la vaca, de las aves y del pescado contienen grasas saludables que pueden favorecer un buen estado de ánimo, saciar (y por consiguiente ayudarnos a perder o a mantener nuestro peso) y ayudar a mantener la salud del cerebro.[19] Las grasas también ayudan a transportar vitaminas importantes como la A, D, E y K a nuestro organismo.

#3. Menos desperdicios, mejor para tu presupuesto y para el planeta

Antes de que existieran los supermercados, cuando la gente vivía más vinculada a la tierra, los seres humanos trabajaban mucho para utilizar todas las partes de las verduras y de los animales, y apenas dejaban sobras, si es que dejaban alguna. Nosotras creemos que las granjas ganaderas, donde los animales están hacinados en espacios minúsculos y son forzados a comer una dieta antinatural para ellos, son inhumanas. Gran parte de esta industria tiene su origen en la comercialización de los cortes selectos, como los filetes o las pechugas de pollo, en vez de aprovechar todo el animal (algo conocido también como «aprovechamiento integral»).

Por ejemplo, una vaca entera podría alimentar a una familia de cuatro personas durante todo un año si ésta comiera como sus antepasados, es decir, *si se comiera la vaca entera y no sólo unos cuantos cortes selectos.* Los cortes selectos, como el filete miñón o el chuletón rib eye, suponen sólo el 15 % del animal. Al crecer la demanda de los cortes especiales, esa misma familia de cuatro comensales necesitará muchas vacas al año.

Y no sólo nos preocupan las prácticas inhumanas que se realizan con los animales. Esta misma visión aplicada a una pequeña gama de alimentos, como el maíz y el trigo, ha conducido a la superproducción de un reducido número de cosechas que agotan la tierra, en vez de respetarla plantando en ella una amplia gama de cosechas que sirvan para favorecer la salud del planeta.

Si seguimos con nuestro análisis, podemos examinar el cuerpo humano que prospera cuando es nutrido con variedad de alimentos, incluida la carne. Los cortes de carne más baratos suelen ser más saludables que los cortes selectos, porque aportan más colágeno, glucosaminoglucanos y ácidos grasos esenciales que favorecen la buena salud digestiva, de los huesos, de la piel y de las articulaciones.

Cuando plantamos verduras que ayudan al ecosistema, devolvemos minerales a la tierra. En la actualidad existe una tremenda deficiencia de estos minerales en nuestra dieta, lo que conduce a infinidad de misteriosos trastornos para los que la industria farmacéutica crea nuevos medicamentos. Y, puesto que los fármacos no curan las deficiencias de proteínas, vitaminas y minerales, seguimos en el círculo vicioso.

Cuanto más nos concentremos en los alimentos que benefician a la salud del ecosistema, más probable es que encontremos una solución mejor para todos los seres, animales, plantas, humanos, insectos…, esto es, para todo el sistema que ha de vivir en armonía para prosperar.

El caldo de huesos beneficia también al bolsillo, puesto que nos permite utilizar lo que hoy en día se considera basura. La piel y la carcasa del pollo, los huesos y las patas de animales, la piel y los restos de verduras, ahora podemos usarlos para hacer un plato curativo y rico en nutrientes. ¡Incluso te enseñaremos a reutilizar los huesos después de haber hecho el caldo!

#4. Potenciador del sabor curativo

Durante siglos los chefs han utilizado el caldo para enriquecer el sabor de sus platos. Con el caldo de huesos ya no necesitas los cubitos procesados y cargados de sustancias químicas para dar sabor a las sopas, estofados y salsas. ¡Ahora tendrás un potenciador del sabor que también te aportará grandes beneficios para la salud y la belleza!

LA CIENCIA: EL CALDO DE HUESOS Y TU SALUD

Aunque se han realizado varios estudios sobre el caldo de huesos, la mayoría han sido sobre el colágeno, la gelatina o el colágeno hidrolizado (denominado también «péptidos del colágeno»). Como ya hemos dicho, la gelatina es una desnaturalización del colágeno que hace que tu caldo se vuelva más denso al enfriarse; también se vende en los supermercados como un polvo sin sabor. El colágeno hidrolizado es un producto en polvo que está algo más procesado que la gelatina en polvo y tiene aplicaciones diferentes (explicaremos esto con más detenimiento en el capítulo 2). Te rogamos que recuerdes que cuando hablamos de gelatina, tanto si es la del caldo de huesos como la que se vende en polvo, nos estamos refiriendo al colágeno desnaturalizado.

Nota: aunque hay muchos estudios que demuestran que el colágeno mantiene la piel joven y tersa, la mayoría se han realizado para descubrir sus propiedades antienvejecimiento y se han hecho con suplementos de colágeno. Los suplementos de colágeno han demostrado que pueden reducir las arrugas, la piel seca y la descamación y que contrarrestan el fotoenvejecimiento natural.[20] Expertos como Kaayla T. Daniel también sugieren que tomar una dieta rica en colágeno podría reducir la celulitis.[21]

El biólogo y catedrático Ray Peat dice que las enfermedades degenerativas e inflamatorias van en aumento en las sociedades industrializadas y que se podrían corregir mediante el consumo de alimentos ricos en gelatina, gracias a que contienen aminoácidos reconstituyentes como la glicina, la alanina, la prolina y la hidroxiprolina.[22]

Los estudios demuestran que la gelatina también puede aportar los siguientes beneficios:

— Uñas más fuertes y sanas.[23]

— Retrasar el envejecimiento.

— Efecto antitumoral.

— Alivio de la artritis y del dolor articular.

— Protección celular.

— Puede aliviar la diabetes y bajar el azúcar en sangre; favorece la regulación de la insulina.

— Puede mejorar el sueño.

— Ayuda a regular el sangrado nasal, las menstruaciones copiosas, las úlceras, las hemorroides y las hemorragias de la vejiga.

— Ayuda a normalizar la acidez estomacal, mejorando la colitis, la enfermedad celíaca, las úlceras y otros trastornos inflamatorios del intestino.[24]

Si padeces alguno de los trastornos mencionados, aquí tienes una afirmación que puedes usar:

En la infinitud de la vida donde me encuentro, todo es perfecto, íntegro y completo. Considero que mi cuerpo es un buen amigo. Cada una de sus células está dotada de Inteligencia Divina. Escucho lo que me dice y sé que su consejo es bueno. Siempre estoy a salvo, protegida y guiada por la gracia Divina. Elijo estar sana y ser libre. Todo está bien en mi mundo.

cee

Afirmaciones Curativas

Puesto que estamos hablando de las investigaciones acerca de los trastornos de salud que puede aliviar el caldo de huesos, hemos pensado que también sería útil proporcionarte algunas afirmaciones para estas condiciones.

Una afirmación es cualquier declaración que haces. A menudo, solemos pensar en negativo, y esto sólo crea más de lo que no queremos. Una afirmación negativa como: «Nunca voy a mejorar», no te conduce a ninguna parte. En cambio, afirmar: «Estoy abierta a sentirme lo mejor posible» abrirá canales en tu conciencia para conseguir justamente eso.

Durante décadas muchas personas han comentado los beneficios curativos que han obtenido de haber repetido las afirmaciones de Louise. Queremos animarte a que practiques el pensamiento positivo a medida que vayas leyendo este libro y te empieces a concentrar en mejorar tu salud. Ve haciendo continuamente afirmaciones positivas sobre cómo quieres que sea tu vida. No obstante, es importante que hagas las afirmaciones en tiempo presente, utilizando frases como: «Yo soy» o: «Yo tengo». Tu subconsciente es tan obediente que si dices algo en futuro, como: «Yo seré» o: «Yo tendré», allí es justamente donde siempre permanecerá, ¡en el futuro y fuera de tu alcance!

Los estudios realizados sobre el caldo de huesos han demostrado que puede:

—**Estimular el sistema inmunitario.** Los aminoácidos del caldo de huesos, como la arginina, la glutamina y la cisteína, han demostrado que refuerzan el sistema inmunitario en los seres humanos y en los animales.[25]

Si tienes algún problema o trastorno autoinmune, puedes usar esta afirmación:

Estoy dispuesta a cambiar y a crecer.
Ahora creo un futuro seguro.
Todos los días suceden milagros.
Me interiorizo y disuelvo el patrón que ha creado esto y ahora acepto la curación Divina.
¡Que así sea!

—**Aliviar el resfriado común y la bronquitis.** En el año 2000 se publicó un estudio sobre la sopa de pollo (caldo de huesos) en la revista *Chest*, la publicación oficial del Colegio Americano de Especialistas del Pulmón, y los científicos descubrieron que realmente aliviaba los síntomas del resfriado común, es decir, que disolvía las mucosidades, abría las vías respiratorias y aportaba nutrientes[26] fáciles de digerir. Según el médico y profesor de la UCLA, Irwin Ziment, la sopa de pollo contiene cisteína, el aminoácido que químicamente se parece a la acetilcisteína, el fármaco para la bronquitis.[27]

Si tienes un resfriado o una bronquitis, usa estas afirmaciones:

Resfriados: *Dejo que mi mente se relaje y esté en paz. La claridad y la armonía están dentro y fuera de mí.*
Bronquitis: *Declaro la paz conmigo misma y me gusto. Me ocupo de mí. Soy una persona competente en todo momento.*

—**Combatir la inflamación.** Los estudios demuestran que muchos de los aminoácidos del caldo de huesos (como la cisteína, la histidina y la glicina) reducen la inflamación, y la L-glutamina, en concreto, la inflamación del intestino.[28] Además, el mismo artículo en *Chest*, de octubre de 2000, que hemos mencionado más arriba, llegaba a la conclusión de que los beneficios antiinflamatorios de la sopa de pollo pueden ser una de las razones por las que es tan eficaz aliviando los síntomas del resfriado común.[29]

Si padeces inflamación, ésta es una gran afirmación:

Mis pensamientos son pacíficos, tranquilos y centrados. Estoy dispuesta a cambiar todos los patrones de crítica. Me amo y me gusto.

—**Reforzar los huesos y los dientes.** Un estudio sobre los nutrientes necesarios para la salud ósea reveló que el proceso de la formación del hueso requiere «un suministro adecuado y constante de nutrientes»: calcio, proteínas, magnesio, fósforo, vitamina D, potasio, zinc, manganeso, cobre, boro, hierro, vitamina A, vitamina K, vitamina C y vitaminas B.[30] El caldo de huesos con verduras y carne o pescado aporta una buena fuente de todas estas vitaminas y minerales.

Si tienes problemas óseos o dentales, aquí tienes las afirmaciones que puedes usar:

Huesos: *Estoy bien estructurada y equilibrada.*
Huesos rotos: *En mi mundo, yo soy mi propia autoridad, puesto que soy la única que piensa en mi mente.*
Deformidad ósea: *Inspiro la vida plenamente. Me relajo y confío en el flujo y el proceso de la vida.*

Dientes: Tomo mis propias decisiones básandome en los principios de la verdad y descanso con la certeza de que en mi vida sólo se está produciendo la acción Divina correcta.

—**Favorecer la pérdida de peso.** A pesar de que se necesitan más estudios sobre las bacterias del intestino y el peso, las investigaciones han demostrado que las personas obesas tienen más de un cierto tipo de bacterias denominadas «*firmicutes*» y menos de otro tipo denominado «*bacteroidetes*» en su tracto digestivo. El número superior de las primeras se cree que conduce a extraer un número superior de calorías de los alimentos. Por consiguiente, la proporción superior de firmicutes respecto a las bacteriodetes se ha convertido en uno de los marcadores de la obesidad.[31]

El caldo de huesos es una buena fuente de L-glutamina, un aminoácido esencial (uno de los pilares de la proteína) para el organismo y la salud intestinal. En los estudios se ha descubierto que la L-glutamina reduce los firmicutes intestinales y, por consiguiente, favorece la pérdida de peso.[32]

En muchas investigaciones también se ha estudiado si consumir sopa antes de la comida favorecía la pérdida de peso debido a que se reduce el consumo de calorías durante la misma. En un estudio publicado en noviembre de 2007, en la revista *Appetite* (una revista internacional en la que se publican investigaciones sobre la conducta en la nutrición y las influencias culturales, sensoriales y fisiológicas sobre las elecciones y consumos de alimentos y bebidas), los investigadores repitieron el estudio y dieron un paso más para comprobar si ingerir una comida con líquido tenía el mismo efecto que una sopa. El resultado fue que tomar sopa sí reducía la ingesta calórica en la siguiente comida y que sólo la sopa —no los alimentos consumidos con agua— tenía este efecto beneficioso.[33]

Si tienes problemas de peso, ésta es la afirmación que debes usar:
Estoy en paz con mis propios sentimientos. Me siento segura donde estoy ahora. Creo mi propia seguridad. Me amo y me gusto.

—**Mejorar la hidratación.** El caldo de huesos, especialmente el que está combinado con verduras, aporta electrolitos (minerales) y carbohidratos (vegetales) a la dieta. Los estudios han demostrado que beber caldo de verduras puede rehidratar más que si sólo se bebe agua, y esto se debe a los electrolitos.[34]

Si tienes problemas de hidratación, usa esta afirmación:
Me amo y me aprecio. Es seguro para mí cuidar de mí misma. En mi vida siempre está obrando la acción Divina correcta. De cada experiencia sólo surgen cosas buenas. Crecer es seguro. Estoy dispuesta a librarme de mi pasado con alegría. Es seguro para mí dejar ir. Ahora soy libre.

—**Restaurar la resistencia cardiorrespiratoria gracias a la rehidratación y a los electrolitos.** Otros estudios han demostrado que los líquidos con carbohidratos y electrolitos, como el caldo de huesos elaborado a fuego lento con verduras, supera al agua sola cuando se trata de restaurar la resistencia cardiorrespiratoria que se ha perdido debido a la deshidratación y a la pérdida de electrolitos.[35]

Si tienes algún problema de fatiga o de resistencia cardiorrespiratoria, ésta es la afirmación que has de usar:
Me entusiasma la vida y estoy llena de energía y entusiasmo.

—**Formación de masa muscular.** Los aminoácidos que contiene el caldo de huesos pueden ayudar a estimular la síntesis de proteína muscular. La síntesis de proteína muscular es esencial para el crecimiento, la reparación y el mantenimiento constante del grupo de músculos esqueléticos. En un estudio con pacientes sanas y con pacientes que padecían cáncer de ovarios, los investigadores descubrieron que ingerir aminoácidos ayudaba a estimular la síntesis de proteína muscular y a reducir la inflamación, tanto en las pacientes sanas como en las participantes que estaban sometidas a la terapia contra el cáncer.[36]

Si tienes algún problema muscular (lesiones por sobreesfuerzo, tono muscular, desgaste muscular, calambres, inflamación y otros trastornos), ésta es la afirmación que has de usar:

Al elegir pensamientos amorosos y felices, creo un mundo amoroso y feliz. Estoy a salvo y soy libre.

—**Mejorar el estado de ánimo.** Tu dieta influye en tus bacterias intestinales y éstas, a su vez, influyen en tu cerebro. Según los neurocientíficos, las bacterias intestinales se están comunicando constantemente con el cerebro. El conjunto de bacterias intestinales, denominado «*microbioma*», influye en las conexiones cerebrales desde nuestra infancia hasta la adultez, junto con los estados de ánimo, la memoria, la capacidad de aprendizaje y nuestra capacidad para soportar el estrés. Cuando el microbioma intestinal está sano, envía señales de felicidad al cerebro; cuando no lo está, envía señales de ansiedad. Esta señalización ha incitado a los neurocientíficos a investigar cómo tratar la flora intestinal para tratar los estados de ánimo y los trastornos relacionados con el estrés, como la depresión.[37]

Si estás experimentando trastornos del estado de ánimo, ésta es la afirmación que has de usar:

Me amo y me gusto; y confío en el proceso de la vida. Estoy a salvo.

Si eres atleta y quieres tener más energía, estás intentando adelgazar o encontrarte mejor —o si eres un cocinero *gourmet* que disfruta de la maravillosa experiencia de los alimentos deliciosos—, el caldo de huesos tiene algo que ofrecerte.

Durante décadas los fabricantes de alimentos han intentado venderte Gatorade, bebidas energéticas, fármacos sin receta, antibióticos, pócimas para adelgazar y pastillas para darte energía. Pues bien, *hay* algo que puedes tomar para mejorar tu salud y tu rendimiento atlético, pero no es nada de lo que he mencionado, sino ¡caldo de huesos!

INTESTINO Y BARRERA HEMATOENCEFÁLICA PERMEABLES

Hipócrates, el padre de la medicina occidental, dijo: «Toda enfermedad empieza en el intestino». Sin embargo, sólo ahora empieza a ser más habitual revisar el intestino como posible causa u opción de tratamiento para tratar enfermedades crónicas. Por eso no es de extrañar que el 70 o el 80 % del sistema inmunitario se encuentre en esta zona.

Por desgracia, trastornos como el intestino permeable van en aumento. En un intestino sano, su pared actúa como filtro, dejando pasar el agua y los nutrientes que necesita el cuerpo y desechando las sustancias perjudiciales. Sin embargo, las malas dietas, los medicamentos y la proliferación bacteriana o fúngica pueden dañar las paredes intestinales, causando el síndrome del intestino permeable. Los síntomas son variados, pero pueden incluir sensibilidades alimentarias, alergias, dolor de cabeza o migraña, artritis, eccema, urticaria y fatiga crónica.[38]

Un intestino permeable puede contribuir al estrés oxidativo o a la inflamación en el cuerpo, que hacen que la barrera hematoencefálica se vuelva «permeable», lo que provoca es que las moléculas y las toxinas que se supone que no han de llegar al cerebro puedan acceder a él.[39]

Estas afecciones se asocian a la permeabilidad de la barrera hematoencefálica:

- TDA (trastorno por déficit de atención) o TDAH (trastorno por déficit de atención e hiperactividad).

- ELA (enfermedad de Lou Gehrig).

- Alzheimer y demencia.

- Anorexia y bulimia.

- Autismo.

- Mente espesa.

- Diabetes.

- Epilepsia o ataques.

- Infecciones del sistema nervioso, como infecciones fúngicas y virales, parásitos, infecciones bacterianas que entran en el sistema nervioso, como la enfermedad de Lyme, la encefalitis o la meningitis.

- Cambios de humor, como ansiedad, trastorno bipolar, depresión, trastorno obsesivo-compulsivo o esquizofrenia.

- Esclerosis múltiple.

- Accidente cerebrovascular.

- Tics: vocalizaciones o movimientos breves, involuntarios, repetitivos y sin sentido, como tarareo, gritos, encogimiento de hombros, parpadeo o muecas.[40]

El caldo de huesos lo han adoptado muchas personas que siguen dietas para la salud intestinal, como la dieta paleolítica, así como dietas para curar el intestino-cerebro, como la dieta para el síndrome del intestino y la psicología (GAPS). También es uno de los pilares para las personas que siguen prácticas de alimentación tradicionales bajo el amparo de organizaciones como la Fundación Weston A. Price y la Fundación Price-Pottenger Nutrition.

¿EL CALDO DE HUESOS ES UNA PANACEA?

No creemos que exista ningún alimento que sea el curalotodo para cualquier problema de salud. No obstante, el caldo de huesos tiene algo muy especial que no posee ninguna otra comida: una fuente de colágeno biodisponible. Cuando se mezcla con minerales, aminoácidos, glucosaminoglucanos y vitaminas y antioxidantes añadidos biodisponibles, cuenta con una potente gama de nutrientes que pueden nutrir suavemente nuestro organismo.

No obstante, esto no es un milagro que se produce de la noche a la mañana. Hemos leído artículos en que los periodistas han tomado caldo de huesos durante una semana y han afirmado que no era «nada especial». Una semana o incluso dos, normalmente es un período demasiado corto para algo tan importante como reconstruir la estructura de tu cuerpo. La mayoría de las personas que experimentan los beneficios del caldo de huesos notan los cambios al menos después de un mes, pero lo más habitual es que lo hagan al cabo de varios meses de estar tomándolo de manera habitual. El colágeno no es precisamente fácil de restaurar, según demuestran las investigaciones, pero no es imposible. Quizás ésta sea la razón por la que es tan importante su consumo regular.

La talla única no les sirve a todos: cuando el caldo de huesos no es la panacea

Cada persona es única y se encuentra en una fase distinta en su viaje hacia la salud. Por esta razón, el caldo de huesos no va a ser una solución para todos. Si lo pruebas y no te sienta bien, puede que estés experimentando una reacción de desintoxicación. Puede que también estés reaccionando a los glutamatos, un aminoácido normalmente saludable del caldo de huesos que puede causar problemas a las personas con ciertos estados de salud crónicos. Aquí tienes más información al respecto:

—**Glutamatos.** El glutamato (ácido glutámico o glutamina) del caldo de huesos es un aminoácido no esencial (eso quiere decir que tu cuerpo puede fabricarlo) que tiene muchos beneficios para la salud, como favorecer la salud intestinal. Es un neuroquímico excitatorio que estimula el cerebro, lo cual está bien si tienes suficientes neurotransmisores tranquilizantes para compensar. No obstante, en situaciones en las que la persona tiene un intestino y una barrera hematoencefálica permeables, el consumo de alimentos con demasiados glutamatos puede provocar problemas y causar síntomas desagradables.

En estos casos, es mejor evitar el caldo de huesos y consumir caldo de carne en su lugar (véase el recuadro «Para ciertos estados de salud crónicos...» más adelante, en este mismo capí-

tulo). Asimismo, los glutamatos están presentes en muchos alimentos naturales, como las setas, el brécol, los lácteos (caseína), los tomates y las nueces, junto con el gluten y ciertos condimentos como la salsa de soja y el vinagre blanco,[41] por lo que estas personas también deberán evitarlos.

—**El MSG y los glutamatos.** El MSG (glutamato monosódico) es una fuente procesada de glutamato que te recomendamos encarecidamente que evites. Por desgracia, se encuentra prácticamente en todos los alimentos procesados, en general, disfrazado bajo los siguientes términos: «*saborizante natural*», «*especias*», «*proteína vegetal*», «*proteína vegetal hidrolizada*», «*proteína de soja aislada*», «*ácido glutámico*», «*enzimas*», «*proteína fortificada*» y «*extracto de levadura*».[42]

Aunque el MSG es una forma de glutamatos libre, es muy distinto de los glutamatos que se encuentran en la comida de verdad, que puede ser la razón por la que algunas personas reaccionan al MSG que se encuentra en los alimentos procesados, pero no en el caldo de huesos, la gelatina o los alimentos integrales. El MSG es una forma sintética del ácido glutámico o ácido D-*glutámico* (que puede ser el responsable de las reacciones adversas para la salud), al contrario que sucede con el *ácido* L-*glutámico* de los alimentos de verdad, que es un precursor de los neurotransmisores en el cuerpo.[43]

En resumen, el caldo de huesos contiene ácido glutámico o glutamatos, pero la mayoría de las personas responden bien a él y sólo notan los beneficios que este aminoácido tiene para la salud. Otras personas hipersensibles, que tienen el intestino y la barrera hematoencefálica permeables (y con frecuencia las que tienen poco magnesio y antioxidantes), tienden a reaccionar a los glutamatos del caldo de huesos y, por consiguiente, tendrán que tomar caldo de carne. Hasta hemos incluido una receta de caldo de verduras, para aquellas personas hipersensibles que necesitan empezar a reponer minerales y antioxidantes.

Esto es lo que tienes que hacer si padeces una enfermedad crónica (incluida la epilepsia o trastornos del estado de ánimo) o si no te sienta demasiado bien el caldo de huesos:

—**Cambia al caldo de carne.** El caldo de carne es una forma más suave de empezar porque está menos concentrado y tiene menos glutamatos que el caldo de huesos. Se hace casi de la misma manera que el caldo de huesos, sólo que utilizas algo más de carne (en vez de sólo huesos) y la dejas hervir a fuego lento de 1½ a 3 horas. Consume la carne del caldo hasta que desaparezcan tus síntomas y luego pasa al caldo de huesos, que ha de hervir a fuego lento durante mucho más tiempo y es más concentrado.

—**Asegúrate de retirar la grasa del caldo.** Si te cuesta digerir la grasa, es importante que la retires con una espumadera mientras hierve el caldo o que la quites una vez que se ha solidificado en la superficie tras haberse enfriado el caldo (para más informacion véase el capítulo 2). No es que la grasa no se pueda consumir, es sólo que algunas personas con problemas digestivos pueden tener síntomas después de consumirla.

—**Ayuda a tu cuerpo.** Si notas síntomas desagradables después de tomar caldo de huesos, bebe mucha agua y date un baño, échale tus aceites esenciales favoritos o copos de magnesio (los de la marca Ancient Minerals son fantásticos

para relajar y calmar tu cuerpo y los puedes comprar por Internet en Amazon.com). Una infusión de menta piperita o de hinojo puede ser muy apropiada si no estás digiriendo bien la grasa del caldo. Ambas hierbas son digestivas, y el hinojo, concretamente, ayuda a aliviar los gases.

—**Escribe un diario de alimentación durante un par de semanas.** Puedes hacerlo en el móvil o llevar papel y lápiz e ir anotando lo que comes en cada comida, añadiendo esta información:

- Cómo te sentías antes de comer.

- Cómo te has sentido después de comer.

- Cómo te has sentido al cabo de unas horas.

- Cómo has dormido.

- Cómo te has sentido al despertarte por la mañana.

Ten en cuenta que el cómo te has sentido incluye tus estados de ánimo (ansiedad, satisfacción, felicidad, depresión, agitación o muchos pensamientos), energía (bien equilibrada, cansada, enervada, energizada, etc.), síntomas físicos (dolor, temas articulares, trastornos del sueño, problemas respiratorios, hinchazón, gases, dolor digestivo, estreñimiento, diarrea o reflujo) y síntomas beneficiosos (encontrarse de maravilla, flexible, sin dolor, fuerte, ligera, etc.).

Al cabo de dos semanas empezarás a ver los patrones. Notarás que tu cuerpo empieza a comu-

Para ciertos trastornos de salud crónicos puede que te interese empezar con caldo de carne

Si no te sienta bien tomar caldo de huesos o padeces un trastorno de salud crónico que conlleva trastornos del estado de ánimo (como depresión, ansiedad, trastorno bipolar, etc.), puede que prefieras empezar con el caldo de carne.

Estas pautas se basan en las enseñanzas de la doctora en medicina Natasha Campbell-McBride, autora de El síndrome del intestino y la psicología: *Tratamiento natural para autismo, dispraxia, TDA, dislexia, TDAH, depresión, esquizofrenia*. Louise y Heather han estudiado con Natasha para entender sus principios a la hora de usar el caldo de carne y el caldo de huesos como parte de la dieta GAPS, que ha curado a miles de personas.

El caldo de carne es idéntico al de huesos, con estas peculiaridades:

- **Tiempo de cocción a fuego lento.** El caldo de carne lo cueces a fuego lento sólo de 1½ a 3 horas como máximo.

- **Ingredientes.** Puedes usar un poco más de carne y menos huesos (opcional).

- **Concentración de glutamina.** El caldo de carne es menos concentrado y tiene menos aminoácidos que el caldo de huesos, incluida la glutamina. Esto es importante si tienes una barrera hematoencefálica permeable. Cuando existe este problema de permeabilidad en la barrera hematoencefálica, los glutamatos pueden crear un trastorno en el cuerpo porque no hay suficiente GABA, el neurotransmisor relajante de nuestro organismo (considera el GABA como el Valium de la naturaleza).

Te recomendamos que tomes caldo de carne hasta que tus síntomas empiecen a desaparecer; luego, prueba con el caldo de huesos y observa cómo te sientes. Esto puede suponer tomar caldo de carne de treinta a noventa días. No obstante, cada caso es diferente y puede que necesites más tiempo para empezar a tomar el caldo de huesos. Puede ser una buena idea acudir a un nutricionista para que te guíe.

Caldo de verduras. También incluimos una receta de caldo de verduras para las personas que tienen reservas respecto al caldo de carne y prefieren empezar por algo muy simple antes de seguir avanzando. Éste no te aportará el colágeno, los aminoácidos y los minerales de los huesos, pero sí te aportará las vitaminas y minerales biodisponibles de las verduras para ayudarte en tu viaje curativo. Una buena opción es utilizar las verduras que favorecen el colágeno (que he mencionado antes en este capítulo) para hacer tu caldo. Después de tomar caldo de verduras de treinta a noventa días, es posible que puedas pasar al caldo de carne y beneficiarte del colágeno añadido.

nicarse contigo. Esto también es muy útil si estás en manos de un nutricionista, porque estos patrones que van saliendo a la luz pueden darle pistas sobre los alimentos que te están yendo bien o no, y su posible causa subyacente.

—**Ponte en manos de un profesional del intestino competente.** Si estás bajo la supervisión de un profesional que entiende tu salud intestinal, y no te sienta bien el caldo de huesos, aquí tienes algunas cosas que puedes preguntarle:

- Intolerancia a la histamina.

- Oxalates.
- Glutamatos.

Si vas a un profesional de la genética para revisar tu metilación o nutrigenómica (un enfoque nutricional que contempla cómo afectan los alimentos a la expresión de tus genes), puedes pedirle que revise estas variantes genéticas (a las que se hace referencia como «polimorfismos nucleótidos únicos» o «SNP» [por sus siglas en inglés]):

- MTHFR
- COMT
- GAD
- CBS

Aunque hablar de cada una de estas variantes genéticas no forma parte del objetivo de esta obra, hemos observado un patrón entre las personas que padecen estas afecciones y que necesitan empezar con el caldo de carne hasta que desaparezcan los síntomas. Un profesional experto en la materia puede ayudarte a resolver tus síntomas para que podáis descubrir la causa que los origina. (Encontrarás algunos profesionales que trabajan por teléfono y que son especialistas en nutrición y nutrigenómica en el apartado de «Proveedores» de este libro.)

Aquí tienes algunas afirmaciones para ayudarte con tu digestión:

Digiero y asimilo todas las experiencias nuevas con paz y alegría. Me siento segura siendo yo misma. Soy maravillosa tal como soy. Confío en el proceso de la vida. Estoy a salvo. Tengo tiempo y espacio para todo lo que he de hacer. Estoy en paz. Me doy permiso para ser todo lo que puedo ser y me merezco lo mejor en la vida. Me amo y me aprecio a mí misma y a los demás.

AL EMPEZAR TU VIAJE HACIA EL CALDO DE HUESOS CURATIVO...

En general, tanto si tomas caldo de huesos como de carne, es una hermosa forma de sanar tu diges-

tión y nutrir tu cuerpo. Esta afirmación es la que puedes repetir al inicio de tu viaje:

En la infinitud de la vida donde me encuentro, todo es perfecto, íntegro y completo. Creo en un Poder muy superior a mí que fluye en cada instante todos los días. Me abro a mi sabiduría interior, consciente de que sólo existe Una Inteligencia en este Universo. De esta Inteligencia Única surgen todas las respuestas, todas las soluciones, todas las curaciones y todas las creaciones nuevas. Confío en este Poder y en esta Inteligencia, consciente de que todo lo que tenga que saber me será revelado y que todo lo que necesite vendrá a mí en el momento, el espacio y la secuencia adecuados Todo está bien en mi mundo.

Te invito a degustar tu caldo de manera consciente, a que repitas tus afirmaciones, a que sientas la conexión entre tú y el resto de las cosas y a que lleves tu nutrición a un nivel superior.

Imagina que tienes tanto amor en tu corazón que puedes sanar a todo el planeta. Cada vez que preparas tu caldo ves este amor que llena tu corazón, expandiéndose por todo tu cuerpo y proyectándose hacia el caldo. Siente que el caldo recibe tu amor y tu energía curativa. Sé consciente de que, cuando consumes este caldo o lo cocinas, estás recibiendo amor nutritivo. Mientras te tomas el caldo caliente, siente que su calor empieza a brillar en el centro de tu corazón, siente su suavidad, su dulzura. Deja que este sentimiento empiece a cambiar tu forma de pensar y de hablar sobre ti. Sé consciente de que cuando compartes tu caldo con otras personas, estás compartiendo la energía del amor.

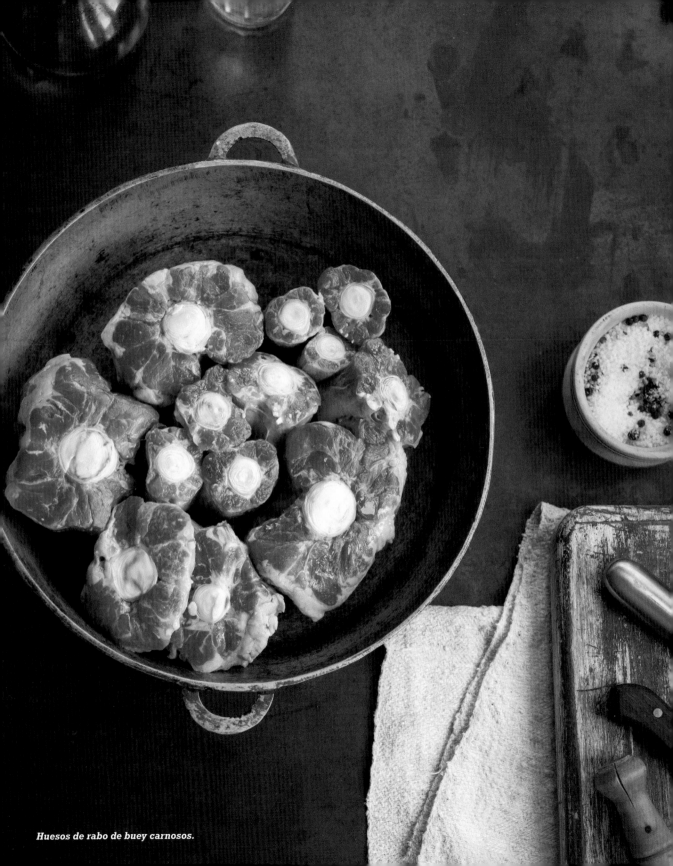

Huesos de rabo de buey carnosos.

CAPÍTULO 2

ORIENTACIÓN SOBRE EL CALDO DE HUESOS:

Menaje de cocina, pautas generales para hacer el caldo de huesos y cómo elegir ingredientes de calidad

En este capítulo hablaremos del equipamiento de cocina y de los ingredientes que necesitas para empezar a hacer el caldo de huesos, y te recomendamos que te leas bien esta información antes de empezar el proceso. (Cuando te sientas preparada, la sección «Tu plan de acción» del capítulo 3, probablemente te será muy útil.)

El secreto de un buen caldo es la calidad de los huesos. En su interior está el tuétano, que principalmente se compone de grasa saludable que aporta energía y favorece la salud del cerebro y del sistema reproductor.

Heather: Hace varios años, Louise me habló del tuétano. Fue en un restaurante de Nueva York donde aparecía en la carta en la sección de aperitivos. Recuerdo especialmente esa noche porque nos habíamos puesto nuestras cintas con plumas y bisutería en la cabeza. La gente nos paraba por la calle para decirnos lo guapas que estábamos y para preguntarnos qué estábamos celebrando. «La vida», respondía Louise, con una gran sonrisa. Eso les hacía sonreír todavía más y nos decían que nos querían. Esto me pasa cada vez que salgo con Louise. Aunque la gente no la reconozca, le dice que la quiere, ya sea por su estilo o por su picaresca sonrisa que revela una alegría indecible todavía por descubrir.

Lo primero que hace al entrar en un restaurante es consultar con su «din-don interior» (su intuición) sobre qué comer. Con los años me he ido dando cuenta de que siempre elige lo mejor de cada menú. Esa noche eligió tuétano. No sabía qué esperar y, sinceramente, de haber ido sola no se me habría ocurrido pedirlo, puesto que no parecía especialmente apetitoso. No obstante, después de tantos años viendo que Louise acertaba siempre a pedir el mejor plato del menú, no me costó demasiado decir: «Tomaré lo mismo». El aperitivo de tuétano fue tan exquisito que al día siguiente volvimos y pedimos dos más cada una en lugar de pedirlo como entrante.

Fue una experiencia que jamás olvidaré, no sólo porque descubrí un alimento nuevo, sino porque la disfruté acompañada de muchas risas y diversión. Esa noche también influyó en mi forma de hacer el caldo de huesos. Cuando regresamos a casa, Louise me enseñó a asar los huesos que tienen tuétano a 175 ºC y a disfrutar del delicioso tuétano recién salido del horno. Luego pusimos los huesos en la olla de cocción lenta con un poco de jarrete de vaca, rabo de buey y agua. A día de hoy ésta sigue siendo mi receta favorita para hacer caldo de huesos de vaca.

Somos conscientes de que seleccionar los huesos y hacer caldo puede resultar un poco difícil, así que nos gustaría invitarte a que entres en la cocina con nosotras. La cocina nos proporciona la oportunidad de experimentar y dar rienda suelta a nuestra creatividad. A veces cometemos errores y a veces logramos triunfos. Lo mejor es cuando el error se convierte en un triunfo y creamos una receta propia.

¡La gran ventaja del caldo de huesos es que no puedes equivocarte! La esencia de este proceso es hervir huesos con agua a fuego lento. Puede que quieras añadirle un poco de vinagre de sidra de manzana, verduras y especias para tus fines medicinales o bien darle un toque propio con algún sabor. ¡Lo importante es que no te olvides de tu espíritu aventurero!

¿QUÉ MENAJE NECESITAS?

En realidad, lo que necesitas para hacer caldo de huesos es muy sencillo y puede que incluso ya lo tengas en tu cocina. Si no es así, a veces puedes encontrar buenas ofertas en las ventas de artículos usados entre tus vecinos, tiendas de segunda mano, rastros y en eBay. También puede que algún familiar o alguna amiga tengan cosas en su cocina que no usan jamás y que estarán encantados de dártelas.

Lo único que realmente necesitas es una olla grande o una olla de cocción lenta, y un colador de agujeros o uno de malla fina, pues del resto de los artículos de la lista puedes prescindir. (Sin embargo, queríamos compartir contigo los utensilios que nos facilitan la tarea en la cocina.)

Artículos esenciales

—**Olla grande.** Una olla grande y profunda de base plana con dos asas a los lados. Es una olla muy corriente que se suele emplear para hacer pasta o grandes cantidades de sopa, y se pone al fuego. Las hay de distintos tamaños según la cantidad de caldo que vayas a hacer: nosotras solemos usar una de unos veinte litros para preparar nuestros caldos, pero a partir de doce litros también vale.

Los dos tipos que recomendamos son las de acero inoxidable de 18/8 o de hierro colado recubierto de esmalte de porcelana (como las de las marcas Le Creuset o Lodge). Ten en cuenta que las ollas de hierro colado recubiertas de esmalte pesan bastante y pueden ser difíciles de manejar, mientras que las de acero inoxidable son más ligeras. No recomendamos las ollas de aluminio porque el aluminio podría dejar residuos en el caldo, debido a que es un metal pesado tóxico para nuestro organismo. El hierro colado es una buena opción, pero también hay ciertas reservas respecto a la cantidad de hierro que puede desprender y lo que tendrá efectos secundarios en las personas que tienen exceso de este mineral en su organismo.

Las ollas de triple capa (tri-ply) están hechas de aluminio recubierto de acero inoxidable. Son muy buenas conductoras del calor y no existe el riesgo de que haya filtraciones de aluminio en la comida. Aunque la marca más conocida para estas ollas sea All-Clad, las encontrarás a mejor precio en marcas como Cuisinart MultiClad. ¡Echa un vistazo y no te olvides de las tiendas de segunda mano y de eBay!

—Olla de cocción lenta (slow cooker). Una olla de cocción lenta es un aparato eléctrico que se coloca en la encimera de la cocina y que se usa para cocer a fuego lento (muchas personas utilizan la marca Crock-Pot como término genérico para olla de cocción lenta). Éste es uno de nuestros utensilios más preciados porque puedes poner los ingredientes y olvidarte de ellos hasta que el caldo esté listo para colar. No suelen ser muy caras y son de manejo fácil.

La olla de cocción lenta más sencilla tiene la opción de programar las horas que quieres que esté cocinando. Es tan sencillo como programarla

para 4, 6, 8 y 10 horas, tras lo cual pasa a mantener la temperatura; la opción de temperatura baja, media, alta y mantener el calor también está en todas ellas.

Te recomendamos elegir una olla de cocción lenta recubierta de cerámica o de acero inoxidable por dentro, aunque también existen ciertas dudas respecto a si esa cerámica puede desprender plomo. Fabricantes como Hamilton Beach son conscientes de esto y tienen modelos que según dicen no contienen plomo. Pero también hay otras opciones que hay que tener en cuenta. Por ejemplo, VitaClay tiene un robot multifunción orgánico inteligente «Smart Organic Multicooker» que incluye una olla de arcilla como accesorio y hace una variedad de tareas de cocción, como cocinar al vapor, cocer arroz y elaborar yogur. Es una inversión más cara que una olla de cocción lenta, pero se ha vuelto muy popular entre los amantes de la salud. Puedes comprarla en Amazon.com y en otros distribuidores de Internet.

—Colador de agujeros o de malla fina. Busca un colador de agujeros finos o un colador de malla fina; te servirá para evitar que se pierdan los trocitos finos de tu caldo. (También puedes forrar un colador normal con unas capas de estameña.) Te recomendamos que los uses de acero inoxidable, porque los de plástico pueden soltar toxinas al filtrar el caldo caliente. Puedes comprarlos en Amazon.com o en tu tienda de menaje de cocina habitual.

—Cuchara de mango largo. Una cuchara de madera o de acero inoxidable robusta con un mango largo es muy útil para remover el caldo. Aunque, en general, no sea necesario remover, a veces puede que la necesites para ciertos tipos de sopas, estofados y otros alimentos con los que haces el caldo.

—**Cucharón de acero inoxidable.** Un cucharón te sirve para traspasar fácilmente el caldo a otros recipientes más pequeños para almacenarlo.

—**Frascos de cristal con tapa (Ball es una buena marca).** Son una forma de almacenaje reutilizable estupenda para guardar el caldo y especialmente apropiados si quieres separar la cantidad correcta para congelarlo y, luego, sacarlo y descongelar sólo la dosis que necesites. En las tiendas encontrarás juegos de frascos de cristal de medio litro y de un litro a buen precio, y puedes usarlos todas las veces que haga falta. También puedes usar cualquier frasco de alguna conserva que hayas consumido, como de mantequilla de cacahuete o de aceite de coco. Sin embargo, te recomendamos frascos lisos sin las curvas del cuello. Nos hemos dado cuenta de que los frascos con estrechamientos pueden ser peligrosos al congelar el caldo porque suelen crear una especie de trampa durante el proceso de congelación que los hace vulnerables a romperse cuando se descongelan.

Nosotros preferimos poner nuestros frascos de cristal dentro de bolsas de congelación con cierre para protegerlas mejor. También es una buena idea etiquetarlos con el tipo de caldo que acabas de hacer y la fecha en que lo has metido en el congelador.

—**Embudo de acero inoxidable de boca ancha.** Es muy útil para transferir el caldo a los frascos de cristal para guardarlo, pues de este modo no se te caerá nada fuera. Puedes comprarlos por Internet o en las tiendas de menaje. Preferimos los de acero inoxidable porque tendrás que echar caldo caliente y el plástico podría soltar toxinas con el calor.

Utensilios opcionales

—**Espumadera de malla fina.** A algunas personas les gusta retirar la grasa que se forma en la superficie del caldo después del primer hervor o durante el proceso de cocción a fuego lento. (Más adelante, en este mismo capítulo, explicaremos cuándo has de colar o no colar.) Si quieres retirar la grasa, te recomendamos que uses una espumadera de malla fina, que puedes encontrar en Amazon. com, en tiendas de menaje o en supermercados grandes. Recuerda que, cuando el caldo se enfríe, la grasa subirá a la superficie y se cuajará, lo que facilita la extracción de esa capa de grasa, de modo que si no la retiras mientras se está haciendo, también podrás hacerlo una vez que se haya enfriado el caldo.

—**Bandejas de cubitos de hielo de silicona.** A algunas personas les gusta congelar parte del caldo en cubitos, que usan para dar sabor a sus sopas, salsas y otros platos. Si te parece una buena idea, te recomendamos que uses las bandejas de silicona porque no tienen el BPA y los ftalatos tóxicos del plástico. Las encontrarás de muchos tamaños, así que elige según tus necesidades. La silicona es flexible, por lo que puedes colocar tus bandejas de silicona en un recipiente de plástico o de cristal con tapa y ponerlos en el congelador. Cómprarlas por Internet o en las tiendas de menaje de cocina.

—**Recipientes térmicos para llevar el caldo.** Puedes disfrutar de los beneficios de llevarte el caldo de casa con dos maravillosos utensilios: 1) una botella de «agua» térmica Kleen Kanteen de boca ancha con tapa de café, 2) con un termo de boca ancha de acero inoxidable. Si te quieres tomar una taza de caldo de camino al trabajo o en tu trabajo —o quizá prefieras tomártelo paseando por la ciudad contemplando la vida—, una botella Kleen Kanteen te mantendrá el caldo caliente y la tapa para café te permitirá ir dando sorbos cómodamente siempre que te plazca. Un termo de boca ancha también es fantástico para llevar sopas, estofados y caldo (Thermos es una marca conocida para este producto de acero inoxidable). Heather solía llevar dos termos al trabajo y tomar mucho caldo y sopa para comer y como tentempié en sus largos días en la oficina. Estos dos utensilios se pueden comprar en cualquier tienda de menaje de cocina o en Amazon.com.

—**Batidora de mano eléctrica.** Es una batidora eléctrica de mano que puedes introducir directamente en una olla o en un bol para batir los ingredientes. Aunque no es necesaria para el caldo de huesos, puede ser útil para hacer sopas o añadir el acabado de sabor (especias, saborizantes y otros ingredientes saludables) a tu caldo. Lo que has de tener en cuenta cuando usas una batidora de mano es que has de proteger tu ropa de las salpicaduras, así que mejor que empieces a batir a velocidad lenta, que envuelvas el recipiente donde vas a introducirla con un trapo, y que uses un recipiente bastante hondo y con mucho líquido. Te recomendamos una de 400 vatios o de más potencia si crees que vas a darle bastante uso, porque el motor te durará más. Cuisinart y Braun fabrican buenas batidoras de este tipo y puedes comprarlas en tiendas de electrodomésticos o por Internet.

—**Batidora de vaso normal o de alta velocidad.** Tampoco es un utensilio específico para hacer el caldo de huesos, pero es muy útil para las recetas que encontrarás más adelante en este libro. Aunque las batidoras más sofisticadas de alta velocidad, como las de las marcas Vitamix o Blendtec, son las más populares entre las amantes de la salud, puedes utilizar las batidoras normales para

la mayoría de las recetas. No olvides mirar en Costco, eBay y en las tiendas de segunda mano para encontrar ofertas, incluidas de las marcas Vitamix y Blendtec.

—**Robot de cocina.** Éste es otro utensilio que puede ser útil para muchas tareas culinarias, como mezclar, hacer purés, cortar a rodajas, cortar a dados y corte juliana: en muchas de nuestras recetas usamos las cuchillas amasadoras, que es el accesorio para mezclar y hacer purés. (Para Heather, su robot de cocina es el segundo utensilio que más valora después de su olla de cocción lenta.) Las de las marcas Kitchen Aid y Cuisinart son las que nos gustan a las dos desde hace años, pero existen muchas otras buenas marcas en el mercado. Las encontrarás en los grandes almacenes, por Internet y en tiendas de segunda mano.

—**Batidora amasadora eléctrica de mano o con base.** No usamos mucho este accesorio, pero es muy útil para ahorrar tiempo cuando queremos amasar ingredientes. Es fantástica para montar claras a punto de nieve, para los postres y para amasar masas no muy espesas, por ejemplo.

CÓMO PREPARAR EL CALDO DE HUESOS O DE CARNE

Ahora que ya sabes lo que necesitas, ha llegado el momento de que te familiarices con el proceso de preparar el caldo.

1. Decide qué sabor te gustaría: neutro, sabroso o con acabado

Cuando escribimos este libro nos dimos cuenta de que había diferentes opciones en cuanto a dar sabor al caldo. Vamos a describir los usos de los tres tipos que hemos mencionado para que te hagas una idea de cómo los empleamos en este libro. Luego, en la Parte II, te sugeriremos el tipo de caldo que podrías usar.

—**Caldos neutros** son casi insípidos (o quizá tienen un sabor muy suave) y se pueden usar en muchas recetas sin que domine su sabor de carne en el plato. Éstos son los que se suelen hacer sólo con huesos, sin carne (o con un poco de carne, como rabo de buey), puesto que en la carne se encuentra el sabor. Los caldos neutros son los mejores para hacer postres y cócteles. Como verás en los capítulos 11 y 12, con los caldos neutros puedes obtener sus beneficios para la salud sin notar el sabor.

> **RECORDATORIO: CALDO DE HUESOS O CALDO DE CARNE**
>
> Recuerda que por razones terapéuticas estamos siguiendo la definición de caldo de carne (huesos y posiblemente con más carne, hecho a fuego lento de 1½ a 3 horas) y caldo de huesos (principalmente huesos cocidos en agua durante más de 3 horas) que se usa para tratar el síndrome del intestino y la psicología (GAPS) del que hemos hablado en el capítulo 1.

—**Caldos sabrosos** suelen ser el resultado de los caldos hechos con huesos, restos de carne, verduras, hierbas y especias, y tendrán parte del sabor de la carne, las verduras (como cebollas y ajos) y las especias. Pueden ser deliciosos para beber o como base para elaborar platos salados, pero no serían adecuados para postres.

—**Los caldos con acabado** son aquellos a los que les añadimos lo que nosotras llamamos «acabados», que pueden ser una extensa variedad de especias, desde amargos hasta salsa de pescado (un condimento a base de anchoas fermentadas muy utilizado en la cocina tailandesa y vietnamita). En los restaurantes donde venden caldo de huesos hemos encontrado caldos hechos con agua de mar, hierbas, especias, salsa de pescado e incluso otras opciones como tuétano. En tu casa puedes añadirle cualquier especia o sabor, lo que importa es que sea algo que te guste mucho. Recuerda que la calidad es la clave: las especias naturales, las hierbas frescas y la sal marina o la sal rosa del Himalaya (en lugar de sal de mesa) son opciones de alta calidad que tienen propiedades curativas.

2. Elige tus huesos e ingredientes

Para hacer un caldo de carne o de huesos básico, sólo necesitas huesos y agua. ¡El resto es opcional!

—**Huesos.** Aunque hay muchas instrucciones sobre qué cantidad de huesos usar, nosotras te sugerimos que pongas los suficientes para llenar dos tercios de la olla, dejando espacio suficiente para cubrirlos con agua. (Ten presente que tendrás que adaptarlo si añades verduras, porque éstas también ocupan su espacio en la olla.) Busca lo siguiente:

- *Partes del animal ricas en colágeno y cartílago, que son el secreto para conseguir una buena gelatina:* piel (piel de pollo para el caldo de pollo, de cerdo para un caldo de carne, o cabezas de pescado y piel para el caldo de pescado), jarretes, patas, articulaciones (patas de pollo para el caldo de pollo y patas de vacuno o pies de cerdo para los caldos de carne), cuellos, cabezas o cola (como rabo de buey).

- *Huesos con carne*: pueden estar limpios de carne o tener algo de carne (costillas, huesos con tuétano, huesos de las patas, etc.).

- *Mezcla de huesos*: algunos puristas prefieren hacer el caldo usando sólo huesos de un animal porque quieren ajustarse a la receta para la que lo van a usar; por ejemplo, huesos de vacuno para un estofado de vaca. Es normal que separes las espinas de pescado del pollo y de los huesos de carne, porque las espinas de pescado necesitan menos tiempo de cocción, pero poner huesos de aves y de carne en un mismo caldo es apropiado. Tenemos muchas recetas que te servirán de punto de partida para que experimentes con distintos tipos de huesos y puedas decidir qué es lo que más te gusta.

—**Agua.** Te recomendamos que uses agua filtrada o mineral en lugar de agua del grifo para conseguir el caldo curativo de huesos más puro.

—**Ingredientes opcionales:**

- *Vinagre de sidra de manzana*: se cree que añadir vinagre de sidra de manzana, zumo de limón o vinagre blanco ayuda a extraer los minerales de los huesos. Un estudio realizado en 1934, del que hablaremos más adelante en este capítulo, demostró que era una creencia infundada. Sin embargo, todavía nos gusta usar vinagre de sidra de manzana, pero es técnicamente opcional cuando se trata de hacer un caldo rico en gelatina y nutrientes. Si lo usas, la cantidad normal recomendada es de dos cucharaditas por litro de agua. Algunas personas usan más, pero eso depende del gusto personal. Si vas a usarlo, esto es lo que has de hacer: echa el agua, los huesos y el vinagre de sidra de manzana a tu olla. Déjalo reposar una hora a temperatura ambiente. Luego empieza a cocerlo según tu receta.

- *Verduras*: dan sabor y aportan nutrientes a tu caldo de huesos.

- *Hierbas y especias*: son otra opción para añadir sabor y nutrientes.

3. Prepara tus huesos para hacer el caldo

Aquí tienes algunas opciones:

—**Huesos crudos.** Puedes seguir la vía fácil y usar huesos crudos. También puedes usar huesos que ya estén cocinados y que hayan formado parte de alguna comida anterior, como la carcasa del pollo y los demás huesos.

—**Huesos tostados.** A muchas personas les gusta tostar los huesos para realzar su sabor y conseguir un caldo más claro. Verás que algunas de las recetas de este libro indican que las hagas con huesos tostados y otras con huesos crudos; esto es para ofrecerte más variedad y que así puedas elegir lo que prefieras. Una vez que sepas lo que más te gusta, puedes tostarlos, o no, en cualquiera de nuestras recetas. Si quieres tostarlos, pon el horno a 175 °C y asa los huesos durante unos 45 minutos, dándoles la vuelta a los 30 minutos.

—**Escaldar los huesos.** Se trata de poner los huesos en una olla para caldo, cubrirlos de agua y darles un hervor, luego bajar el fuego y dejarlo medio alto y hervirlos 5 minutos. Después los cuelas y tiras el agua y empiezas el proceso de cocción del caldo. La precocción se realiza para extraer la sangre y las impurezas de los huesos; sin embargo, la mayoría de las personas lo hace para los pies de cerdo y las patas de vaca, pero no para el resto de los huesos y partes. Pruébalo si quieres y ¡a ver qué opinas!

4. Llena la olla u olla de cocción lenta con huesos, agua y otros ingredientes y cuécelos a fuego lento

De acuerdo con nuestras primeras instrucciones, llena la olla. Si es de cocción lenta, prográmala en la función «low» (bajo); si es una olla grande tradicional, ponla primero a fuego vivo, haz hervir el agua y luego reduce la temperatura al mínimo. A fuego lento, el caldo de carne necesitará como máximo 3 horas; el caldo de huesos tardará mucho más, dependiendo de la receta que estés haciendo.

SOBRE LA SEGURIDAD EN LA COCINA

La mayoría de las personas dejan tranquilamente sus ollas de cocción lenta trabajando durante 24 horas o más; pero pocas dejarían los fuegos de sus cocinas encendidos mientras no están en casa o cuando están durmiendo. Las normas de seguridad modernas nos recomiendan estar siempre vigilando nuestras ollas mientras se está haciendo la comida. Sin embargo, nuestros antepasados no lo hacían y tenían el fuego encendido durante días para hacer sopas. Louise no se preocupa nunca por tener el fuego encendido mientras está en casa haciendo cosas, pero siempre lo apaga cuando sale. Heather utiliza una olla de cocción lenta y se va a la cama tranquilamente o sale de casa durante una o dos horas mientras está encendida. Eres tú quien ha de decidir qué es lo mejor para ti y anteponer la seguridad de tu hogar, de tus animales domésticos y de tu familia cuando estás cocinando a fuego lento.

5. Retira la grasa mientras está hirviendo el caldo... o no

Cuando le das un hervor al caldo, sale una espuma a la superficie a la que nos referimos como «desecho». El desecho tiene algunos aminoácidos e impurezas que podrían contener toxinas. Los chefs y los cocineros tradicionales enseñan a desespumar con una espumadera de malla fina para extraer las impurezas. Esto puede ser un poco difícil puesto que la grasa flota en el líquido y es complicado separarla. A nosotras nos cuesta bastante y preferimos la solución fácil, que es colar el caldo con un colador de malla fina y colocarlo en frascos dentro de la nevera. La grasa subirá a la superficie cuando el caldo se haya enfriado y luego será más fácil sacarla con una cuchara.

Para saber si lo estábamos haciendo bien, recurrimos a una de las especialistas del equipo GAPS de la doctora Natasha Campbell-McBride, que es experta en nutrición, Caroline Barringer. «La doctora Natasha no habla mucho de desespumar, pero esto es lo que yo hago: si el desecho es de huesos de calidad, no es necesario quitarlo (si no te molesta). Si no te gusta, ¡quítalo!», nos dijo.

«Si estás usando huesos de animales de granjas industriales, recuerda que parte del desecho será del tuétano y que las toxinas se encuentran en los tejidos adiposos (los órganos adiposos y grasos como el tuétano). *Si haces un caldo de huesos o de carne con animales de granjas industriales, te recomiendo sin lugar a dudas que desespumes y que no te comas el tuétano ni la grasa.* Aunque la doctora Natasha dice que hay personas que eligen comer carne industrial (por razones económicas o por no tener otras opciones) y no desespuman ni retiran nada, y también obtienen los efectos curativos. Así que, al final, prefiero dejar a juicio de cada persona hacer lo que considere mejor para ella. Creo que existe cierta bioindividualidad que será el factor que nos hará decidir si desespumamos o no.»

Compartimos la opinión de Caroline y recomendamos encarecidamente desespumar o retirar la capa de grasa del caldo si utilizas huesos de animales de granjas industriales, para reducir tu ingesta de toxinas.

Trucos de cocina: para hacer un caldo claro

¡No hay nada de malo en un caldo turbio! Pero, si prefieres un caldo claro para preparar áspic o un consomé, o, sencillamente, porque te gusta más, puedes hacer lo siguiente:

1. **Tuesta los huesos.** Limpia los huesos tostados y sécalos antes de hacer el caldo.

2. **Haz el caldo a fuego lento** y sin dejar que hierva.

3. **Desespuma la grasa** mientras se cuece.

4. **Cuela varias veces el caldo.** Puedes rematar el trabajo colocando una estameña en un colador de malla fina y colando varias veces el caldo a través de la misma.

5. **Enfríalo.** También puedes enfriar el caldo y retirar la capa de grasa, así como cualquier sedimento marrón que caiga al fondo. Cuando el caldo está frío y se ha espesado, salen con más facilidad.

6. **Haz una esponja de claras de huevo.** Los áspic son platos que suelen necesitar un caldo claro, y en el capítulo 10 hay varias recetas con instrucciones para hacer una «esponja» con claras de huevo que absorba las partículas turbias. ¡Con este sencillo truco conseguirás un caldo claro! Es lo que hacemos normalmente cuando queremos ahorrarnos desespumar y colar varias veces.

6. Cuela el caldo cuando ya esté totalmente hecho

Cuando hayas terminado de cocer a fuego lento el caldo de huesos o de carne durante el tiempo que hayas escogido, ya puedes colar el líquido. Utiliza un colador de malla fina o de agujeros finos (puedes colocar una estameña, o dos si lo prefieres, para filtrar hasta las partículas más finas) y ponerlo sobre un bol grande de cristal o de acero inoxidable.

Te aconsejamos que coloques el colador de agujeros o de malla fina sobre el bol en el fregadero y que vayas vertiendo lentamente el caldo, para que el líquido vaya cayendo dentro del recipiente. Otra opción es usar una taza de medir de Pyrex para sacar el caldo y verterlo en el colador, lo cual puede agilizarte el trabajo. Algunas personas prefieren usar un colador de malla fina y un embudo de boca ancha y ponerlos en el frasco para verter el caldo en él.

Si alguien te ayuda, la tarea se vuelve bastante más fácil, pero si estás cocinando sola no es imprescindible. Tómate tu tiempo, tu objetivo es conseguir un caldo fino y claro para guardarlo en los frascos o boles. Algunas personas lo cuelan más de una vez, aunque no es necesario. Como ya hemos dicho, una vez que has puesto el caldo en la nevera y si éste se enfría lo suficiente, la grasa sube a la superficie y se puede sacar fácilmente.

Una vez que se haya enfriado el caldo, te quedará una gelatina espesa y temblorosa, en vez de un líquido… Al menos esto es lo que se pretende. Si no lo has conseguido, no pasa nada, sigue siendo un buen caldo rico en nutrientes.

7. Guarda el caldo

La forma de guardar el caldo dependerá de lo que más te convenga para el uso que vayas a darle. Nosotras solemos guardarlo en frascos de litro, pero algunas personas prefieren repartirlo en frascos de medio litro o incluso en bandejas de cubitos de silicona de varios tamaños para usarlo a medida que lo van necesitando.

El caldo de huesos o de carne se conserva al menos siete días en la nevera y hasta seis meses en el congelador. Muchos expertos en hacer caldo dicen que se les conserva mejor si no le quitan la capa de grasa hasta que van a utilizarlo, pues una vez que la han quitado tienen que consumirlo en cinco o siete días como máximo.

De todos modos, has de tener en cuenta que el tiempo de conservación del caldo en la nevera dependerá de muchos factores. Por eso te recomendamos que utilices tus sentidos: por ejemplo, el olfato es el que te dará más pistas. Nuestras antepasadas utilizaban sus sentidos para cocinar mucho más de lo que lo hacemos nosotras hoy: por el olor, por el sabor e incluso por el tacto, sabían intuitivamente si podían o no comer un alimento. Te invitamos a que aprendas a usar tus sentidos y que confíes en tu intuición.

Dos personas que consuman caldo a diario pueden fácilmente gastar dos o tres frascos de litro a la semana. Si te has propuesto incluir el caldo de huesos en tu dieta regularmente, deberías sacar un frasco del congelador en cuanto el que tienes en la nevera esté casi vacío. De este modo siempre tendrás caldo a punto. (Sin embargo, si no lo usas con tanta frecuencia o necesitas algo más manejable, te recomendamos que lo guardes en recipientes más pequeños y que los vayas sacando a medida que los necesites.)

Aquí tienes algunos consejos para reducir el riesgo de que se rompan los frascos al ponerlos en el congelador con el caldo:

- Llena el frasco sólo ⅔, deja ⅓ vacío. Esto es para dejar espacio para el aumento de volumen que sufren los líquidos al congelarse. Deja los frascos en la encimera de la cocina sin tapar mientras se enfrían a temperatura ambiente antes de refrigerarlos. Recomendamos poner los frascos en la nevera 24 horas antes de meterlos en el congelador, así habrá menos diferencia de temperatura cuando los pongas a congelar.

- Poner los frascos dentro de bolsas de plástico de congelación es una medida más de protección. (También te puede ayudar a recordar qué tipo de caldo has hecho si etiquetas las bolsas o los frascos especificando el caldo y la fecha.)

8. Prepárate a utilizar el caldo (una observación sobre la gelatina y las capas de grasa)

Cuando empezamos a hacer caldo de huesos descubrimos que la mayoría de nuestros caldos nos seguían saliendo bien y con una espesa capa de gelatina aunque no hubiéramos seguido todos los pasos al «pie de la letra». Con el tiempo, nos hemos dado cuenta de que el proceso es mucho más fácil de lo que parece.

Después de haber hecho tu caldo a fuego lento, estará caliente, así que no podrás saber cuánta gelatina tiene. Una vez colado y refrigerado 24 horas, podrás ver el resultado final:

—**La capa de grasa.** Lo primero que verás cuando saques el caldo de la nevera es que la grasa ha subido a la superficie. El grosor y la densidad de la capa de grasa variará según el tipo de huesos que hayas usado y de si has espumado o no. Esta capa de grasa es un conservante para tu caldo de huesos, así que te recomendamos que la dejes hasta que vayas a consumirlo. Si has utilizado huesos de animales de granja industrial y espinas de pescado de acuicultura, te recomendamos que saques la capa de grasa (véase la información sobre espumar que hemos dado antes para recordar las razones de por qué hacerlo) en lugar de consumirla o usarla para cocinar otra cosa.

Si has utilizado huesos de animales criados en libertad y que han pastado o has optado por el pescado salvaje para hacer el caldo, puedes sacar la grasa para reutilizarla en tus recetas. Muchos cocineros la usan para sus salteados, sopas y rehogados. En el ámbito doméstico la grasa más utilizada para cocinar es la de vaca, la manteca de cerdo o la grasa de pollo (llamada popularmente *«schmaltz»*). La favorita de Louise es la grasa de pato.

—**Derretir la grasa que has guardado.** Cuando saques la capa de grasa de la superficie del caldo, guárdala en un frasco o en un bol con tapa en la nevera hasta que vayas a usarla. Aunque puedes utilizarla tal cual, sin derretirla tendrás pedacitos de caldo y proteínas, que pueden afectar al sabor y a su uso en la cocina, y además se puede poner rancia antes. Cuando derrites la grasa la estás limpiando, se conserva mejor y es más fácil de usar. Así es como puedes hacerlo:

- Coloca la grasa en un cazo con el fuego al mínimo.

- Cuando se derrita, déjala enfriar y ponla en un bol de cristal, o déjala en el mismo cazo y refrigérala. Tenla en la nevera varias horas o hasta que vuelva a solidificarse.

- Saca la grasa solidificada de la nevera y sumerge la parte inferior del bol o cazo en agua caliente (puedes llenar el fregadero o usar un bol más grande para poner el agua caliente). Esto ayudará a despegar la grasa del recipiente.

- Dale la vuelta al cazo o bol con cuidado y con una cuchara, un cuchillo de mantequilla o una espátula, saca suavemente la grasa del recipiente y ponla en un plato. Ahora podrás ver que las impurezas se han solidificado en la capa del fondo (que ahora tendrás en primer plano) y que son más oscuras.

- Con un cuchillo de cocina de chef o de mantequilla, rasca la capa de residuos, asegurándote que la sacas por completo y que sólo te queda grasa limpia y blanca.

- Separa la cantidad que creas que vas a usar durante las dos semanas siguientes y guarda el resto en pequeños recipientes en el congelador. Nosotras la guardamos en tarritos de vidrio, y les pegamos una etiqueta con el tipo de grasa que es y la fecha en que la derretimos, y luego ponemos los tarritos dentro de bolsas de plástico para la congelación para evitar que se rompan. Algunas personas utilizan envases o bandejas de cubitos de silicona para guardar los cubitos de grasa en el congelador.

—**Utilizar tu caldo.** Debajo de la capa de grasa está el caldo, y puedes usarlo como te plazca: para hacer otra receta, para recalentarlo y tomártelo como consomé o para hacer una sopa.

Lo que pretendes conseguir es un gel denso que apenas se mueva cuando sacudas el frasco una vez refrigerado. Si es demasiado denso para verterlo y has de sacarlo con una cuchara (con una consistencia como la de los postres Jell-O que algunas hemos comido de pequeñas), sabes que has obtenido una buena fuente de gelatina (¡que es el colágeno desnaturalizado!). Puede que esté viscoso y gelatinoso pero no demasiado espeso; ¡también está bien así!

Que tu caldo de huesos no se haya gelificado no significa que no sea rico en minerales y aminoácidos, y probablemente podrás utilizarlo para la mayoría de las recetas de este libro. Para las que requieran que esté más denso, te daremos consejos para usar gelatina en polvo de calidad superior que podrás añadir al caldo. Esto le dará una textura más espesa.

Éste es el motivo de que tu caldo no haya quedado muy denso:

- Has puesto pocos huesos o demasiada agua.

- No tenías suficientes huesos o piel ricos en colágeno: las patas, el cuello, la espalda y el jarrete de vaca son los mejores para esto.

- Has hervido el caldo y el colágeno se ha roto demasiado. Obtendrás mejores resultados si lo haces a fuego lento en vez de hirviéndolo. Una olla de cocción lenta facilita mucho el proceso. Si lo haces en la encimera eléctrica, cuando el agua empiece a hervir, ponla al mínimo y deja que se haga a fuego lento.

- Has preparado caldo de carne, que no se vuelve tan gelatinoso como un caldo que ha cocido más tiempo.

—Como hemos dicho, puedes usar gelatina en polvo sin sabor para hacer un caldo rico en gelatina, si así te lo exige tu receta. Puedes hacerlo con tu caldo de huesos, de carne o de verduras para enriquecerlo con colágeno o por si necesitas que sea más denso para seguir alguna de las recetas de este libro. Así es como debes hacerlo:

- Calienta el caldo de huesos o de carne y añádele una cucharada de gelatina en polvo de vaca neutra por litro de caldo. Cuando se haya enfriado la mezcla, obtendrás un caldo gelatinoso. (Para más información sobre marcas recomendadas de gelatina, véase más adelante en este mismo capítulo.)

9. Reutiliza los huesos: más económico y más ecológico

La práctica de reutilizar los huesos varía mucho según los hogares, los cocineros, los chefs y los carniceros con los que hables. Por ejemplo, Aaron Rocchino, el dueño de Local Butcher Shop de Berkeley, California, hace un caldo rico en gelatina cociendo los huesos a fuego lento durante muchas horas, colando el líquido y apartándolo, y luego volviendo a hervir los mismos huesos durante bastante tiempo. Esta segunda cocción lenta es un proceso conocido como «*remouillage*» (rehumedecer), y extrae más minerales y sabor de los huesos.

Ambos líquidos se pueden mezclar y hervir más tiempo a fuego lento hasta obtener un caldo rico y concentrado.

Muchos agricultores y personas que en el uso doméstico hacen un *remouillage* diferente, en lugar de mezclar los dos caldos en una olla, guardan los huesos de la primera cocción del caldo y los vuelven a usar para hacer un segundo caldo, y a veces hacen hasta tres caldos con los mismos huesos.

¿Qué pasa si usas los mismos huesos para preparar caldos nuevos? Que obtienes menos minerales y aminoácidos y menos gelatina al reutilizarlos tanto, pero aun así tienen propiedades. Si haces caldo de carne, es probable que uses los huesos varias veces más porque sólo habrán hervido un máximo de 3 horas. No obstante, las veces que reutilices los huesos es cosa tuya: si vas a hacer caldo de huesos de cocción larga, puedes usarlos una o dos veces más, siempre y cuando no se hayan desintegrado. Las espinas de pescado se deshacen antes, así que probablemente sólo puedas usarlas una vez.

Si quieres conseguir más gelatina cuando reutilices los huesos, añade un pie de cerdo troceado, jarrete de vaca, patas de vacuno o patas de pollo, para potenciar un poco más el colágeno.

CÓMO ELEGIR LOS HUESOS, LA CARNE Y OTROS INGREDIENTES BÁSICOS

Cuando quieres preparar un buen caldo de carne o de huesos, la calidad de los ingredientes lo es todo. Cuando comes proteína animal, estás consumiendo lo que éste ha consumido. Es decir, la dieta es muy importante. Y, si eres como nosotras, te preocupará el trato que han recibido esos animales. Considera-mos muy importante que hayan podido correr y comer su dieta natural y que hayan recibido un buen trato desde el principio hasta el final. Cada vez hay más ganaderos que están volviendo a esto. Noso-tras les llamamos «ganaderos éticos», porque real-mente se preocupan de sus animales y de las personas que les compran la carne.

En esta sección, te daremos las instrucciones para elegir carnes de animales criados éticamente, ya sea de vaca, aves y caza, así como pescado sostenible (que no pertenece a especies en peligro de extinción y cuya población se mantiene en niveles saludables).

Lo primero es lo primero: utilizar las sobras

Lo mejor de hacer un caldo de huesos o de carne es que lo más habitual es que uses restos de otras comi-das, que es una forma económica de usar los alimen-tos como medicina y de abastecer tu despensa.

Para nosotras el caldo de huesos es el ali-mento que nunca se acaba. Por ejemplo, empiezas con un pollo entero, o, incluso, con unas patas y unos muslos. Los cocinas y cuando ya te los has comido guardas los huesos, que puedes usarlos enseguida o congelarlos. Después de que hayas

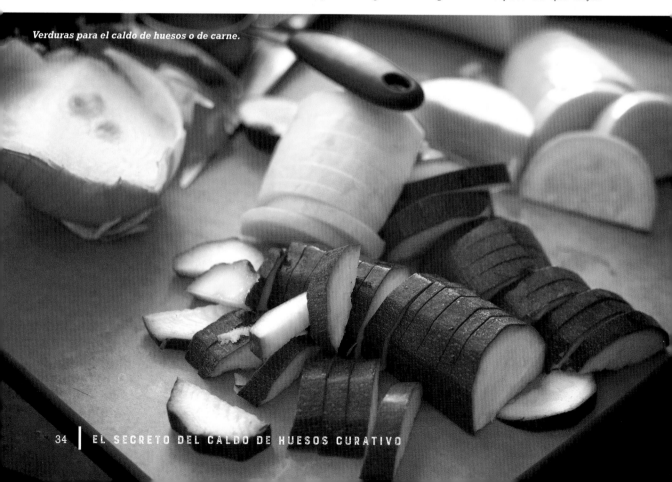

Verduras para el caldo de huesos o de carne.

hecho caldo con esos huesos, los usas para otras sopas, salsas, estofados, cereales, postres y ¡muchas otras cosas! En el curso de una semana, puedes reservar las sobras de una comida y usarlas para hacer una sopa al día siguiente. De este modo, cada comida es un maridaje de los maravillosos platos anteriores. Y el sabor mejora cada vez.

Si no tienes restos de huesos o verduras en casa, empieza por ir a comprar a la tienda de productos naturales, al mercado de agricultores o a la tienda de comestibles.

Elegir la carne de ave y de vaca

La regla de oro para hacer caldo de huesos es consumir carne de ave campera y de vaca ecológica que ha sido alimentada con hierba ecológica o que ha pastado en libertad y con la que el engorde final se ha realizado con hierba o pastando en libertad. Esto significa que son animales que no han tomado antibióticos ni les han dado hormonas, que han podido correr en libertad y alimentarse con su dieta natural. Aunque también son opciones más caras, recuerda que, cuando haces caldo de huesos, puedes preparar muchas comidas con una compra de proteína animal usando las sobras.

Otra opción es comprar sólo los huesos, el tuétano y las partes como el cuello, la espalda y las articulaciones. Normalmente puedes encontrar estos productos a más bajo precio en la carnicería o directamente comprándoselos al ganadero, o en la sección de carnes o congelados de tu tienda de productos naturales.

Aquí tienes algunos conceptos importantes que te conviene entender cuando compres proteína animal:

—**Ecológica.** Según el Departamento de Agricultura de Estados Unidos (USDA), la carne ecoló-

gica, incluida la de ave campera y los huevos, es la que «no ha recibido antibióticos u hormonas del crecimiento. Ha sido alimentada con alimentos ecológicos que se han cultivado sin usar pesticidas convencionales; fertilizantes hechos con ingredientes sintéticos o lodos residuales; mediante bioingeniería o radiación ionizante».[1]

Aunque la carne ecológica sea una opción excelente, estos animales pueden no haber sido alimentados con su dieta natural, a menos que hayan comido hierba o hayan pastado.

—**Alimentados con hierba o que han pastado**. Los animales que han sido alimentados con hierba y que han pastado han podido correr en libertad y seguir su dieta natural. Lo mejor para la salud y el bienestar del animal es que hayan podido estar en libertad y comer lo que su cuerpo realmente necesita.

Existen algunas diferencias entre los animales que han comido hierba y que han pastado y los que han sido alimentados con cereales. En primer lugar, la carne de los animales alimentados con hierba o que han pastado es más magra. Si estás acostumbrada a la carne de animales que han comido cereales, probablemente también lo estarás a ese sabor peculiar y a sus métodos para cocinarla, por lo que cambiar a la carne de animales alimentados con hierba o que han pastado puede que requiera cierto período de adaptación por tu parte. Sin embargo, con el tiempo, puede que empieces a notar lo que le pasó a Stanley A. Fishman cuando hizo la transición. En su libro *Tender Grassfed Meat: Traditional Ways to Cook Healthy Meat* [Carne tierna alimentada con pasto: maneras tradicionales de cocinar carne saludable], dice: «La carne de vaca alimentada con hierba, cuando se cocina de manera adecuada, tiene un sabor profundo, una textura carnosa y densa, deja una buena sensación en la boca que ninguna carne de vaca alimentada con cereales puede proporcionar ni de lejos. Simplemente, sabe mejor. Mucho mejor».[2] Este tipo de proteína animal suele necesitar menos aderezo porque sus dietas naturales aportan mucho sabor a su carne.

Si has intentado cocinar proteína de animal de pasto o de hierba y no te ha salido bien, tenemos muchos consejos en la sección de recetas para preparar estas carnes y aves, y para aprovechar su sabor y su ternura. Cuando vuelvas a las técnicas de cocina lenta, descubrirás los secretos de nuestros antepasados para hacer comidas deliciosas y mucho más nutritivas. Estos animales tienen los huesos, los cartílagos, las articulaciones, la carne y la piel más sanos, lo que los convierte en la mejor opción para el caldo.

Ahora bien, hay algo que hemos de tener en cuenta, y es que algunos animales, como las aves y los cerdos, reciben una alimentación adicional para reforzar sus dietas naturales, aunque anden sueltos por el campo. En tal caso, asegúrate de buscar carne de animales que hayan pastado en pastos ecológicos, a fin de que puedan proporcionarte la proteína más saludable. Y recuerda lo siguiente:

- *Alimentado con hierba desde el principio hasta el final*: carne acabada con hierba significa que el animal ha sido alimentado con su dieta natural herbívora durante toda su vida. Además de ser el trato más humano hacia los animales, también hace que la carne sepa mejor. Las técnicas adecuadas para su preparación ayudarán a sacar lo mejor de sus propiedades naturales.

- *Alimentado con hierba y engorde con cereal*: es cuando el animal come su dieta natural la mayor parte de su vida y luego es enviado a una unidad de engorde donde es alimentado con alimentos que no son los propios de su especie, desde heno,

cereales, maíz, soja, patatas y forraje.[3] Si el animal ha sido criado ecológicamente, los alimentos serán ecológicos. Si por el contrario ha sido criado de un modo convencional, los alimentos también lo serán e incluirán transgénicos.

—**Sin antibióticos ni hormonas.** En los animales que no son de crianza ecológica sueles encontrar antibióticos y hormonas. En 2012, la Agencia Estatal de la Alimentación y del Medicamento Estadounidense (FDA, por sus siglas en inglés) creó unas directrices para el uso regulado de antibióticos en animales porque su utilización indiscriminada estaba creando resistencias a las bacterias, lo que «supone una seria amenaza para la salud pública».[4] Desde entonces, se han dictado más directrices sobre el uso de antibióticos en animales, pero éstos todavía se están administrando. A los animales se les da regularmente la hormona del crecimiento para engordarlos.

Muchos defensores de la salud consideran que consumir la carne de animales criados con hormonas y antibióticos es la razón por la que hay tantos problemas de salud en la actualidad. Te recomendamos que busques mejores fuentes de proteína animal que estén libres de hormonas y antibióticos.

—**Convencional o de granja industrial.** Estos términos pueden aplicarse a cualquier carne o ave que no esté etiquetada como «ecológica» o «alimentada con hierba» o «alimentada con pasto», y puede referirse a aves y huevos de gallinas que no han estado encerradas en jaulas y que corren libremente. Lo más habitual es que estos animales estén confinados en espacios reducidos y alimentados con una dieta que no es natural para su sistema digestivo, lo que quizá les lleve a tener mala salud o enfermedades. Nosotras creemos que estos animales reciben un trato inhumano. Suelen estar enfermos y necesitar antibióticos, se les engorda a base de hormonas del crecimiento y suelen alimentarse con transgénicos. Todo esto hace que contengan más toxinas y su carne sea de peor calidad.

—**Caza.** Algunos ejemplos de carne de caza son el antílope, el bisonte, el jabalí, el alce, el venado (de ciervo), las gallinas de Guinea, el faisán, la codorniz, el conejo, la oca salvaje y el pato. Debido al aumento de la popularidad de estas carnes magras, ahora se están criando en granjas. Te recomendamos que busques ganaderos de confianza cuando vayas a comprar carne de caza, o bien pregunta a tu carnicero o tienda de productos naturales para que te informen sobre cómo ha sido criado, alimentado y tratado el animal.

—**Cáscaras de huevo.** Si decides poner cáscara de huevo en el caldo de huesos o de carne, asegúrate de cómo fueron procesados los huevos antes de ser empaquetados. Muchos huevos comerciales (incluso los ecológicos) han de ser sometidos a una limpieza desinfectante con clorina; en algunos casos, también se usa aceite mineral (un derivado del petróleo) después de la clorina. Puesto que la cáscara de huevo es porosa, como nuestra piel, estos productos pueden penetrar en ella dejando el residuo incrustado. En muchos mercados de agricultores se venden huevos ecológicos de gallinas camperas que han estado en libertad y puedes preguntar cómo han sido procesados.

Una observación sobre los transgénicos

Cuando busques proteína animal es importante tener en cuenta cómo han sido criados los animales y en qué consistía su dieta. Como hemos dicho antes, cuando consumes proteína animal, también estás consumiendo lo que ha ingerido el animal durante su vida. Si le han dado antibióticos, hormonas y transgénicos, tú también los estás consumiendo. Ahora mucha gente ya sabe lo que son los transgénicos, pero para recordarlo os diremos que son animales o plantas que han sido modificados genéticamente con ADN de otras plantas, animales, bacterias o virus.[5]

Salvo que la alimentación de los animales que han comido cereales o que han sido engordados con los mismos haya sido ecológica, puedes estar segura de que el maíz, la soja y los otros alimentos que han tomado son transgénicos. Una de las grandes preocupaciones en la actualidad es que las semillas Roundup Ready de Monsanto han sido modificadas genéticamente para tolerar el herbicida tóxico glifosato; cuando los agricultores utilizan estas semillas, han de usar glifosato como herbicida en sus cosechas para compensar. Los científicos no se habían querido comprometer avisando de los posibles efectos tóxicos del mismo sobre la salud; hasta que en marzo de 2015, la Agencia Internacional de la Investigación sobre el Cáncer (AIIC), una entidad especializada que pertenece a la Organización Mundial de la Salud (OMS), estimó que el glifosato «probablemente fuera cancerígeno para los humanos».[6]

Aunque estos datos hayan enfurecido a Monsanto y a sus defensores, confirmaron las preocupaciones de los activistas, políticos y científicos de muchos países donde se han prohibido los transgénicos. La controversia sigue viva actualmente, y es creciente el número de activistas que reclaman un etiquetado adecuado y que se eliminen los alimentos transgénicos.

Elegir el pescado:
de acuicultura o salvaje

Para el caldo de pescado necesitarás pescado magro salvaje, como abadejo o colín de Alaska, lubina, bacalao y fletán. El pescado graso (como el salmón y las anchoas) tienen grasas que se pueden poner rancias mientras haces el caldo.

El pescado salvaje es la mejor opción porque nada en mar abierto y come lo que le corresponde a su dieta, como otros peces y algas. Suelen tener más proteínas y ácidos grasos Omega 3 y menos enfermedades. Por el contrario, los peces de acuicultura están encerrados; no comen su dieta natural, pues les dan maíz, soja y colza transgénicos, y están expuestos a los antibióticos, hormonas, neurotoxinas, pesticidas, tintes artificiales y otras toxinas.[7]

El mercurio puede ser un problema tanto para el pescado de alta mar como para el de acuicultura. Si buscas pescado de aguas frías y especies pequeñas, es probable que esté menos contaminado por mercurio. Otra de las cosas que hay que tener en cuenta es la sostenibilidad; por ejemplo, la pesca masiva es un problema para ciertas especies. Esto puede variar de un año a otro, así que te recomendamos que hables con los pescaderos de tu pescadería habitual o consultes en fishwatch.gov. Hay muchas pescaderías que están empezando a poner carteles en su mostrador indicando las opciones sostenibles.

El pescado es una gran fuente de iodina, que es un mineral maravilloso para la salud, la energía y el metabolismo[8] de la glándula tiroide. Si vives en una zona costera, quizá tengas más facilidad para contactar con personas de la industria pesquera, como pescaderos, que pueden guardarte las carcasas del pescado. El caldo de pescado no suele salir caro y es una forma sencilla de hacer caldo de huesos casero.

¿Qué pasa con la radiación en el pescado? Hablamos de este tema con Robert Ruiz, chef y propietario del restaurante de la Land & Water Company de Carls-bad, California, que es un experto en la materia. Robert ha trabajado en colaboración con los científicos de la Agencia Nacional del Mar y de la Atmósfera (NOAA, por sus siglas en inglés) sobre salud y sostenibilidad de la pesca. Gracias a su trabajo con los científicos ha tenido acceso a las investigaciones que constatan que, desde que el pescado sale del agua hasta que es procesado para su venta (incluso el que nadaba a orillas de Fukushima), se consideraba apto para comer. Otros peces carnívoros de mayor tamaño puede que contengan más radiación que los más pequeños que se alimentan de algas y plancton. No obstante, incluso los más grandes, según los expertos, han dado unos índices de radiación de «un cinco bajo de la Dosis Equivalente a un Plátano» (DEP). «Dosis Equivalente a un Plátano» es una denominación que utilizan los científicos para simplificar las comparaciones sobre las emisiones de radiación. Una dosis letal sería de 80 millones de DEP.[9]

Conseguir proteína animal
que haya sido criada de una manera
sostenible y humana

Puedes conseguir proteína animal en las granjas, carnicerías, pescaderías o de otros proveedores que sean meticulosos con la pureza y el respeto con los que se han criado sus animales. En el apartado «Proveedores», te damos algunas ideas para encontrar distribuidores de carne, aves, caza y pescado de calidad en la zona donde vives.

ELEGIR Y USAR INGREDIENTES OPCIONALES

Si deseas añadir otros ingredientes a tu caldo, además de los huesos y el agua, en esta sección te damos buenas opciones.

Verduras ecológicas

Las verduras ecológicas no son transgénicas, no tienen pesticidas tóxicos y te recomendamos que las consumas siempre que puedas, tanto si estás haciendo un caldo de verduras como añadiendo restos a tu caldo de carne o de huesos. El caldo de verduras es muy fácil de hacer, consiste en hervir a fuego lento las verduras durante una hora y luego colar el caldo para beberlo o para usarlo en otras recetas. (Tenemos un caldo de verduras básico maravilloso para ti en el capítulo 4.)

Para el caldo de huesos o de carne, no tienes por qué añadir verduras, y en algunos casos no te interesará hacerlo (como cuando preparas caldo de huesos para hacer postres). Dicho esto, hay que decir que son una excelente opción para dar sabor a los caldos que haces para bebértelos o que utilizas en distintas recetas; añadir verduras también refuerza la dosis de vitaminas y minerales.

Si no puedes encontrar verduras ecológicas, te recomendamos que revises la lista «Los Doce del Patíbulo», que cita cuáles son las verduras más afectadas por los pesticidas. Encontrarás estas listas en la página web de Environmental Working Group's (ewg.org).

Recuerda que puedes compensar el alto precio que tienen estas verduras ecológicas cuando haces caldo, porque usas las partes que normalmente desecharías o usarías para compost. Ya sean los troncos duros de los espárragos, las pieles de cebolla o los tallos de col rizada kale, de berza o de repollo chino bok choy, todo ello es perfectamente apto para el caldo de huesos, porque no son partes que te comerías, y, sin embargo, puedes extraer todas sus propiedades cuando los cueces a fuego lento.

Cuando les hemos preguntado a nuestras amigas que también hacen caldo de huesos, muchas nos han dicho que suelen añadir las verduras en la última hora de cocción. Algunas las añaden después de haber puesto los huesos en remojo en vinagre de sidra de manzana y agua, mientras que otras las añaden al principio.

Una de las razones para añadir las verduras en la última hora de cocción, en un caldo que ha de cocer 3 horas o más, es que todos los nutrientes de las mismas serán extraídos durante esa última hora y no es necesario cocerlas más tiempo. Otras personas creen que, si las cueces más, alterarán el sabor del caldo, y no precisamente para mejor. En cambio, hay quien las agrega al caldo desde el principio. No existen reglas específicas, así que ¡haz caso a tu intuición!

Vinagre de sidra de manzana

Si vas a usar vinagre, puede ser de cualquier tipo. Pero muchas personas están de acuerdo en que el vinagre blanco no es el que da el mejor sabor; además, el vinagre de arroz o el blanco pueden causar problemas a las personas con mucha sensibilidad que tienen trastornos digestivos o la barrera hematoencefálica permeable. Te recomendamos que uses el de sidra de manzana porque no influirá en el sabor del caldo. Compra el vinagre de sidra ecológico, no pasteurizado y sin filtrar, porque es el que contiene enzimas vivas beneficiosas y, por consiguiente, tendrá partículas flotando. Encontrarás marcas como Bragg en tu tienda de productos naturales o en Internet.

En la mayoría de los libros de cocina se incluye el vinagre como ingrediente necesario para hacer el caldo de huesos, porque se cree que ayuda a extraer los minerales importantes de los mismos. La directriz que suelen seguir los expertos en comidas tradicionales es la de poner en remojo los huesos en agua con vinagre de sidra de manzana durante una hora antes de empezar la cocción del caldo de huesos. Nosotras lo hacemos, y las líderes de esta industria, como Sally Fallon Morell, Kaayla T. Daniel y la doctora Natasha Campbell-McBride, también recomiendan hacerlo. Es un proceso estándar que viene haciéndose desde hace años, pero que nosotras empezamos a cuestionar cuando nos pusimos a investigar para escribir este libro.

En 1934 se publicó un estudio sobre el caldo de huesos y de verduras en *Archives of Disease in Childhood*, una revista médica internacional revisada por otros profesionales del ramo. En dicho estudio, investigadores del Hospital King's College de Londres observaron que en Inglaterra era habitual alimentar a los niños pequeños con caldo de huesos y de verduras, y quisieron descubrir sus propiedades nutricionales. Tras analizar el caldo, descubrieron lo siguiente:

- El vinagre de sidra de manzana no es necesario para extraer los minerales o los aminoácidos de los huesos.[10]

- Las verduras sólo es necesario hervirlas a fuego lento de 30 minutos a 1 hora para que extraigan todos sus minerales.[11]

Esto nos sorprendió, así que llamamos a Kaayla T. Daniel, coautora de *Nourishing Broth: An Old-Fashioned Remedy for the Modern World* [Caldo nutritivo: un remedio pasado de moda para el mundo moderno], junto con Sally Fallon Morell. Kaayla, que es una gran estudiosa del caldo de huesos desde hace mucho tiempo, había revisado el estudio y le había parecido muy serio. Luego le preguntamos si pensaba que lo de añadir vinagre podía ser por otras razones, como eliminar las impurezas de los huesos, quizás algo así como una precocción, es decir, una técnica de purificación que se

utilizaba en las sopas de huesos chinas. Nos respondió que era probable.

Al final, llegamos a la conclusión, junto con Kaayla, de que lo que sucede en la cocina es en parte ciencia y en parte alquimia. Es posible que el vinagre de sidra de manzana no sea necesario en absoluto, ¡lo cual es una gran noticia para las personas que se olvidan de usarlo! Es decir, que no existe una necesidad absoluta de usar vinagre para que el caldo salga perfecto. Muchas tradiciones pasan de una generación a otra por razones que desconocemos, y de nosotras depende hacer lo que consideremos más apropiado. ¡Tu cocina es el lugar perfecto para aprender a confiar en tu intuición! Como diría Kaayla: «¡Relájate y disfruta de tu caldo!»

Hierbas y especias

Las hierbas (las partes verdes y con hoja de las plantas que se usan para sazonar) y las especias (las partes secas, concentradas y aromáticas de las plantas) son excelentes para añadir a tu caldo de huesos. Son fuentes concentradas de fitonutrientes, que significa que son ricas en antioxidantes revitalizantes. Las recetas de este libro incluyen hierbas y especias que se añaden durante la cocción lenta para dar sabor, o bien se añaden como «acabado» medicinal para realzar el sabor de los caldos para beber.

En nuestras recetas usamos hierbas y especias por sus propiedades terapéuticas y por su capacidad para equilibrar los seis sabores de la medicina ayurvédica (dulce, salado, ácido, amargo, picante y astringente). Cuando equilibras los seis sabores, tu cuerpo se siente más satisfecho, tranquilo y afianzado. ¡Esto también reduce los antojos! Revisa el apartado «Cómo usar las hierbas y las especias» del Apéndice, para saber más acerca de ciertas hierbas y especias y sus propiedades medicinales, y para obtener más información sobre cómo usarlas para equilibrar los seis sabores.

CUÁNDO USAR GELATINA EN POLVO Y EL COLÁGENO HIDROLIZADO

Si se te ha acabado el caldo de huesos, pero sigues queriendo gozar de los beneficios del colágeno desnaturalizado, usa gelatina en polvo neutra o colágeno hidrolizado (también denominado «péptidos de colágeno»).

Hay gelatina en polvo neutra de diferentes calidades. Aunque puede que conozcas productos como los postres de gelatina en polvo de las marcas Jell-O o Knox, no te recomendamos estas fuentes porque están hechas con animales de granjas industriales. La gelatina en polvo que recomendamos es de alta calidad, procedente de animales alimentados con hierba o que han pastado y que está libre de hormonas y antibióticos. Las gelatinas de vacuno de Great Lakes y Vital Proteins pueden ser una alternativa, puesto que ambas proceden de vacas que han sido alimentadas con hierba.

Muchas amantes de la salud están empezando a añadir gelatina en polvo neutra a los alimentos por sus efectos digestivos y porque es una forma de proteína que se absorbe fácilmente; se está abriendo paso en el mundo de la belleza natural para el pelo, la piel y las uñas. Aunque la gelatina en polvo comparte muchos de los beneficios para la salud del caldo de huesos, creemos que este último es superior a ella por un par de motivos importantes: 1) la gelatina en polvo tiene menos tipos de colágeno que el caldo de huesos, porque la gelatina en polvo se hace sólo de piel;[12] y 2) la gelatina en polvo necesita más procesamiento. Desde una perspectiva metafísica, cuanto más procesado está algo, más alejado se encuentra de su conexión con la tierra, con tu cocina y

con la interacción que tienes con la experiencia de nutrirte.

Por otra parte, sabemos que estamos muy ocupadas y que puede convenirnos usar gelatina en polvo de vez en cuando, como parte de nuestro tratamiento de salud y de belleza. Es una forma estupenda y conveniente de obtener estos beneficios cuando no andas bien de tiempo o se te ha acabado el caldo de huesos. También tiene algunas aplicaciones que la convierten en una opción mejor para hacer ciertos postres y tratamientos de belleza. (Compartiremos algunas recetas divertidas usando gelatina en polvo neutra en la Parte II.) Pero ten en cuenta lo siguiente:

—**La gelatina frente al colágeno hidrolizado.** Es mejor usar la gelatina en platos que quieras gelificar o como espesante (como, por ejemplo, para hacer la receta de golosinas de malvavisco de este libro). Tendrás que disolverla en agua caliente antes de usarla.

El colágeno hidrolizado, o los péptidos de colágeno, están más procesados que la gelatina, y a algunas personas les resultan más fáciles de digerir. No has de ponerlos en agua caliente para que se disuelvan, por lo que son más fáciles para tomarlos en batidos, mezclarlos en agua o añadirlos a cualquier alimento para conseguir más colágeno sin tener que esperar a que se disuelvan. La marca Great Lakes fabrica un producto que se llama Collagen Hydrolysate, y la marca Vital Proteins, otro que se llama Collagen Peptides; ambos puedes comprarlos por Internet.

—**Gelatina, colágeno hidrolizado y MSG.** Una de las dudas sobre la gelatina en polvo es si es una fuente de MSG (glutamato monosódico). En el capítulo 1 hemos hablado del glutamato que se encuentra en el caldo de huesos y de carne y del que encontramos en los alimentos procesados. Algo que conviene tener en cuenta es que la gelatina en polvo está más procesada que el caldo de huesos y de carne, por lo que algunas personas pueden ser más sensibles a ella y a los péptidos de colágeno que al caldo de huesos o de carne.

Aunque muchas de las personas que siguen un protocolo terapéutico dicen que la gelatina les sienta bien, es importante que escuches a tu cuerpo. Si notas algo raro después de haber consumido alimentos que contenían gelatina en polvo, mejor que vuelvas al capítulo I y revises la información sobre los glutamatos.

Comprar caldo de huesos preparado

Cada vez hay más ganaderos, carniceros, tiendas de productos naturales y restaurantes que venden caldo de huesos. Además, puede que veas que los restaurantes asiáticos no mencionan explícitamente el caldo de huesos, pero siguen usando caldo hecho a fuego lento como base para sus sopas de huesos, *pho*, *seolleongtang*, *sup tulang*, *sopa tonkotsu* o *bah ku teh*. Puesto que los caldos de huesos son típicos en culturas de todo el mundo desde hace siglos, cuando vayas a un restaurante pregunta siempre cómo preparan sus platos. Puede que descubras grandes sopas, estofados y platos hechos con verdadero caldo de carne.

Lo primero que has de tener en cuenta es la calidad de los huesos que usas. Vuelve a la sección de este capítulo que trata de cómo elegir la proteína animal y los huesos, recuerda que has de buscar carne ecológica de vacuno o de ave, de animales alimentados con hierba o que hayan pastado, y pregunta si el engorde de las aves y de los cerdos fue ecológico o con alimentos que no contenían transgénicos. En última instancia, elige aquello con lo que te sientas más a gusto. Recuerda lo que

dijo la doctora Natasha Campbell-McBride: ella ha visto curarse a personas con todo tipo de caldos de huesos, por lo que si de momento no puedes permitirte productos de más calidad, empieza con lo que puedas.

Si buscas caldo de huesos en un supermercado, dirígete a la sección de congelados. Ahí encontrarás alguno bueno que esté hecho en tu zona; llama a la empresa que lo ha hecho y pregúntale si es denso y rico en gelatina y cómo lo ha preparado. O bien pregunta en tu delegación Fundación Weston A. Price, que suele hacer recomendaciones periódicas sobre dónde puedes comprar buen caldo. También puedes comprarlo por Internet y lo recibirás en tu casa. Nosotras hemos incluido una lista de proveedores en el apartado de «Proveedores» del Apéndice, incluidos los que venden por Internet.

Ahora ya puedes encontrar caldo de huesos en tetrabrick o en envase aséptico en las tiendas de productos naturales. Sally Fallon Morell y Kaayla T. Daniel en su libro *Nourishing Broth* [Caldo nutritivo] dicen que estas sopas rara vez son nutritivas o ricas en gelatina (puedes comprobarlo tú misma observando si se gelifican en la nevera), y que el tratamiento de ondas de calor requerido para la desinfección deteriora los aminoácidos del caldo de huesos.[13]

«¡QUÉ DEMONIOS!»: CANALIZA TU ACTITUD

Si hace tiempo que no entras demasiado en la cocina, puede que te parezca que hacer caldo de huesos es complicado. No obstante, cuando realmente te pones manos a la obra, te das cuenta de lo fácil que es echar agua y huesos en una olla y ponerla a hervir a fuego lento. A veces, lo único que de verdad necesitas para hacer comidas caseras es cambiar tu forma de pensar.

Puesto que Louise siempre ha sido la experta en cambiar la forma de pensar de las personas, vamos a ver qué es lo que dice respecto a la actitud mental que has de tener para preparar el caldo de huesos:

«Una de mis citas favoritas de Julia Child es: "El único obstáculo real es el miedo al fracaso. En la cocina has de tener la actitud de: '¡Qué demonios!'". ¡Así que te recomiendo que la adoptes cuando vayas a hacer tus sopas y caldos!

Hacer caldos es una gran forma de experimentar en la cocina. ¡No tienes que ser una cocinera experimentada para ello! Yo siempre pruebo cosas nuevas. Casi todos los días tengo algún caldo cociéndose en el fuego, y, según mi estado de ánimo, añado un ingrediente u otro. Puede ser salsa de pescado, verduras o mi mezcla de especias favoritas del momento (ahora es hinojo, fenogreco, sal marina y pimienta negra, una mezcla que hemos creado Heather y yo por sus propiedades antiinflamatorias, activadoras del metabolismo y para obtener una inyección de bienestar). Un día Heather vino a mi cocina y nos pusimos a hablar sobre los sabores amargos y sus propiedades digestivas. Sin pensarlo ni un segundo, ¡cayeron en el caldo unas gotas de Scrappy's Bitters de cardamomo! Nos lo pasamos muy bien probando el caldo con esencia amarga de cardamomo. Parecía una bebida de fiesta, casi un cóctel.

Los caldos y las sopas pueden convertirse en tu obra artística. Si te sale mal, siempre puedes arreglarlo añadiendo más agua o una pizca de aquello o de lo otro. Con la sopa aprenderás a escuchar a tu intuición y hacer lo que sientas. Cada día puedes descubrir algún sabor. Tampoco implica que tengas que dedicar más tiempo. Tenemos un montón de sopas que se hacen en 5 minutos que vamos a compartir contigo. ¡Qué demonios! ¿Por qué no empezar hoy?»

En el capítulo siguiente te daremos algunas instrucciones para iniciarte en la cocina, así como menús y listas de la compra. También verás lo que come Louise para desayunar, comer y cenar. ¡Nuestra aventura continúa!

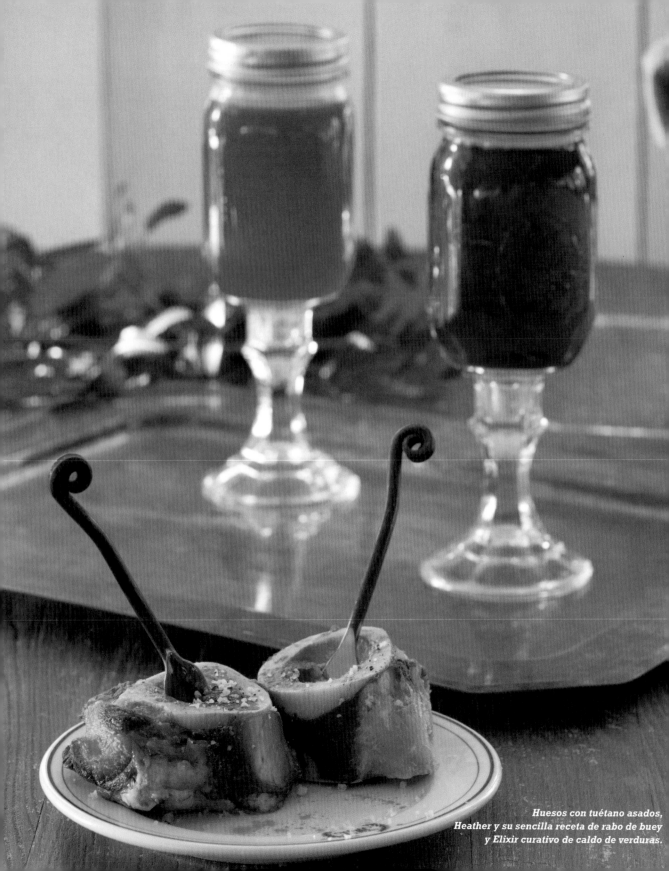

*Huesos con tuétano asados,
Heather y su sencilla receta de rabo de buey
y Elixir curativo de caldo de verduras.*

CAPÍTULO 3

VAMOS A EMPEZAR:

Lo que come Louise, instrucciones, menús y la lista de la compra

Una vez que tienes hecho el caldo de huesos, incluirlo en tus comidas diarias es bastante fácil. De hecho, ¡ya tienes la base para la comida rápida casera!

La mayoría de los expertos te recomiendan que consumas dos tazas de 180 a 235 ml de caldo de huesos al día para notar sus beneficios para la salud. Tú decides la cantidad que vas a consumir; te recomendamos que te dejes guiar por tu cuerpo. Escucha a tu cuerpo cuando te tomes el caldo y observa cómo te sienta. Te recomendamos también que escribas un diario de comidas, como te hemos sugerido en el capítulo 1, porque eso te ayudará a ser consciente de cómo te afecta la comida en tu nivel de energía, en tu salud y en tus estados de ánimo.

Aquí tienes algunas ideas para incorporar el caldo de huesos a tu régimen diario (recuerda que en la Parte II encontrarás recetas para cada una de estas opciones):

1. Bebe caldo en vez de café. El caldo lo puedes tomar solo o con tu toque personal de especias, mantequilla de leche cruda, sal marina, pimienta, salsa de pescado o hierbas frescas. Es una bebida energizante caliente que muchas personas consumen en lugar del café.

2. Haz una sopa rápida. Calienta tu caldo de huesos con carne, verduras o huevos para obtener una maravillosa sopa rápida. En un momento tendrás una auténtica comida rápida en tu cocina. Cuando empiezas a hacer este tipo de sopas, te das cuenta de que puedes prepararlas con la misma rapidez con la que abres una lata o un envase y los metes en el microondas.

Para agilizar las cosas prueba esto: lava y trocea algunas verduras y guárdalas en frascos o fiambreras de cristal en tu nevera. Cuando te levantas por la mañana o te arreglas para ir a trabajar, abre el frasco de caldo de huesos y saca una o dos tazas (tú decides si quieres diluirlo con agua, te enseñaremos a hacer todo esto en el apartado de recetas). Caliéntalo en un cazo y añádele algún sazonador (sal marina y pimienta con algunas hierbas) y algunas de las verduras troceadas, dejando que hierva a fuego lento de 3 a 5 minutos. Si quieres también puedes echarle trocitos de restos de carne, un par de huevos o cualquier otra proteína animal que tengas a mano. ¡Ya tienes una sopa deliciosa!

Hay muchas recetas de sopa para principiantes en el capítulo 6, pero lo más probable es que acabes haciendo ¡sopas de creación propia!

3. Utilízalo como comida rápida cuando te vayas de viaje o en tu trabajo. Échale algunas especias a tu caldo, algunas verduras y algunas sobras de carne (o uno o dos huevos) en un termo de boca ancha y llévatelo al trabajo. El caldo acabará de cocer el resto de los ingredientes, ¡así que tendrás una deliciosa sopa para comer! Ésta es una de las cosas que siempre hacía Heather cuando trabajaba 12 horas fuera de casa como asesora corporativa. Tardaba 5 minutos en preparar la sopa en dos grandes termos y se la llevaba para comer, cenar y de tentempié. Era fácil de hacer, de envasar y de consumir durante los días laborables y ¡estaba deliciosa! También es una excelente idea para viajar, pues te servirá para evitar la comida rápida o las tiendas de conveniencia por el camino.

4. Utilízalo como base para otras recetas. Se puede usar el caldo de huesos en lugar de agua para elaborar riquísimas salsas, hervir cereales y hacer huevos escalfados, pescado, pollo y carne e

¡incluso postres! Tu caldo puede convertirse en el elemento clave rico en colágeno para muchas recetas apetitosas, que subirá el listón de los beneficios para la salud. ¿Quién no quiere tener una piel, unas uñas y un pelo más bellos, mejorar la salud digestiva y de las articulaciones, sólo por comer un alimento maravilloso?

5. Haz elixires curativos y tu propia cosmética natural. Puedes preparar remedios curativos o tratamientos de belleza con el caldo de huesos, que es una forma perfecta de lograr que tu alimento sea tu medicina. Tenemos recetas para que hagas del caldo de huesos un medio extraordinario para consumir todo tipo de hierbas medicinales y especias. Con el tiempo, puedes experimentar con tus propios caldos y aprovechar la sabiduría de la herbología, la medicina china, la ayurvédica y otras técnicas para la salud.

Si estás intentando curarte de algo, necesitarás al menos dos tazas de caldo al día. Si te lo tomas como parte de tu rutina de bienestar, haz lo que te pida el cuerpo. ¡Lo que importa es que disfrutes del proceso!

Quizás estés deseando canalizar a tu adolescente interior. O retroceder en el tiempo y celebrar la inteligencia de nuestros antepasados, que crearon con agua, huesos y verduras un elixir curativo. Quizá canalizarás tu aspecto espiritual, te tomarás el caldo y notarás tu conexión con la tierra. O, simplemente, percibirás que el caldo es un acto de amor hacia ti misma y una forma de nutrirte. Cuanto más lo hagas más sana te sentirás, porque, en última instancia, lo que estarás demostrando con tus actos es que te mereces el tiempo que requiere nutrirse bien. ¡Y te lo mereces!

LOUISE COMPARTE SU RUTINA DIARIA DE ALIMENTACIÓN: «SOY UNA CHICA DE CALDO DE HUESOS, DE ESO NO CABE LA MENOR DUDA»

Una vez alguien del equipo de Hay House me dijo que la frase de búsqueda más popular de HealYourLife.com es: «¿Qué come Louise Hay?» Después de reírme un buen rato pensé: «¡Qué gran pregunta!»

En primer lugar he de decir que me considero una chica de caldo de huesos. Es uno de los pilares de mi dieta porque hace que me sienta muy bien. A lo largo de mi vida siempre he escuchado a mi intuición, a lo que yo llamo «mi din-don interior», y es la mejor guía que puedo seguir.

Heather y yo hemos hablado mucho en el capítulo 1 sobre los beneficios para la salud del caldo de huesos, y también te hemos dado afirmaciones para que puedas repetirlas cuando te lo bebes. Sinceramente creo que las afirmaciones y la alimentación son dos de los mejores medios curativos que tenemos. Tus pensamientos y lo que comes pueden cambiar totalmente tu salud. Cambiaron la mía.

En mi infancia fui muy pobre. Como no teníamos muchos recursos mi madre hacía lo que podía con las comidas. Comíamos las verduras que cosechábamos de nuestro huerto, y trigo y avena en grano como cereales. Teníamos vacas, que yo ordeñaba, y un par de veces al año comíamos carne de cabra y de conejo. Una vez al mes, mi padre nos compraba una barrita de Milky Way; él se comía la mitad y mi madre, mi hermana y yo nos repartíamos la otra mitad. Ése era nuestro gran festín. En nuestras comidas no había mucho amor. De hecho, había más odio que amor. Cuando me marché de casa, ¡me propuse que cada comida iba a ser una celebración!

¿Sabes cómo empecé a celebrarlo? ¡Durante dos semanas fui a un restaurante y me tomaba una Coca-Cola Cherry y una tarta Boston para *desayunar* todos los días! Todavía me río cuando recuerdo esos días. Al cabo de dos semanas me dije: «Vale, Louise, ya basta».

Después de casarme, empecé a seguir a Julia Child. Hay dos cosas que recuerdo especialmente de ella, aparte de la de ser una figura indiscutible en el ámbito culinario: una es que me enseñó a preparar caldo de huesos; la otra es que ¡le oí decir a su marido cuánto le gustaba su trasero! A partir de entonces, me empezó a gustar la cocina.

Después, cuando me diagnosticaron cáncer, las afirmaciones y los alimentos fueron los protocolos que elegí para mi curación, en lugar de la medicina alopática. Cada día, me comía mis 60 gramos de puré de espárragos que me había recomendado mi profesional de medicina natural. Reforcé mi compromiso de trabajar con mis pensamientos porque sabía que la Vida me estaba pidiendo que predicara con el ejemplo y funcionó.

Pasadas varias décadas, a los ochenta y nueve años, estoy convencida de que voy a entrar en los mejores años de mi vida. Cada día es una celebración. Cada comida es una celebración. Me concentro en llenar mi vida de amor, alegría y risa siempre que puedo. Juego más. Cocino más y hago fiestas con mis amistades. Me siento bien. Escucho a mi cuerpo. No sigo una «dieta». Sólo escucho mi din-don interior.

En lo que realmente creo es en que si no crece no lo comas. Y en que, comas lo que comas, cómelo con amor.

Así son mis comidas:

—**Antes de desayunar.** Lo primero que hago es beberme casi un litro de agua. Hacer esto al levantarme me sienta muy bien para empezar el día. Me costó un poco llegar a tomarme esa cantidad, así que empecé por beber todo lo que podía y fui aumentando la dosis hasta llegar al litro. Ahora, cuando termino, ¡me digo que he hecho un gran trabajo!

Tengo un hornillo en mi dormitorio, para calentarme una taza de caldo de huesos ahí mismo. Después de haber bebido agua, me vuelvo cómodamente a la cama con mi jarrita de caldo y una bolsa de agua caliente que me pongo en la barriga. Me tomo el caldo y hago mi meditación y mis afirmaciones. Doy gracias a la Vida por todo el bien que me ha aportado. Entonces, adivina qué sucede. ¡Es la hora de vaciar mi intestino! El caldo realmente me ayuda a que las cosas funcionen por la mañana. Si tengo tiempo, me vuelvo a la cama y leo un poco antes de empezar el día.

El resto de mis comidas se basan en dos cosas: 1) En lo que mi din-don interior me dice qué necesita mi cuerpo ese día; y 2) en lo que tengo en la cocina. Suelo comer alimentos de temporada, a excepción de los espárragos, que siguen siendo una verdura básica en mi vida. Si no es la temporada, los compro congelados.

—**El desayuno** puede ser con uno de los siguientes alimentos:

- *Fruta*: pueden ser frutos del bosque, compota de manzana, mango, plátanos o albaricoques secos remojados.

- *Batidos*: me encantan los de col rizada kale, espárragos, lechuga romana, suplemento dietético de verduras en polvo, brécol, calabacines y quizás un poco de caldo de verduras. Puede que les añada una mezcla de los siguientes alimentos: calostro de vaca, probióticos, agua de coco, semillas de cáñamo, coco en polvo, caldo de huesos o péptidos de colágeno y una mezcla de especias en polvo hecha de canela, hinojo, fenogreco, alga dulse y cardamomo.

- *Huevos*: me gusta tomar 3 yemas de huevo y una clara. ¡Está muy bueno así! Las yemas son un alimento perfecto, que contiene mucha grasa saludable.

- *Copos de quinoa*: me gustan estos copos porque se hacen muy rápido. A veces hasta me los llevo cuando voy de viaje, para desayunar algo sencillo cuando quiero descansar de la comida del restaurante. Me gusta cocer los copos de quinoa en el caldo de huesos, y luego le añado un poco de mi mantequilla favorita de frutos secos o de semillas, canela y especias.

—**La comida y la cena** suelen ser parecidas. Como algo sencillo porque me gustan las comidas sencillas. Puedes coger algo sencillo y ponerlo en un plato bonito y tiene un aspecto increíble. A mí me gusta usar lo que hay en la nevera y siempre me aseguro de tener verduras, proteína y caldo de huesos.

Aquí van algunos ejemplos de lo que a mí me gusta:

- Ensalada con algún tipo de proteína animal y alioli o un buen aderezo de ensalada o salsa remoulade.

- Rollitos de lechuga trocadero con ensalada de huevo o de atún.

- Patés, como paté de hígado o mousse de pato.

- Carne picada o hamburguesas de pollo, que se hacen muy rápido. Yo me preparo hamburguesas individuales con la carne picada que compro y las meto en el congelador, cada una envuelta por separado. De este modo puedo cogerlas de una en una y hacerlas cuando las necesito. Ni siquiera necesitas descongelarla para empezar a hacerla, aunque yo prefiero sacarla del congelador un poco antes y descongelarla.

- Pescado.

- Muslos de pollo o alitas de pavo.

- Un aguacate a rodajas aderezado con zumo de limón exprimido y un poco de sal marina.

—**Postres y tentempiés.** No tomo muchos postres, salvo los que hacemos Heather y yo porque sé que están hechos con un montón de ingredientes buenos. (Véase capítulo 11 para conseguir ideas.)

Como tentempié tomo hummus, una cucharada de mantequilla de frutos secos o de semillas o cualquier sobra que tenga en la nevera. También me encanta comerme una rebanada del delicioso pan de hierbas hecho con caldo de huesos que encontrarás en el capítulo 9.

Heather y yo hemos recopilado las recetas de este libro basándonos en los alimentos que más me gustan. La mayoría son muy simples, como nuestras sopas para hacer en 5 minutos. Son comidas que nos encantan y que preparamos para las cenas y fiestas que organizamos con nuestras amigas. Esperamos que también te gusten. Te enseñaremos a que el caldo de huesos forme parte de tu vida.

Creo que, en cuanto domines la técnica del caldo de huesos, podrás preparar comidas rápidas con cualquier sobra que tengas en la nevera. Si te bebes el caldo repitiendo tus afirmaciones e introduces el amor en cada comida, ¡obtendrás todos los beneficios de los nutrientes de tu deliciosa comida!

Procura exhibir un espíritu juguetón en tu día a día. Celebra cada comida, porque es una forma importante de amarte a ti misma, aliméntate y prepárate para todo lo bueno que te tiene reservado la Vida.

PRINCIPIOS PARA HACER EL CALDO Y PARA USAR NUESTRAS RECETAS

Antes de abordar la lista de la compra y los menús, nos gustaría ofrecerte los siguientes consejos.

Principio #1:
La cocina es el lugar donde jugamos

En la cocina no trabajamos, jugamos. Nos ponemos música o un buen programa de televisión. Bailamos. Invitamos a nuestras amigas y nos reímos. Es el lugar donde vivimos aventuras y experimentamos, donde sacamos nuestras actitudes de: «¡Qué demonios!» y nos lanzamos a hacer algo. Y vamos a exponer lo que realmente está sucediendo… Es donde nutrimos nuestro cuerpo para todas las cosas buenas que queremos hacer y ser en la vida. No hay nada más importante que esto, pero ¡no lo conseguiremos a menos que disfrutemos del proceso!

También nos gusta hacer pausas para bailar cuando cocinamos, tal como explica Heather:

«Las pausas para bailar empezaron un día en Pasadena, California, en un acto de Hay House. Estaba viajando con Louise y era la primera vez que tenía la oportunidad de estar un rato tranquila con Maya Labos (la asistente de Wayne Dyer y su mano derecha durante más de treinta años). Un día en un cóctel sobre el caldo de huesos, ¡Maya y Louise tendrán que contarte la historia de cómo se conocieron!

Esa noche acabábamos de regresar de la charla de Louise con Cheryl Richardson y nos dirigíamos a cenar. En el ascensor del hotel sonaba música de *jazz* y no estoy muy segura de quién fue la que empezó, pero de pronto las tres estábamos en el ascensor bailando con los brazos al aire. Fue entonces cuando me di cuenta de que

eran buenas bailarinas… y así nacieron las pausas para bailar. A partir de entonces, Louise y yo empezamos a hacer pausas para bailar en la cocina. Bailamos cuando se está haciendo la comida a fuego lento o antes de iniciar nuestra aventura culinaria.

Bailar mejora la memoria y el buen humor, pero, aparte de eso, ¡hace que te sientas de maravilla! En cualquier momento —tanto si estás leyendo este libro como si estás cocinando—, cuando te sientas agobiada, ¡haz una pausa para bailar!

Principio #2:
Te mereces curarte

En la Parte II de este libro, te damos recetas que abarcan desde los caldos básicos hasta los platos principales, postres, cócteles y tratamientos de belleza. Nuestra finalidad es ofrecerte todas las maneras posibles de incorporar el caldo de huesos a tu vida cotidiana.

Algunas recetas incluyen ingredientes aparentemente extraños o nuevos que puede que hagan que te preguntes por qué tienes que complicarte la vida para conseguirlos. ¿Por qué no puedes comprarlos a la vuelta de la esquina? Lo sabemos, a nosotras nos pasa lo mismo.

La cuestión es que la mayoría de las personas que se están curando de algo tienen que prescindir de ciertos alimentos; el gluten, el azúcar y la lactosa suelen ser los más habituales. Actualmente, se está volviendo cada vez más complicado, debido a las alergias alimentarias y sensibilidades a ciertos componentes que se encuentran en muchos alimentos que consideramos saludables. Algunos compuestos que puede que te suenen son la histamina (una molécula transmisora que se encuentra en las plantas y en los alimentos de origen animal), los oxalatos (una sustancia natural de muchas plantas y alimentos de origen animal), los tioles (un compuesto que se encuentra en algunos alimentos ricos en azufre) y los FODMAP (oligosacáridos, disacáridos, monosacáridos y polioles fermentables que se encuentran en algunos cereales, legumbres, verduras y frutas). Las personas con el síndrome del intestino permeable y otros trastornos digestivos relacionados tienen reacciones a tantos alimentos hoy en día que algunas de ellas sólo pueden comer sin problemas unos pocos alimentos.

Por todas estas razones, si haces una búsqueda en Internet seguro que encuentras algo «malo» de casi todos los alimentos, hasta de los que piensas que son «buenos». No obstante, en este libro nos gustaría que tuvieras presente lo que exponemos a continuación:

—¡Nosotras utilizamos harinas alternativas e ingredientes especiales porque nos preocupamos de la salud intestinal! El problema básico es que cada vez hay más personas a las que los ingredientes habituales que venden en las tiendas y supermercados no les sientan bien. Para estas personas encontrar libros de cocina con ingredientes que puedan comer es casi una misión imposible. Además, cada vez hay más padres que están intentando por todos los medios encontrar formas de curar a sus hijos, que parece que son cada vez más sensibles que la generación anterior.

—Te queremos y nos preocupamos por ti, por eso te ofrecemos recetas que contienen ingredientes que se sabe que son más fáciles de digerir y, por consiguiente, más suaves para el intestino.

Por ejemplo:

- Ofrecemos opciones sin azúcar refinado, sin lactosa, sin gluten y sin cereales para

las personas que tienen trastornos autoinmunes y problemas en el intestino delgado.

- Utilizamos muchas hierbas y especias para potenciar los antioxidantes que neutralizan los radicales libres, combaten la inflamación, equilibran el cuerpo y reducen los antojos.

Puesto que las grandes cadenas de alimentación todavía no se han puesto al día en lo que respecta a cubrir estas necesidades sanitarias (por no decir que obtienen grandes beneficios con los alimentos procesados), muchos ingredientes alternativos como éstos no los encontrarás fácilmente en tu supermercado habitual o tienda de productos naturales. En este mismo capítulo incluimos una lista de la compra y te indicamos dónde comprar estos ingredientes por Internet, para que los recibas directamente en tu casa, muchas veces hasta con los portes incluidos.

—A la larga, estos ingredientes son más baratos. Aunque de entrada puedan parecerte más caros, son de calidad superior, y notarás que, al ser ricos en nutrientes (y equilibrados), te sentirás más llena y nutrida con mucha menos cantidad de comida que con los alimentos procesados típicos. También hemos observado algo interesante, en nuestra vida y en la de las clientas y amigas: cuando comen alimentos nutritivos y buenos para el intestino, van menos al médico y gastan menos en cosmética. El cabello, la piel y las uñas resplandecen siempre que alimentamos a nuestro cuerpo con amor. Mejoran nuestros estados de ánimo. Dormimos mejor y más profundo. Todo esto son algunos de los beneficios de comer bien que no tienen precio.

Recuerda que también puedes sustituir ingredientes. No permitas que un ingrediente extraño o que la preocupación por tu presupuesto ¡te impida amar a tu cuerpo con una buena alimentación! Vamos a disfrutar juntas de este proceso. Estamos descubriendo el arte olvidado de cocinar alimentos deliciosos en nuestras propias cocinas, personalizando las cosas para adaptarlas a nuestro gusto, a nuestros deseos para un día o una semana. Ésta es una de las maneras en que nos satisfacemos, nutrimos y amamos. Es una forma de expresar nuestra creatividad. Es nuestra forma de bajar el ritmo y decir: «Sí, yo importo. Soy lo bastante buena, me merezco el tiempo que empleo».

Principio #3: Aprende a cocinar con hierbas y con especias

Las hierbas y las especias son unas de las grandes olvidadas de la industria de los alimentos procesados. Se han suprimido de manera deliberada para poder manipular los antojos de los consumidores, utilizando la cantidad precisa de azúcar, sal y grasa, que es la combinación de elementos que hace que quieras seguir comiendo.

Las hierbas y las especias son las heroínas justas y no reconocidas del mundo de la alimentación: conquistan nuestros antojos. Equilibran nuestro paladar y hacen que nuestro cuerpo se sienta satisfecho. Aportan más fitonutrientes y antioxidantes que la mayoría de los alimentos: por ejemplo, hace falta media taza de arándanos para conseguir la misma cantidad de antioxidantes que en una diminuta media cucharadita de clavo en polvo.[1] (Si quieres saber más sobre los beneficios de las hierbas y las especias, ve al apartado «Cómo usar las hierbas y las especias» del Apéndice.)

Principio #4: Recuerda que los errores pueden ser deliciosos

Heather tiene una receta en su página web para «galletas con forma de pelota rara», un gigantesco error que acabó saliendo bien porque se ciñó a la receta. Todo empezó a salir mal cuando añadió ajo y otras especias saborizantes a una receta para galletas dulces. Hubo un momento en que sabían bastante mal y podía haber tirado la toalla, pero había usado tantos ingredientes que no quiso rendirse. Así que agregó más mantequilla de coco y el gran error para enmascarar: un puñado de cacao crudo. Las cosas mejoraron un poco. Luego añadió más especias dulces, como canela y vainilla, para conseguir más sabor. ¡Todo se mezcló y a la gente le encantó el resultado!

En otra ocasión, Heather hizo una receta de galletas crudas, y nada de lo que hacía parecía funcionar. Tenía la esperanza de que deshidratar las galletas podía ser la solución. Cuando no lo fue, puso toda la masa en el congelador y le dijo a su marido que la usara para hacerse batidos, puesto que contenía muchos ingredientes nutritivos como mantequilla de frutos secos y muchas especias. Él siempre se ponía mantequilla de frutos secos en sus batidos, así que empezó a utilizar la masa de las galletas para conseguir proteína y grasas saludables y dejó de ponerle la mantequilla de frutos secos. Le encantó y así aprovecharon las galletas.

Nos hemos dado cuenta de que la mayoría de los errores tienen finales felices o se pueden usar de formas creativas. La miga de pan se puede usar de relleno o como espesante para la sopa; revisa nuestras «Deliciosas migas de pan», que era un pan que estaba buenísimo pero que se rompió. Íbamos a tirarlo, pero se nos ocurrió poner los trocitos en una ensalada, con trozos de hamburguesa de pavo. No nos podíamos creer lo delicioso que estaba. Sabía un poco a *hush puppies*, las típicas bolas sureñas de harina de maíz, y pensamos que era una receta demasiado buena para no compartirla. ¡Descubrirás por ti misma que los errores deliciosos se pueden usar de formas inesperadas!

Principio #5:
Canaliza a tu niña interior: come lo que te gusta

Tenemos tantas opciones en el apartado de recetas que te invitamos a canalizar a tu niña interior y elegir algunas que te hagan feliz, que te entusiasmen e incluso que sean un poco pícaras. Elige lo que te haga bailar por la habitación y gritar: «¡La Vida me ama!» Al fin y al cabo, ¿de dónde crees que Louise sacó la idea para esa afirmación? Surgió de la felicidad pura.

En la vida todo es felicidad, especialmente cuando lo celebras todo, incluidas tus comidas. Con las recetas que te aportamos, puedes celebrar el postre sabiendo que es bueno para tu maravilloso cuerpo.

Afirmemos: «*Aporto júbilo a todas las cosas que hay en mi vida. Ahora celebro mis comidas con todos mis sentidos, vivo plenamente la experiencia de que mi cuerpo está recibiendo. Esto es amor, yo soy amor, y ¡así es!*»

LISTA DE LA COMPRA MAESTRA

La lista de la compra que viene a continuación se centra en los alimentos integrales y te da instrucciones para saber lo que has de buscar. No son alimentos específicos de los menús, sino que hemos listado los ingredientes que se utilizan en nuestras recetas e incluido notas para saber dónde podemos encontrar ingredientes especiales que a lo mejor no encuentras en tu tienda de productos naturales o supermercado habitual.

Muchas personas que se aficionan a los alimentos integrales también lo hacen a los mercados de agricultores, donde pueden comprar más barato y hablar con las personas que han cultivado lo que están comprando. Muchas de las personas con las que hablas en estos mercadillos pertenecen a alguna cooperativa donde puedes comprar lotes de alimentos varios a buen precio, desde verduras, frutas, carne, aves, caza, leche cruda, huevos, flores recién cortadas y mucho más. Es una forma excelente y económica de apoyar la agricultura local.

Si no puedes encontrar estos alimentos donde compras habitualmente, ya sea una tienda de productos naturales o un mercado de agricultores, puedes conseguirlos en Internet, en páginas como Amazon.com, Vitacost.com y iHerb.com. En el apartado «Proveedores» damos más detalles de dónde encontrar los ingredientes.

Alimentos ecológicos e integrales, preferentemente

Normalmente se encuentran en el perímetro de los supermercados. Ahí hallarás productos de la huerta, puestos de carnicería y pescadería y algunas secciones de congelados. Los huesos y la carne se encuentran en la parte de congelados, y las tiendas de productos naturales que venden caldo de huesos suelen tenerlo en el congelador.

Frutas y verduras: un arco iris de verduras

- *Rojo*: remolacha, lechuga de hoja roja, rábanos, acelga roja, cebollas rojas, tomates y pimiento rojo. (Los tomates y los pimientos rojos pertenecen a la familia de las solanáceas, que no son bien toleradas por todo el mundo. Si notas algún dolor digestivo, reflujo, temblores o dolor articular, puede que te convenga evitar o eliminar estos alimentos y volver a consumirlos al cabo de dos semanas para comprobar si eres sensible a ellos.)

- *Naranja*: zanahorias, calabaza de piel gruesa, boniatos y calabaza violín o cacahuete (butternut).

- *Amarillo*: calabaza de verano, cebollas amarillas y maíz. (Muchas personas tienen alergia o sensibilidad al maíz, así que asegúrate de que eres de las que lo toleran y de que compras maíz ecológico para evitar el transgénico.)

- *Verde*: alcachofas, rúcula, repollo chino bok choy, brécol, coles de Bruselas, repollo, calabaza chayote, berza, pepinos, hojas de diente de león, endivias, escarola, lechuga *frisée*, judías verdes, lechuga de hoja verde, col rizada kale, microverduras, lechuga romana, guisantes, tirabeques, espinacas, germinados, acelga, berros y calabacines. Hierbas frescas como la albahaca, el cilantro, el eneldo, el hinojo, la menta, el perejil, el romero, la salvia y el tomillo.

- *Azul/púrpura*: achicoria roja o radicchio, chalotas, nabos y berenjenas. (La berenjena es una solanácea, así que con ella aplica lo mismo que con los tomates y los pimientos.)

- *Blanco*: coliflor, ajo, cebolla blanca, espárragos blancos, setas y jengibre.

Proteína animal, huesos y gelatina

Lo ideal es la carne de animales que hayan sido alimentados de forma ecológica y que hayan comido hierba o que hayan pastado, y en cuanto al pescado, que sea salvaje. Asegúrate de que los animales que consumes no tienen hormonas ni antibióticos.

- Carne y huesos de animales alimentados y engordados con hierba, como rabo de buey, huesos con tuétano, jarretes, patas de vaca (las patas de vaca son las pezuñas), fémur y otros similares.

- Carnes y huesos de caza, como los de bisonte, gallina de Cornualles, pato, oca, cordero, faisán, codorniz, conejo, venado, etc.

- Aves camperas alimentadas ecológicamente, huevos ecológicos y patas, alas, cuellos y espalda de pollo.

- Cerdo ecológico y manitas de cerdo partidas (las manitas de cerdo enteras suelen venir partidas por la mitad).

- Pescado salvaje con sus espinas (para hacer caldo, elige pescado salvaje magro de agua fría, como abadejo o colín de Alaska, lubina, bacalao y fletán); entra en fishwatch.gov y seafoodwatch.org para averiguar si se está pescando de forma sostenible. Los langostinos salvajes de Norteamérica suelen ser de pesca sostenible.

- Gelatina de vaca neutra, para usarla en recetas que necesiten gelificación; se ha de disolver en agua caliente. Great Lakes Beef

Gelatin o Vital Proteins Beef Gelatin son buenas marcas.

- Colágeno hidrolizado o péptidos de colágeno; es la gelatina en polvo neutra que no se espesa y es ideal para los batidos o para otros líquidos que no requieran gelificación. El colágeno de la marca Great Lakes o los péptidos de colágeno de Vital Proteins son buenas opciones.

Grasas y aceites saludables (Preferiblemente ecológicos y sin refinar)

- Aceite de borraja.

- Aceite de coco (virgen extra).

- Aceite de hígado de bacalao.

- Aceite de linaza (en la sección de refrigerados).

- Grasas de animales alimentados de manera ecológica o que han pastado, como la mantequilla de leche cruda (si te cuesta encontrarla, la mantequilla ecológica o la mantequilla con probióticos son buenas alternativas), ghee, manteca de cerdo, grasa de cordero o de buey, grasa de oca, de pollo o de pato (puede que consigas muchas de estas grasas en la capa que se hace en el caldo una vez que se ha enfriado, véase capítulo 2).

- Aceite de semillas de cáñamo.

- Aceite de nueces de macadamia.

- Aceite de oliva (virgen extra).

- Aceite de semillas de calabaza (puede que tengas que comprarlo por Internet si no lo encuentras en las tiendas).

Edulcorantes naturales

- Melaza de caña.

- Fruta (como manzanas frescas).

- *Lo han guo* (no lo utilizamos en ninguna de nuestras recetas, pero es un buen edulcorante natural a base de fruta).

- Sirope de arce (*nota*: ha cambiado la clasificación de los grados, pero, siempre que compres uno de los ecológicos de grado A, la única diferencia que encontrarás será en el color y en el sabor. Si estabas acostumbrada a los de grado B, el nuevo nombre para este tipo de sirope de arce es: «Grado A oscuro con sabor fuerte»).

- Dátiles Medjool.

- Miel cruda.

- Estevia.

Cereales y legumbres sin gluten

- Amaranto.

- Trigo sarraceno.

- Lentejas.

- Mijo.

- Quinoa.

- Arroz (te recomendamos Organic California White Basmati de la marca Lundberg, porque se ha comprobado que tiene menos arsénico que otras marcas).

Sal marina, especias y hierbas secas o molidas

Compra hierbas y especias de cultivo ecológico y sal marina auténtica o sal rosa del Himalaya, así como canela de Ceilán en vez de canela cassia. Para encontrar las mejores ofertas para tu presupuesto, te recomendamos que visites MountainRoseHerbs.com y que compres las especias a granel por Internet. Mountain Rose Herbs trabaja con hierbas y especias ecológicas, libres de pesticidas y recolectadas en su entorno natural. Si quieres más información sobre sus propiedades medicinales y cómo utilizarlas, consulta el Apéndice.

Éstas son las hierbas y especias que más usamos en nuestras recetas:

- Pimienta de Jamaica (allspice).

- Albahaca.

- Laurel.

- Pimienta negra.

- Cardamomo (vainas enteras y en polvo).

- Canela (te recomendamos la de Ceilán, la «canela auténtica», en vez de la cassia, porque esta última podría presentar riesgos

para la salud si se consume en grandes cantidades. Encontrarás canela molida de Ceilán en: MountainRoseHerbs.com).

- Clavo de olor.

- Coriandro (cilantro).

- Comino.

- Hinojo.

- Fenogreco.

- Jengibre (raíz y en polvo).

- Asafétida (hing).

- Nuez moscada.

- Orégano.

- Romero.

- Sal marina y sal rosa del Himalaya.

- Tomillo.

- Cúrcuma.

Vinos, vinagres, salsa de pescado y limones

Si eres sensible a los glutamatos, lo mejor es que hagas caldos de huesos y de carne con vinagre de sidra de manzana o con zumo de limón. Muchas de nuestras expertas prefieren el sabor y la comodidad de uso del vinagre de sidra de manzana para los caldos y usan el limón para dar sabor. El resto de los productos de la lista son muy útiles para tenerlos a mano para dar sabor y aparecen en algunas de las recetas de este libro:

- Vinagre de sidra de manzana.

- Salsa de pescado: es un condimento muy utilizado en la cocina tailandesa y vietnamita, elaborado con anchoas fermentadas y sal marina. Busca una marca que no lleve azúcar, como Red Boat (está hecha de anchoa y sal marina y la puedes comprar en Amazon.com).

- Vinagre de arroz (revisa la etiqueta y comprueba que no lleve azúcar).

- Mirin: es un vino de arroz dulce muy popular en la comida japonesa.

- Madeira (o vino de Jerez): es un vino fortificado portugués que puede aportar un sabor exquisito a muchas recetas. Es uno de los trucos favoritos de Louise para dar sabor.

- Limones.

- Vino blanco.

Harinas especiales

- Harina de almendra: está hecha de almendras molidas. NOW Foods Real Food Raw Almond Flour es una harina que tiene la certificación de que está libre de transgénicos, pero no es fácil encontrar harina de almendra. Si para ti es importante usar esta harina, puedes hacerla tú misma siguiendo las instrucciones de la receta que hay en el capítulo 9.

- Harina de coco ecológica: está hecha de la carne del coco molida desgrasada. Dos buenas opciones son NOW Foods Organic Coconut Flour y Let's Do Organic Coconut Flour.

- Harina de centeno ecológica: tiene menos gluten que el trigo y la usamos en nuestra receta de pan de masa ácida del capítulo 9. La harina de grano germinado es la más fácil de digerir para el cuerpo y seguramente la encontrarás en tu tienda de productos naturales o en Internet.

Ingredientes especiales varios

- Las bebidas amargas ayudan a equilibrar recetas y favorecen la digestión. Los Urban Moonshine Organic Citrus Digestive Bitters contienen extracto concentrado de raíz y hoja de diente de león, raíz de bardana, piel de naranja, semillas de hinojo, raíz de acedera, raíz de angélica, raíz de genciana y raíz de jengibre.

- Katsuobushi: son copos de bonito de calidad extra, vaporizados, secados al aire y fermentados que se comercializan en una bolsa. Normalmente están en la sección de alimentación étnica. También hay quien los llama «escamas de pescado».

- Bragg Liquid Aminos: es un agente saborizante hecho de soja no fermentada ni transgénica. (Advertencia: algunas personas con problemas intestinales o de estado de ánimo podrían ser demasiado sensibles a este producto.)

- Aminos de coco: es una salsa sin soja que sirve de alternativa a la salsa de soja, al tamari y al Bragg Liquid Aminos, hecha de savia de coco y sal marina. Algunas personas con trastornos intestinales pueden ser sensibles a ella, pero quizá menos que a los otros productos que hemos mencionado. Coconut Secret utiliza cocos ecológicos y no añade glutamato monosódico.

- Mantequilla de coco: está hecha de la carne y del aceite del coco y tiene un sabor muy intenso, casi de azúcar glasé, aunque no contiene azúcares. También se le llama «crema de coco» o «manteca de coco», y puedes comprarla en tiendas de productos naturales. Algunas marcas conocidas son Artisana, Nutiva, Kevala y Let's Do Organic. También puedes encargarla en TropicalTraditions.com, Amazon.com y otras páginas web.

- Verduras fermentadas como el chucrut o el kimchi son excelentes acompañamientos para muchas de nuestras recetas. Busca las que no llevan vinagre o azúcar, como las marcas Gold Mine o Rejuvenative Foods.

- Alga kombu: se puede conseguir en la mayoría de los supermercados o tiendas de productos naturales o bien en theseaweedman.com.

- Mostaza: la usamos en varias de nuestras recetas. Nuestras mostazas favoritas son las que tienen vinagre de sidra de manzana en lugar de vinagre blanco destilado, como la de la marca Whole Foods' 365 Everyday Value, la mostaza alemana y la de Dijon; la mostaza alemana es una mezcla de mostaza molida y rábano picante. La Eden Organic Brown Mustard también está hecha con vinagre de sidra de manzana.

- Semillas de lino ecológicas o semillas de lino en polvo (las semillas duran más y se pueden triturar fácilmente, pero en polvo te ahorras el paso de triturarlas). Se pueden comprar a granel en las tiendas de productos naturales, lo cual resulta más económico. También hay semillas de lino en polvo empaquetadas, como las de las marcas Bob's Red Mill Organic Golden Flaxseed Meal y NOW Foods Certified Organic Flax Seed Meal. Encontrarás semillas de lino enteras empaquetadas de las marcas Arrowhead Mills y NOW Foods.

- Melaza de granada: es un concentrado del zumo de granada que se usa para dar sabor, normalmente, en los platos de Oriente Medio (no es lo mismo que la pasta de granada). Algunas personas lo usan como ácido, como si fuera vinagre o zumo de limón, y es una buena forma de dar sabor o acabado al caldo. Busca marcas que no usen azúcares añadidos (lee las etiquetas), como Alwadi 100% Natural Pomegranate Molasses o Sadaf. También puedes hacerla en casa (véase las instrucciones en el capítulo 5 de la sección de «Acabados»).

- Cacao crudo: es una versión menos procesada del cacao en polvo o el chocolate. Essential Living Foods Cacao Nibs y Earth Circe Organics Balinese Cacao Nibs son dos marcas muy populares. Las virutas de cacao se suelen usar para añadir sabor y textura a los postres, pero es más fácil trabajar con el cacao en polvo. Sin embargo, se han realizado pruebas que han demostrado que el procesamiento del cacao puede elevar los niveles de cadmio. Si te preocupa esto, muele las virutas de cacao en un molinillo de café o en una batidora de alta velocidad para hacer cacao en polvo fresco y con mucho aroma, que consideramos que siempre sabe mejor. Todo el cacao que usamos en nuestras recetas es sin azúcar.

- La manteca de cacao cruda son los trozos blancos de la manteca de cacao que tiene el olor y un ligero sabor a cacao, pero es sólo la grasa sin el color oscuro o la teobromina del cacao. La manteca de cacao es una buena base para los postres con chocolate blanco, una alternativa para las personas que tienen alguna sensibilidad al chocolate. Sunfood es una marca conocida de manteca de cacao ecológica cruda.

- Ingredientes para batidos al gusto (muchos de éstos los encontrarás en las tiendas de productos naturales o en Internet):

  - Camu camu en polvo (polvo hecho de la baya de camu, considerada un superalimento y una excelente fuente de vitamina C).

  - Semillas de chía en polvo (también puedes moler las semillas de chía en el molinillo de café).

  - Calostro (la primera leche de las vacas, llena de nutrientes concentrados que favorecen al sistema inmunitario; Surthrival.com tiene un producto de calidad).

  - Suplementos dietéticos a base de verduras en polvo (*green powders*): como la de Ormus Greens de Sunwarrior, Premier Greens de Premier Research Labs, Perfect 3 Grass Blend (perfectsupplements. com) y Wheat Grass Powder de NOW Foods.

  - Semillas de cáñamo en polvo (si lo prefieres, puedes comprarlas enteras y triturarlas en un molinillo de café).

  - Zumo de granada.

  - Zumo de cereza ácida concentrado de Dynamic Health.

  - Agua de coco verde.

- Tamari: es una versión de la salsa de soja pero sin trigo. Lee bien la etiqueta para comprobar que no tenga trigo. San-J Organic Wheat Free Tamari no le añade glutamato monosódico y se puede comprar por Internet.

- Pasta de tamarindo: es una pasta concentrada del fruto del tamarindo; es una excelente fuente de antioxidantes y de sabor agridulce.

MENÚS DE MUESTRA

Incluir el caldo de huesos en tu dieta no tiene por qué suponer un gran cambio en tus hábitos de desayunos, comidas o cenas. Si sólo quieres probar a ver qué pasa, llénate una taza o una dosis en un recipiente para llevar una o dos veces al día y siente cómo se restaura tu cuerpo desde dentro. ¡Por algo a esto se le llama «oro líquido»!

Si quieres arriesgarte o hacer una inmersión profunda en el mundo del caldo de huesos, empieza añadiendo caldo a tus comidas.

Cuando le preguntamos a nuestra amiga y experta en caldo de huesos Caroline Barringer cómo lo hizo ella para incorporarlo a su dieta, se detuvo a reflexionar antes de responder: «¿Qué? ¿Qué quieres decir?» Todas nos reímos. Como veterana, después de catorce años consumiendo caldo de huesos, la pregunta que le hicimos ni siquiera se la plantea. Siempre está añadiendo caldo a sus sopas, estofados, patés, hasta hace cubitos de caldo y los chupa cuando está manteniendo una conversación telefónica larga. ¡Ella es una de las nuestras!

Sea cual sea la forma, convencional o peculiar, en la que incorpores el caldo de huesos a tu vida, haz que llegue a tu estómago y tu cuerpo te lo agradecerá. Aquí tienes algunas ideas:

Desayunos

- Bebe una taza de tu caldo de huesos, de carne o sopa (puedes añadirle uno de los acabados del capítulo 5).

- Pilaf de quinoa, brécol y puerros.

- Atrévete con nuestro batido verde.

- Batido de frutas rico en colágeno.

- Batido de ensalada de Lulú en un vaso.

- Estofado de cordero especial para el desayuno.

- Crepes o gofres (sin cereales).

- Pan de centeno finlandés de masa ácida de Maya con mantequilla y sal marina (o aceite de coco y sal marina).

- Pan de hierbas con alioli, mantequilla, mantequilla de frutos secos o de semillas o aceite de coco.

- Deliciosas migas de pan (sin cereales) salteadas en grasa de vaca o en caldo de huesos.

- Sopa de huevo a tu manera o Puré de judías verdes.

Comidas y cenas

- Ensalada de hamburguesa de pollo con alioli y Deliciosas migas de pan.

- Áspic de la granja a la mesa y Pan de centeno finlandés de masa ácida de Maya con mantequilla y sal marina.

- Paté extra con sopa o ensalada.

- Huevos en gelatina con Pan de hierbas.

- Paté de rabo de buey enrollado en una hoja de lechuga trocadero y untada con alioli.

- Ensalada de huevo sobre un lecho de lechuga romana.

- Espectacular ensalada de langosta con Espárragos sin más.

- Tentadora ensalada de atún enrollada en una hoja de lechuga trocadero sobre un lecho de menestra de verduras.

- Gallina de Cornualles con salsa de mostaza de vino blanco, Cebollas caramelizadas y Zanahorias con cardamomo.

- Pollo con salsa de miel y mostaza.

- Cupcakes sencillos de pavo con cobertura de puré de calabaza kabocha y Espárragos sin más.

- Sopa de cilantro depurativa con Paté extra envuelto en hojas de lechuga romana.

- Sopa sustanciosa de hamburguesa con Pan de hierbas.

- Sopa de cactus y frutos del mar con Calabacines y zanahorias mágicos.

- Estofado de cabra y verduras.

- Asado sencillo de redondo de ternera con Puré de apionabo.

- Puha maorí con Las mejores coles de Bruselas.

Tentempiés

- Si quieres tener un tentempié en cualquier momento, lleva caldo de huesos, sopas o estofados en una botella Kleen Kanteen o en un termo de boca ancha.

- Pan de centeno finlandés con masa ácida de Maya.

- Pan de hierbas.

- Ensalada de salmón sencillamente deliciosa, Espectacular ensalada de langosta o Tentadora ensalada de atún enrollada en hojas de lechuga trocadero.

- Cupcakes de pavo o de bisonte.

- Cualquier paté con Pan de hierbas o en hoja de lechuga trocadero o romana.

Postres
(todos se congelan bien)

- Piensa que es preferible que hagas el doble de ración de helado para hacer el postre sólo una vez y tener para otras ocasiones.

- La Tarta Tatin de manzana y el Bizcocho de canela de Año Nuevo combinan bien con el Helado de vainilla y especias al estilo marroquí.

- Prueba las Galletas con gota de chocolate y haz El gran experimento con chocolate incluido en la receta.

MENÚS DE MUESTRA PARA CENAS FESTIVAS

¡Aquí tienes otra gran forma de celebrar! Para escribir este libro al estilo «Louise Play», decidimos que íbamos a hacer cenas cada fin de semana para probar nuestras recetas con nuestro grupo de amigas. ¡Tenías que haberles visto la cara cuando les dijimos que iban a comer pastel y helado hechos con caldo de huesos! A pesar de todo vinieron. Y les encantó. Lo que más les gustó fue cuando les dijimos que comerían algo que les dejaría la piel más bonita.

Menú para cena festiva informal
Cupcakes de carne

Estos maravillosos «cupcakes» están hechos de carne de bisonte y llevan puré de apionabo por encima. Tienen un aspecto para chuparse los dedos y a los niños, o a nuestra niña interior, les encantan.

No te dejes engañar por el menú, pues es el tipo de plato informal que lleva implícita la elegancia y es tan apto para una barbacoa en el jardín como para una cena formal en el comedor. Lo que los hace tan atractivos es lo fácil que resulta prepararlos lo que despierta nuestro sentido lúdico, y el extraordinario sabor sofisticado que aporta al menú.

Raciones para 8 personas

Aperitivos

- Pan de hierbas o Pan de centeno finlandés de masa ácida de Maya (del capítulo 9), con mantequilla o hummus (la marca Majestic hace un hummus ecológico muy bueno, o si no puedes elegir tu marca favorita).

- Crudités de verduras (endivias, calabacines cortados, zanahorias, apio, pepino, calabaza amarilla, etc.).

Plato principal

- Cupcakes de bisonte con cobertura de puré de apionabo (capítulo 7).

- Espárragos sin más (capítulo 8).

Postre

- Pastel de vainilla con glaseado de chocolate blanco y frutos del bosque (capítulo 11).

Menú para cena festiva elegante
Gallina de Cornualles

Si quieres servir una cena elegante con aires de la campiña francesa, esto es lo que necesitas. Lo bueno es que es tan fácil de hacer que puedes tenerla preparada al final de un largo día de trabajo y todavía sobrarte tiempo hasta que lleguen tus invitados.

La gallina de Cornualles se prepara en menos de 10 minutos y luego se cocina en la olla de cocción lenta durante 6 horas. Puedes empezar a hacerla a eso del mediodía y olvidarte de ella hasta que esté lista y lleguen tus invitados para la cena, sin preocuparte de que se queme o se seque.

Los aperitivos y los postres puedes prepararlos con un par de días de antelación y luego agregarles el acabado la noche antes o el mismo día por la mañana.

Raciones para 8 personas

Aperitivos

- ¡El mejor paté de hígado! (esta receta del capítulo 10 se puede preparar el día antes o el mismo día de la fiesta; también se conserva muy bien congelada y se puede descongelar la noche antes).

- Alioli (receta del capítulo 6, se puede preparar hasta cinco días antes de la fiesta).

Preparación para las fiestas estilo «Louise Play»

Louise: Mientras estuve casada hacía cocina selecta. A mi esposo le encantaba cómo cocinaba. Cada año para mi cumpleaños íbamos a cenar a un restaurante de mi elección. Cuando era su cumpleaños siempre quería que le hiciera algo especial. Las cocinas en la zona de Nueva York en la que vivíamos eran pequeñas, pero me encantaba cocinar. En aquella diminuta cocina preparé todo tipo de platos deliciosos. Tenía mis libros de cocina favoritos y me encantaba probar cosas nuevas.

Cuando me preparaba para las fiestas seguía esta rutina: me maquillaba, me peinaba y elegía el sombrero perfecto; en aquellos tiempos siempre llevábamos sombrero. ¡Luego me daba un baño! Verme darme un baño maquillada, peinada y con el sombrero puesto debía de ser todo un número. Bueno, siempre he sido muy práctica. Seguramente pensaba que, si me faltaba tiempo, ¡ya tenía hecho lo más importante!

Una vez cogí un frasco de miel demasiado deprisa, se me cayó al suelo y se montó un buen estropicio. Allí estaba yo, con el frasco de vidrio roto y la miel por todas partes; esa noche mi rutina para prepararme para las fiestas me fue muy útil. Limpié todo aquel desastre y, a pesar de todo, ¡el pelo, el maquillaje y el sombrero estaban perfectos!

Hoy en día todo es más informal, es decir, ¡compartimos la preparación de la comida! Tanto si te reúnes con amigas para hacer una cena especial como si cada persona trae algo hecho de casa, de lo que se trata es de que sea más sencillo. Espero que disfrutes de los menús festivos sencillos que te ofrecemos aquí. Y, si lo prefieres, ¡prueba a maquillarte y peinarte (y hasta puedes ponerte un sombrero) antes de bañarte!

- Pan de hierbas (esta receta del capítulo 9 es un pan que se conserva bien congelado y se puede hacer bastantes días antes de la fiesta o bien dos días antes si no quieres congelarlo).

Plato principal

- Gallina de Cornualles con salsa de mostaza de vino blanco (esta receta del capítulo 7 es mejor hacerla el mismo día de la cena, pero también se puede preparar un día antes y recalentarla un poco antes si no tienes mucho tiempo).

- Cebollas caramelizadas (esta receta del capítulo 8 se puede preparar hasta dos días antes de la cena).

- Las mejores coles de Bruselas (esta receta del capítulo 8 la puedes hacer el mismo día o el día antes).

Postres

- Tarta Tatin de manzana (para esta receta del capítulo 11, puedes preparar la masa crujiente y congelarla varios días antes de la cena, o preparar todo el postre un par de días antes; revisa las instrucciones de la receta para más ideas sobre cómo hacerlo).

- Helado de vainilla y especias al estilo marroquí (se puede hacer esta receta del capítulo 11 semanas antes del evento)!.

Menú para Caldero mongol

¡Éste es sin duda el menú festivo más sencillo! Requiere muy poca preparación y lo bonito de este plato es que todo el mundo participa en su elaboración.

Los calderos mongoles (*Hot Pot*) son el mejor ejemplo de cocinar en grupo; son una forma de compartir con los amigos y los seres queridos que quieren estar juntos una de las experiencias culinarias más sociales que existen. Necesitas uno o dos hornillos, los enchufas y, en el centro de una mesa redonda, colocas una olla de caldo caliente encima de cada uno de ellos. Se reúne el grupo y cada cual se prepara la comida a su gusto como si fuera una fondue. Se pueden tener preparadas lonchas de carne finas, langostinos y pollo, verduras y fideos de arroz. Todo esto se cuece bien en 3 minutos en estas ollas comunales.

Necesitarás espumaderas de malla, cucharas con agujeros o cucharones de tipo colador especiales para caldero mongol (todo esto lo encontrarás en Amazon.com o en tiendas de menaje de cocina). Luego, pones los alimentos que desees en el caldo y los cueces. Los invitados que no conozcan este tipo de comida se sorprenderán al ver lo rápido que se cocina todo.

Raciones para 10-12 personas

Caldo

- 10 tazas de caldo de huesos (prepáralo varios días antes, congélalo y sácalo del congelador uno o dos días antes de la cena, o directamente hazlo uno o dos días antes de la cena). Las mejores opciones de nuestras recetas son: *El caldo de huesos favorito de Louise; Cajón de sastre, Caldo de huesos; Heather y su sencilla receta de rabo de buey, Caldo de carne y caldo* de huesos; *Caldo de Huesos, Local Butcher Shop;* y *Caldo de huesos de vacuno (Neutro), Balanced & Bright.* Un caldo con un ligero sabor a pollo también es una opción excelente. (Todas estas recetas las encontrarás en el capítulo 4.)

Verduras

- 2 tazas de calabaza amarilla y calabacines cortados en espiral, juliana o medias lunas finas.

- 6 repollos chinos bok choy de tamaño baby o un cogollo grande de bok choy, cortado a lo largo a tiras finas.

- 1 cabeza de brécol troceada (utiliza las cabezas florales y guarda el resto para el caldo de verduras).

- Jengibre encurtido (esto combina excepcionalmente bien si usas las zanahorias opcionales de la receta del capítulo 8).

Fideos

- Fideos de arroz ecológicos (normalmente puedes conseguirlos sin gluten y de cocción rápida en los supermercados o en tiendas de productos naturales, y, por supuesto, por Internet; King Soba Organic Thai Rice Noodles es una buena marca).

Carne, ave y pescado

- 480 g de muslos de pollo.

- 480 g de redondo de ternera.

- 480 g de langostinos jumbo.

Salsas para mojar (normalmente se suelen poner dos o tres salsas para mojar. Nuestro grupo de 12 personas no tomó muchas salsas y prefirió degustar los alimentos tal cual).

- Haz tu propia salsa: las recetas del capítulo 6 de Salsa tahini de alcachofa y Alioli son muy buenas opciones (o, si prefieres ahorrar tiempo, puedes comprarlas, como la salsa de albahaca de Majestic Garlic, en tu tienda de productos naturales).

- Aminos de coco de Coconut Secret o tamari sin trigo (cómpralos en las tiendas de productos naturales o en Amazon.com).

- Organic German Mustard (mostaza alemana ecológica, es mostaza con rábano picante; también puedes añadirle mostaza de Dijon con rábano picante preparado).

Postre

- Bizcocho de canela de Año Nuevo (esta receta del capítulo 11 es apta para congelar, por lo que puedes hacerla con bastante antelación y congelarla o bien prepararla el día de la fiesta).

- Helado de vainilla y especias al estilo marroquí (puedes hacerlo con semanas de antelación o hasta dos días antes de la fiesta).

- Opcional: las galletas de la suerte (¡aunque no nos comamos las galletas, nos gusta tenerlas para que nos den buena suerte!).

Caldero mongol de Louise para celebrar el Año Nuevo chino y La tribu del caldo de huesos

Heather: Recientemente, Louise invitó a su casa a un grupo para compartir un caldero mongol con motivo de la celebración del Año Nuevo chino. Era la primera celebración de este tipo que organizábamos y suponía una oportunidad para que el caldo de huesos fuera el protagonista de esa cena comunal. Pusimos dos hornillos en la isla de la cocina de Louise y sendos cazos con caldo de huesos. Nos congregamos 12 personas alrededor de ellos y nos ayudamos los unos a los otros a preparar nuestra comida. Echábamos un poco de redondo de ternera y bok choy en nuestro caldo y lo compartíamos con quienes quisieran probarlo. En el otro cazo, alguien preparaba los fideos de arroz, brécol y langostinos. La carne, el pollo y los langostinos se hacían rápida y perfectamente, mientras nosotras nos reíamos y asombrábamos de lo divertido y fácil que era.

Louise había puesto la mesa con mucho arte y todas nos sentamos a disfrutar de los alimentos que había que cocer y del acompañamiento de jengibre marinado. Nos fuimos pasando de una a otra un libro de proverbios chinos, que abríamos por la primera página que salía y leíamos en voz alta. Esa noche sucedió algo mágico: éramos una combinación de viejas y nuevas amigas. Nos fuimos conociendo mejor a medida que cocinábamos juntas, cociendo y sirviéndonos los alimentos las unas a las otras y recordando el pasado por unos segundos. Bautizamos al grupo como «La tribu del caldo de huesos». A partir de ese día nos reunimos semanalmente para compartir nuestras aventuras con la comunidad, para alimentarnos y divertirnos. Ellas fueron nuestras catadoras de sabores para este libro. Algo sucedió con la experiencia del caldero mongol que hizo que nos uniéramos y creáramos una comunidad de apoyo.

Nunca subestimes el poder de la comida para crear vínculos de afecto. Si buscas una experiencia de comunión grupal única, ¡aquí la encontrarás!

Utensilios

- Uno o dos hornillos. También puedes utilizar los fogones de tu cocina, ¡como prefieras! Si quieres usar hornillos, los encontrarás en una tienda de menaje de cocina, en unos grandes almacenes o en Amazon.com. También encontrarás hornillos a partir de 13 dólares. Heather siempre se lleva uno en los viajes para calentar el caldo de huesos y otros alimentos saludables en la habitación del hotel, ¡Lo ha utilizado muchas veces!

- Un cazo profundo para cada hornillo (con capacidad para 8 o 10 tazas).

- Uno o dos coladores de malla de acero inoxidable (los coladores de malla fina OXO tienen un mango de silicona, y también todos los coladores de acero inoxidable; estos últimos fueron los que elegimos para nuestro caldero mongol).

- Opcional: pinzas, cucharas con agujeros o cucharones de tipo colador especiales para caldero mongol, para atrapar los trocitos que quedan flotando en el caldo, y palillos chinos.

TU PLAN DE ACCIÓN PARA DISFRUTAR DEL CALDO DE HUESOS

Ahora que ya conoces el caldo de huesos, de carne y de verduras, ¡ha llegado el momento de que los pruebes! Recuerda que en los capítulos del 1 al 3 están las instrucciones básicas para empezar, pero hay unos pasos más que te pueden ayudar:

1. Decide cómo quieres empezar

—Si es necesario especifica tus metas de salud: si estás cuidándote por algún problema en particular, en el capítulo 1 te indicamos si es mejor que empieces por un caldo de verduras, de carne o de huesos.

—Elige tus recetas favoritas: revisa las recetas de este libro y escoge las que más te atraigan. Cuando hayas elegido las que quieras preparar, selecciona el caldo en concreto que quieres hacer y escribe una lista de los ingredientes que necesitas. En general, podrás utilizar caldo de carne o de huesos en casi todas las recetas. Los caldos de pescado son menos versátiles, pero no dejes que eso te frene, pues son una fuente suave de yodo y de sabor para muchas recetas deliciosas. Recuerda que puedes congelar el caldo en cubitos o en frascos y usarlo cuando te convenga.

—Puede que al principio te resulte más fácil hacer un tipo de caldo y elegir recetas basadas siempre en él. Sólo necesitarás un caldo neutro (relativamente insípido) para los postres y los cócteles. Siempre puedes usar gelatina en polvo neutra para hacer los postres hasta que empieces a usar el caldo de huesos.

—Si empiezas con un caldo neutro, podrás hacer cualquier receta del libro. Puede que ésta sea la mejor forma de empezar, pero quizá te resulte más fácil preparar caldos sabrosos porque podrás usar los pedacitos de carne pegados al hueso o sueltos de comidas anteriores en vez de limpiar a fondo los huesos. Por ejemplo, puede ser más rápido cenar pollo y luego echar las sobras (alas, cuello, carcasa con carne y piel, etc.) a tu olla y dejarlo cocer a fuego lento.

—Empieces por donde empieces, tenemos muchas recetas y consejos para usar la gelatina en polvo como sustituta para hacer postres y recetas con caldo neutro.

—Empieza por guardar los huesos y restos de verduras. Lo mejor del caldo de huesos es que puedes utilizar muchas sobras de comida, ¡lo cual es genial para tu presupuesto! Guarda las puntas de algunas verduras, pieles, huesos y trocitos de carne en el congelador para tu siguiente lote. Si quieres empezar ahora y te faltan ingredientes, ve a comprar los huesos a la carnicería o pescadería, o búscalos en las secciones de carne y pescado de los supermercados. Algunas personas prefieren comprar carne con huesos, como muslos de pollo o jarrete de ternera, cocinarla y luego usar las sobras. Lo más sencillo es con el pollo. Con un pollo entero se elabora un buen caldo, tanto al cocinarlo (si usas la olla de cocción lenta agregándole un poco de agua, como en nuestra receta de *Gallina de Cornualles*) como después utilizando la carcasa en la cocción a fuego lento.

2. Revisa tu menaje de cocina y de almacenamiento

—¿Tienes los utensilios que necesitas para hacer el caldo? Echa un vistazo por tu cocina: es probable que tengas una olla grande o una olla de cocción lenta; si no es así, ponla en tu lista de la compra. Una olla grande, una cuchara larga para remover y un buen colador de malla fina son imprescindibles para empezar a hacer caldos.

—Comprueba si tienes los recipientes de almacenaje que necesitas. Revisa el capítulo 2, la sección de utensilios opcionales, como frascos, embudo y cucharón para verter el caldo en los distintos recipientes y bandejas de cubitos de hielo, y elige lo que consideres más apropiado para ti. Nosotras creemos que tener un embudo y un cucharón para traspasar el caldo a los recipientes facilita mucho todo el proceso. No obstante, siempre puedes usar una tacita para echar la sopa en el frasco, y olvidarte del embudo y el cucharón.

—Para guardarlo, nosotras usamos frascos de vidrio con tapa porque se pueden comprar en cualquier tienda, ocupan menos espacio en la nevera, facilitan sacar la capa de grasa cuando vamos a usar el caldo y van bien para congelar. También puedes usar frascos reciclados de aceite de coco, mantequilla de cacahuetes o de cualquier otro alimento que venga en envase de vidrio.

3. Planifica

Ahora que ya sabes lo que tienes y lo que necesitas en cuanto a ingredientes y menaje, escribe tu plan:

—En primer lugar, concédete mucho tiempo, sobre todo si estás empezando a hacer algo nuevo.

Si no estás acostumbrada a cocinar y estás preparándote para lanzarte a esta aventura culinaria, ve despacio y ten paciencia contigo misma. Date una o dos semanas para conseguir todo lo que necesitas si así estás más tranquila. Puede que necesites encargar algunos ingredientes por Internet y que tengas que esperar a recibirlos. Algunas puede que os sintáis más cómodas en la cocina y que podáis recopilar todo lo que necesitáis con mayor rapidez. Si estás preparada a lanzarte, ¡fantástico!

—¿Qué alimentos o ingredientes has de ir a comprar? Hazte una lista que puedas llevar encima cuando vayas a la compra. Recuerda que cada sitio es diferente y que puede que no encuentres todos los ingredientes de una receta en tu zona. Aunque hacemos todo lo posible por ofrecer alternativas, en algunos casos los ingredientes que necesitas quizá sólo los encuentres en Internet. Recuerda que no pasa nada si no puedes conseguir alimentos ecológicos o carne de animales alimentados con hierba o que han pastado. Lo que importa es que hagas todo lo posible con lo que tienes y que confíes en que, cuantos más alimentos reales e integrales consumas, mejor responderá tu cuerpo con buena salud.

—¡Resérvate tiempo! Esto es verdaderamente importante, puesto que la mayoría estamos muy ocupadas. Si repasas tu agenda con detenimiento, descubrirás qué puedes suprimir para tener tiempo de ir a comprar los ingredientes para hacer el caldo y las comidas. ¿Hay algo en tu agenda que no favorezca tu vida o la consecución de tus metas? Eso es lo que debes eliminar de la agenda. Si eres una madre ocupada, quizá sea el momento de involucrar a tus hijos en algunas tareas de la casa para descargarte de algunas responsabilidades.

Quizá puedas reunir a toda la familia y podáis pasar un maravilloso domingo juntos en la cocina, escuchando música y preparando la comida para la semana. Congela lo que no necesites ahora y sácalo del congelador con antelación cuando necesites preparar una comida rápida durante la semana. Reparte la comida en recipientes individuales que te puedas llevar al trabajo o que tus hijos se puedan llevar a la escuela. Invita a tus amigas y cocinad juntas. Ponte la música que te guste o un podcast o tu programa de radio favorito y escucha algo inspirador mientras cocinas. Convierte el tiempo que pasas en la cocina en tiempo para ti, para estar con tu familia o con tus amigas y crear una experiencia todavía más agradable.

4. Ve a comprar los ingredientes

En el capítulo anterior incluimos una lista de la compra maestra. Es una buena herramienta que hay que tener a mano, junto con tu lista de la compra habitual, para recordarte los ingredientes que te gustaría tener siempre en la despensa.

Puede que tengas varias opciones para conseguir los ingredientes. A algunas personas les gusta comprar a proveedores de proximidad; otras no tienen acceso directo a ellos y han de recurrir a los supermercados o a las tiendas de productos naturales. Utiliza lo que te sea más cómodo. Lo que has de evitar es ponerte nerviosa por no poder conseguir los ingredientes, así que haz lo que puedas con lo que tengas a mano y sustituye algunos si es necesario. Si estás siguiendo una dieta por motivos de salud, probablemente estarás más acostumbrada a tener que buscar ingredientes especiales y ya sabrás cómo manejarte en este tema.

Aquí tienes algunas sugerencias:

- Mercados de agricultores y granjeros.

- Tiendas de productos naturales o supermercados (es más fácil que encuentres ingredientes especiales que utilizan muchas personas en sus dietas curativas, como harina de coco, cacao crudo y harina de almendra, en la tienda de productos naturales).

- Cooperativas agrícolas: algunas granjas pertenecen a cooperativas y puedes hacer un pedido y recogerlo después con todo lo que has encargado en la propia granja, aunque si quieres también te lo llevan a casa o te lo dejan en algún lugar específico de tu zona. Infórmate en LocalHarvest.org.

- Pescaderías de la zona: pregunta o consulta en tu Fundación Weston A. Price para más información (www.westonaprice.org/get-involved/find-local-chapter).

- Proveedores online: Amazon.com, iHerb.com, Vitacost.com, MountainRoseHerbs.com y otras empresas de Internet suelen ofrecer ingredientes especiales que puede que te cueste encontrar en las tiendas de productos naturales.

- Revisa tu lista de la compra de este capítulo y el apartado de «Proveedores», al final de este libro, para otras opciones.

5. Ve poco a poco y ten paciencia contigo misma

Como en la fábula de la tortuga y la liebre, la mayor parte de las cosas cumplen con el refrán popular que dice: «Paso a paso se llega a Roma». La finalidad de hacer caldo y comida real es que te tomes tu tiempo para desarrollar este nuevo hábito lentamente. Estás creando un nuevo hábito para toda la vida; por lo tanto, no es necesario que lo consigas enseguida. Ve paso a paso. Quizás en estos momentos sólo te veas capaz de comprar un caldo de verduras y añadirle gelatina, o de comprar caldo de huesos a algún proveedor de tu zona. ¡Fantástico! Cualquier paso, por pequeño que sea, es un buen punto de partida. Con el tiempo, los pasitos se van afianzando y se convierten en grandes hazañas.

Cuando empieces a revisar tu agenda para dedicarle tiempo a la cocina para nutrirte, puede que seas capaz de añadir más pasos. Muchas clientas nos han dicho que, cuando por fin consiguieron tener tiempo para cocinar, empezaron a encontrarse mejor y a sentir más energía, lo que a su vez las inspiró a dedicar más tiempo a cocinar y a seguir alimentando el círculo. Cocinar es una bonita forma de demostrarte a través de tus acciones que te gusta cuidarte y ¡que te lo mereces!

6. Hazte tu caldo

Canaliza lo que dijo Julia Child y adopta la actitud de: «¡Qué demonios!» cuando te dispongas a hacer el caldo. Ya tienes los ingredientes y el menaje de cocina. ¡Ya estás a punto! Aunque todo esto te parezca ajeno, puedes hacerlo. Descubrirás que es mucho más fácil de lo que te imaginas, y que siempre puedes preparar algo con lo que termine siendo el resultado final. El caldo será rico en nutrientes saludables, y, una vez que lo tengas, puedes hacer muchas comidas maravillosas rápidas y sencillas.

Si es tu primera vez, ¡felicítate por haber llegado hasta aquí y no te olvides de celebrar tu caldo cuando esté hecho!

7. Guarda el caldo y la grasa

Calcula cuánto caldo vas a necesitar la semana que viene para hacer las recetas que has elegido, así como el que te vas a beber. Conserva la cantidad que vas a necesitar en la nevera, y, si te sobra, congélalo. Si se te acaba en algún momento de la semana, siempre puedes sacar un frasco del congelador para usarlo al día siguiente.

Deja la capa de grasa encima hasta que vayas a usarlo, así se conserva mejor durante más tiempo. Recuerda utilizar tus sentidos, olor, olfato, gusto, y tu intuición para detectar si el caldo y la grasa todavía están en buen estado.

8. Utiliza el caldo y la grasa

Ahora que tienes el caldo hecho puedes empezar a usarlo para las recetas que has elegido. Recuerda que preparar algunas de las recetas te llevará solamente unos minutos, mientras que otras te exigirán más tiempo. Reserva el tiempo que necesitas para cada receta y recuerda que lo estás invirtiendo en cuidarte y alimentarte. Algunas de las recetas son elixires curativos con fines terapéuticos y de belleza: concédete un tiempo de reflexión para ellas porque pueden ser una parte importante de tus sesiones de relajación y cuidados semanales.

9. Escucha a tu cuerpo

En el capítulo 1 te hemos dado pautas para que aprendas a escuchar a tu cuerpo y puedas decidir si un caldo de carne sería más adecuado para ti que uno de huesos. Si has preparado este último y te resulta demasiado fuerte, siempre puedes congelarlo para diluirlo más adelante con mucha agua. ¡Siempre se puede utilizar! Diluirlo en agua puede ser una gran estrategia, porque sigues teniendo el sabor y los nutrientes, pero menos concentrados. Si eres tan sensible que hasta el caldo diluido te resulta demasiado fuerte, guárdalo en el congelador hasta que tu intestino esté mejor gracias al caldo de carne y puedas pasar al de huesos. ¡Ahí estará esperándote!

10. Repite el proceso

A medida que vayas cocinando nuevos platos, ve guardando las sobras de huesos y verduras en la nevera y métalas en el congelador hasta que las uses para el siguiente lote de caldo. Quizás estés lista para preparar nuevas recetas o para pasar a un nuevo nivel de aventuras en la cocina.

Preparar el caldo puede convertirse en una gratificante rutina que te ayuda a conservar la salud y a economizar. Te ayuda a reconectar con la tierra y con el sentimiento de estar en un hogar junto al fuego de leña que experimentaron nuestros antepasados en la cocina. Pero lo más importante es que disfrutarás con las sabrosísimas recetas que puedes hacer con este «secreto del chef» para dar sabor. Quizá te atrevas a elaborar tus propias recetas y aprendas a reconocer qué es lo más conveniente para tu paladar. Éste es el ciclo de la nutrición… El ciclo de la vida.

¡VAMOS A COCINAR!

Ahora que ya has aprendido lo básico para hacer el caldo de huesos, estás preparada para hacer tu primer caldo. En el capítulo siguiente encontrarás recetas para elaborar caldos básicos de huesos y de carne que se pueden beber o utilizar para hacer deliciosas recetas. ¡Te invitamos a compartir nuestra aventura de preparar caldos!

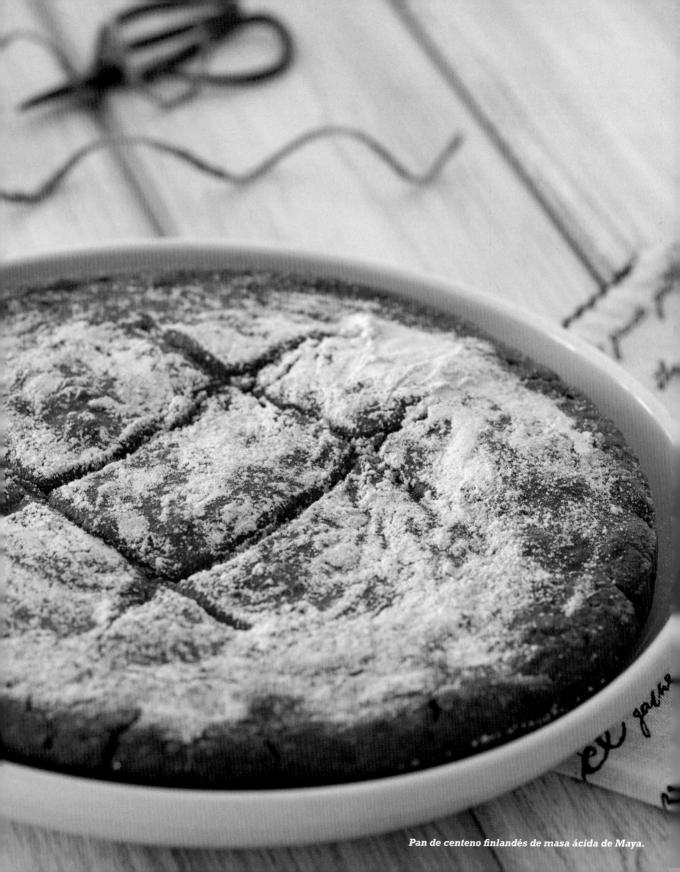

Pan de centeno finlandés de masa ácida de Maya.

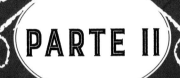

PARTE II

•RECETAS•
COMIDAS DELICIOSAMENTE PECAMINOSAS
y elixires curativos

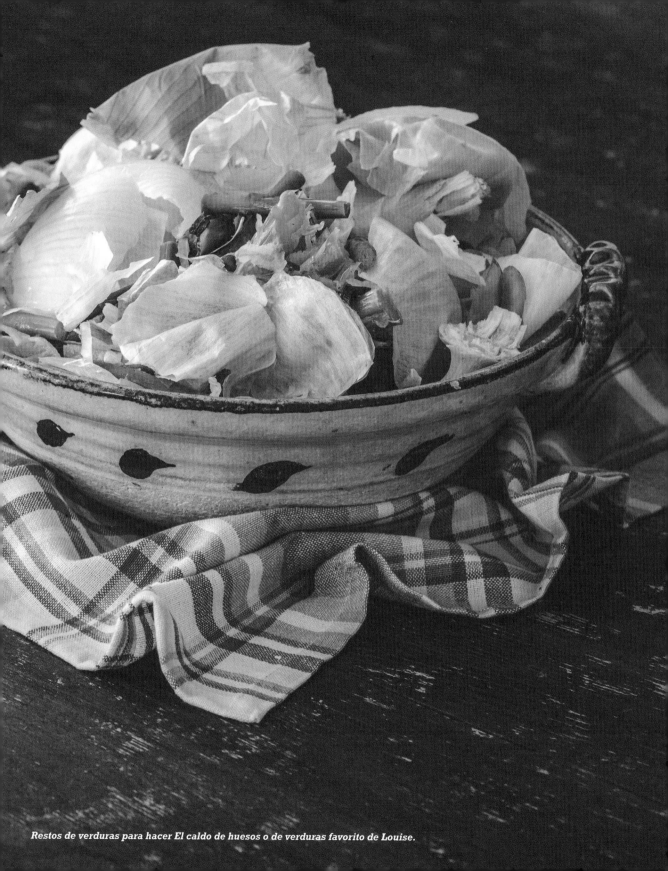

*Restos de verduras para hacer **El caldo de huesos o de verduras favorito de Louise**.*

↶CAPÍTULO 4↷

LOS PILARES:

Caldos básicos de huesos y de carne

Nos gustaría dedicar unas líneas a revisar lo que expusimos en el capítulo 2, donde nos referimos a la diferencia entre el sabor de un caldo de huesos y un caldo de carne. A fin de cumplir con la finalidad de este libro, vamos a describir los usos de los tres tipos de caldo (neutro, sabroso y con acabado) para que puedas hacerte una idea de cómo usamos los caldos en las recetas. En cada receta te indicaremos el tipo de caldo que te conviene utilizar.

Aquí tienes un resumen:

1. **Caldos neutros:** son prácticamente insípidos (o tienen un suave sabor a carne) y se pueden usar en muchas recetas sin que domine el sabor a carne.

2. **Caldos sabrosos:** tienen sabor a carne, verduras (como cebolla y ajo) y especias. Pueden ser caldos muy apropiados para beber o una buena base para hacer otros platos, pero no serían apropiados para un postre.

3. **Caldos con acabado:** son los caldos a los que se les añade algo que es lo que denominamos «acabado». Los acabados pueden ser de cualquier sabor, desde hierbas y especias hasta amargos o salsa de pescado. En el capítulo 5 hablamos de ello a fondo.

⌇

Una observación más antes de empezar con las recetas: verás que algunas de ellas son de chefs, carniceros, agricultores o sanadores de California (concretamente de California del Sur). La razón es que las dos vivimos allí y casi todas nuestras amistades con las que intercambiamos recetas y hablamos de caldos también son de allí. No obstante, eso no significa que no reconozcamos las contribuciones de los talentos del resto del mundo.

Sabemos que hay muchos amantes de los animales y de la alimentación en todo el planeta, así que te recomendamos que investigues por tu zona, que vayas a los mercados, que hables con algún carnicero o chef, o simplemente que hagas una búsqueda por Internet para dar con personas afines. ¡Estamos seguras de que enseguida encontrarás tu propia tribu de entusiastas del caldo de huesos!

EL CALDO DE HUESOS O
DE VERDURAS FAVORITO
DE LOUISE

(Neutro o sabroso)

Esta receta y su proceso de preparación son válidos para cualquier caldo de carne, de ave o de pescado, pero también puedes ir guardando hortalizas y hacer un caldo vegetal. Si preparas los caldos de carne y de huesos de ave con hortalizas, conseguirás un caldo sabroso. Si no pones hortalizas y sólo lo haces de huesos, obtendrás un caldo neutro.

Heather: Louise es brillante en la cocina. Posee un don, tanto en la cocina como en la vida, para hacer que las cosas sean fáciles y racionales. Queríamos empezar este capítulo con la receta y el proceso para hacer la receta de *El caldo de huesos de Louise* porque facilitará la preparación de otros caldos de huesos y de carne. ¡Hasta las expertas y expertos nos han dicho que, cuando aprendieron el sistema de Louise, también empezaron a ponerlo en práctica!

Esta receta te marca las pautas para hacer caldo de huesos o de carne porque es una forma sencilla de reunir los ingredientes a tu ritmo con las sobras de lo que vayas cocinando. Cuando ya los tienes, preparar el caldo es fácil. Pones en práctica lo de no desperdiciar nada guardando los restos para elaborar un caldo rico en nutrientes.

Este caldo se puede beber o usar para recetas con más sabor, de cereales, sopas y muchas cosas más.

Reunir los ingredientes (a tu propio ritmo)

Reserva una de las bolsas de papel del supermercado para ponerla en uno de los cajones o estantes del congelador. Si el congelador no es muy grande y sólo tiene un espacio, usa bolsas de plástico con cierre hermético en las que puedes escribir lo que has metido dentro (como «verduras para el caldo», «huesos para el caldo sin usar», «huesos para el caldo usados una vez», etc.).

En el transcurso de una semana (o varias semanas), ve guardando todos los huesos y trocitos de carne en la bolsa o bolsas del congelador. Si quieres preparar un caldo neutro, coge otra bolsa para los restos de verduras, pieles y todas las puntas de las verduras que has cortado. Por ejemplo, pieles de cebolla y ajo, pieles de zanahoria, trozos de lechuga, puntas de alcachofa, troncos duros de espárragos, troncos de col y vainas de guisantes. También puedes meter todos los restos de verduras y huesos en una bolsa si pretendes hacer un caldo sabroso.

Sigue añadiendo trocitos de verduras, de carne y huesos a la bolsa del congelador hasta que se llene y tengas suficiente para hacer un caldo.

Si quieres elaborar un caldo pero no tienes suficiente carne y huesos para empezar, ve a la tienda de productos naturales o al mercado de agricultores y compra cuellos, patas, carcasas y alas de pollo. Otras opciones para obtener un caldo rico en gelatina son los cuellos de cordero, las manitas de cerdo, las patas de vacuno, los huesos con tuétano o los huesos de vacuno. Añádelos a la bolsa hasta que tengas suficientes para hacer un caldo.

Añade 1 o 2 piezas de algas de unos 7 centímetros de largo, como las algas wakame o las digitata, para conseguir más minerales.

Opción para caldo vegetal: para hacer un caldo vegetariano, elimina la carne y los huesos y usa sólo los restos de hortalizas.

Preparación del caldo

Echa todo el contenido de la bolsa del congelador en una olla grande de acero inoxidable. ¡También puedes usar tu olla de cocción lenta para que sea incluso más fácil!

Añade suficiente agua para cubrir los huesos, la carne y las verduras. Añade ¼ de taza de vinagre de sidra de manzana. Déjalo reposar 60 minutos para que el vinagre se asiente.

Añade 2 cucharaditas de sal marina y 10 granos de pimienta negra. Añade más si es necesario cuando esté hecho el caldo y lo hayas probado.

Pon el fuego al máximo y tapa la olla, y luego deja que alcance el punto de ebullición (o programa la olla de cocción lenta a temperatura máxima). En cuanto empiece a hervir, baja el fuego al mínimo y deja que se cocine a fuego lento (programa la temperatura mínima en la olla de cocción lenta):

1 hora para las hortalizas (caldo vegetal)

3 horas para el caldo de carne

Hasta 24 horas para el caldo de huesos

Puede que se reduzca un poco el agua después de tantas horas de cocción y que los huesos sobresalgan un poco. Si es así, puedes añadirle un poco más de agua hasta que queden cubiertos.

Si usas una olla de cocción lenta, utiliza siempre la tapa. Si usas una olla normal, tápala en cuanto el agua empiece a hervir, pero asegúrate de que quede una rendija para que pueda salir el vapor. Algunas personas prefieren dejar la olla destapada durante la última hora de cocción.

Cuando haya terminado la cocción del caldo, cuélalo con un colador de malla fina y coloca el caldo en frascos o en un bol grande.

Ahora retira las hortalizas hervidas y úsalas para hacer compost, guardando los huesos para volver a usarlos si lo deseas (véase el capítulo 2 para más información sobre la reutilización de los huesos). Si tienes algún hueso con carne y quieres hacer un paté o añadir la carne a algún estofado o alguna sopa, déjalo aparte para usarlo más adelante.

Guarda el caldo en la nevera. Cuando se enfríe y vayas a consumirlo, saca la capa de grasa que se acumulará encima (puedes guardarla para usarla para cocinar).

Reserva otra bolsa nueva para volver a recopilar huesos y hortalizas y guardarlos en el congelador para el siguiente lote de caldo de huesos, y repite los pasos anteriores. ¡A tu cuerpo le encantará que lo nutras de este modo!

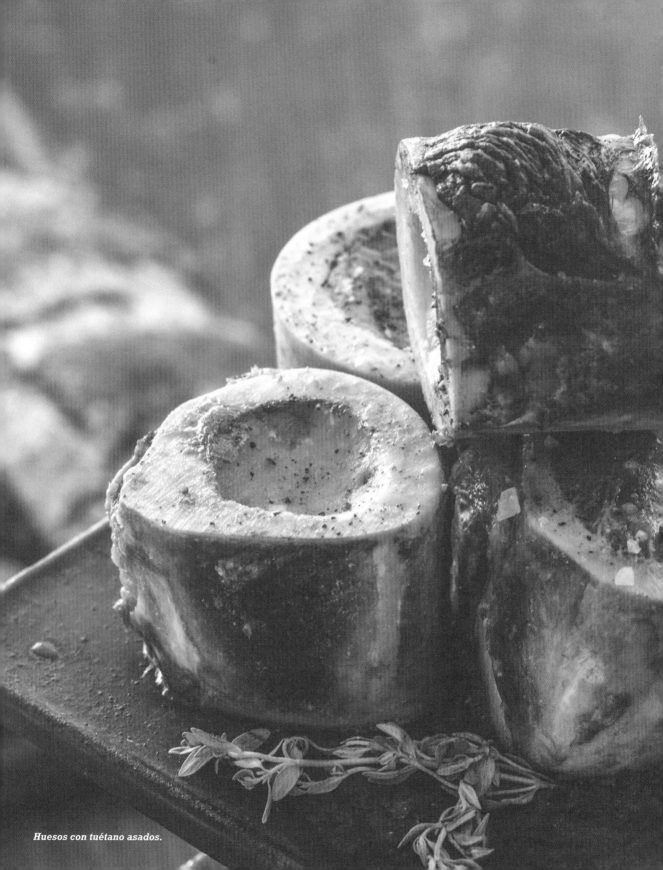

Huesos con tuétano asados.

HEATHER Y SU SENCILLA RECETA DE RABO DE BUEY
CALDO DE CARNE Y CALDO DE HUESOS
(Neutro)

Esta receta sirve para preparar un caldo de huesos neutro rico en gelatina, ideal para los postres o para hacer casi cualquier receta. Es muy sencilla y se utilizan los huesos que sueles encontrar en casi cualquier supermercado o tienda de productos naturales. El tuétano y la carne de rabo de buey son dos de las delicias que puedes consumir como beneficio añadido al hacer este caldo.

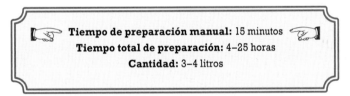

Tiempo de preparación manual: 15 minutos
Tiempo total de preparación: 4–25 horas
Cantidad: 3–4 litros

1 hueso con tuétano de 18 centímetros (partido por la mitad, si es posible); si tienes piezas más pequeñas, utiliza varios huesos con tuétano hasta llegar a los 18 centímetros

1½-2 kg de huesos de rabo de buey, que más o menos equivale a 4 o 6 huesos

1 manita de cerdo partida (media manita de cerdo), puedes ponerla entera si no viene partida

¼ de taza de vinagre de sidra de manzana

Precalienta el horno a 180 °C.

Pon los huesos con tuétano con las mitades mirando hacia arriba (en caso de que los huesos estén partidos; de lo contrario, pon los trozos más pequeños o todo el hueso con tuétano plano), el rabo de buey y la manita de cerdo en una bandeja de horno profunda (para recoger la grasa que se va a fundir).

Asa los huesos con tuétano, el rabo de buey y las manitas de cerdo en el horno de 30 a 40 minutos o hasta que la carne del rabo de buey esté marrón oscuro. Si quieres, puedes darles la vuelta a los huesos de rabo de buey y a las manitas de cerdo a los 15 minutos (opcional).

Una vez que estén asados, extrae el tuétano. Es una exquisitez con un ligero sabor dulce, lleno de grasa saludable rica en nutrientes; aunque haya poco es muy nutritivo. Puedes servir el tuétano caliente con un poco de sal marina como plato o aperitivo o vaciar el hueso y guardar el tuétano en un frasco de vidrio u otro recipiente de almacenamiento. Puedes utilizarlo para nuestra receta *Galletas con gota de chocolate* o calentarlo y consumirlo (untado en el *Pan de hierbas* o en el *Pan de centeno finlandés de masa ácida de Maya* ¡ñam!). Te recomendamos que lo guardes y que descubras tu forma favorita de consumir esta saludable grasa.

Una vez asados los huesos, ponlos en la olla y echa agua hasta que, junto con la carne, queden cubiertos. Luego añade el vinagre de sidra de manzana. Puedes usar una olla normal, una de cocción lenta o bien una olla de hierro colado en el horno.

—Olla de cocción lenta: prográmala a temperatura baja y que hierva a fuego lento de 1 ½ a 3 horas si estás haciendo un caldo de carne o 24 horas si haces un caldo de huesos. No es necesario que pongas antes en remojo los huesos con vinagre de sidra de manzana y agua durante una hora porque la olla de cocción lenta tarda un tiempo en calentarse.

—Encimera eléctrica: deja que los huesos, el agua y el vinagre de sidra de manzana se asienten durante una hora antes de encender el fuego. Transcurrido ese tiempo, enciende el fuego y ponlo a temperatura media, llévalo a punto de ebullición y luego baja el fuego al mínimo para que se cueza a fuego lento. Déjalo el tiempo que quieras (3 horas para un caldo de carne y hasta 24 horas para un caldo de huesos más rico en nutrientes).

—Horno: añade el vinagre de sidra de manzana y pon la olla de hierro colado en el horno. Programa el horno a la temperatura mínima que marque el aparato (o a unos 65-93 °C). Para un caldo de carne, déjalo 3 horas, y hasta 24 horas para un caldo de huesos más rico. Puesto que al horno le llevará tiempo precalentarse, no es necesario que dejes los huesos en remojo con el vinagre de sidra de manzana una hora antes de comenzar su cocción.

Puede que observes que se ha reducido el agua después de tantas horas de cocción y que sobresalen un poco los huesos. Si es así, puedes añadir más agua para cubrirlos.

Si usas una olla de cocción lenta, ponle siempre la tapa; si usas una olla normal, ponle la tapa, pero deja una rendija para que salga el vapor. Algunas personas prefieren dejar la olla destapada durante la última hora de cocción.

Sea cual fuere la opción de cocción elegida, incluso aunque dejes cocer el caldo 24 horas, puedes sacar el rabo de buey y la carne al cabo de 1½ horas o bien dejarlos cocer en el caldo las 24 horas. Eso va a gusto del consumidor y del uso que vayas a darle a la carne, es decir, si vas a consumirla en una comida o vas a hacer paté.

Cuando el caldo de huesos o de carne ya esté listo, déjalo enfriar. Cuando esté frío coge un bol grande y un colador fino para colar el caldo. Utiliza una taza, jarra o cucharón para irlo colando, y luego guarda el líquido en el bol y saca los huesos. Déjalos en el colador un momento.

Ahora ya puedes traspasar el caldo a tus recipientes favoritos o a bandejas de cubitos y guardarlo en la nevera o en el congelador. Comprueba que el caldo se haya enfriado a temperatura ambiente antes de meterlo en el congelador, especialmente si lo introduces en frascos de vidrio. Has de evitar que se rompan debido a los cambios bruscos de temperatura.

Ahora saca los huesos, guarda los que quieras volver a reutilizar para hacer otro caldo. Saca la carne de los huesos de rabo de buey y ponla en un recipiente aparte para usarla en una comida o para hacer un paté (véase la receta *Paté de rabo de buey* del capítulo 10). También puedes congelarla para usarla más adelante en alguna sopa o estofado.

Cuando los huesos estén a temperatura ambiente, guárdalos en una bolsa o fiambrera y ponlos en el congelador si piensas reutilizarlos. Nosotras los etiquetamos según el tipo de huesos que son y escribimos «usado» y el número de veces que los hemos empleado, y así podemos planificar futuros caldos.

Heather comparte tres formas de disfrutar de la carne de rabo de buey

Tienes tres opciones con la carne de rabo de buey

1. La primera es la que hicimos Louise y yo en su cocina, que probablemente sea la más sabrosa. Después de asar los huesos de rabo de buey y los huesos con tuétano, saca el tuétano graso y cómetelo en ese momento (sacar el tuétano es opcional, pero creemos que lo vas a encontrar exquisito y es una grasa muy saludable para el cerebro) o bien guárdalo en un recipiente para usarlo en otra receta. Pon los huesos con tuétano y el rabo de buey limpios en la olla y cuécelos durante 1 ½ horas; luego saca el rabo de buey, quítale la carne y guarda los huesos. Puedes finalizar la cocción en ese momento si quieres un caldo de carne. Este caldo de carne será relativamente claro y de sabor neutro. Otra opción es volver a introducir los huesos limpios en el caldo y dejarlo hervir de 24 a 48 horas para obtener un caldo de huesos rico en nutrientes de color marrón más oscuro, ligeramente dorado y con un sabor neutro.

2. La segunda opción es la de las perezosas, que es la que hago yo en mi cocina. Después de asar los huesos y de sacarles el tuétano cocido, echo un hueso de tuétano grande partido (de unos 17 centímetros de largo), media manita de cerdo y unos 6 o 7 huesos de rabo de buey en la olla de cocción lenta y lo pongo todo a hervir durante 24 horas. Al día siguiente, cuelo los huesos y el rabo de buey, saco la carne del rabo de buey cuando se ha enfriado y o bien me la tomo como plato principal en los próximos días (con un poco de sal marina) o hago un paté fácil de digerir y que es un excelente y sencillo aperitivo para cuando tienes invitados (véase *Paté de rabo de buey* para hacer este delicioso plato).

3. La tercera opción es simplemente congelar la carne de rabo de buey y utilizarla más adelante para hacer sopa, estofados o tentempiés.

CALDO DE HUESOS
(Neutro)
LOCAL BUTCHER SHOP

Esta receta de **Aaron Rocchino,** propietario del Local Butcher Shop de Berkeley, California, sirve para hacer un caldo de huesos rico en gelatina y de sabor neutro, ideal para postres o para casi cualquier receta.

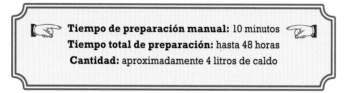

Tiempo de preparación manual: 10 minutos
Tiempo total de preparación: hasta 48 horas
Cantidad: aproximadamente 4 litros de caldo

2 kg de huesos de vacuno crudos

1½ kg de huesos y piel de cerdo crudos (la piel de cerdo es muy rica en colágeno y se puede comprar en la carnicería; en su lugar, también puedes usar manitas de cerdo partidas por la mitad)

½ taza de vinagre de sidra de manzana

Pon los huesos de vacuno, de cerdo y la piel en una olla grande (u olla de cocción lenta).

Añade agua hasta que los huesos queden bien cubiertos, de 2 a 5 centímetros por encima de los mismos.

Añade el vinagre de sidra de manzana.

A continuación, pon a hervir los huesos, el agua y el vinagre (tu encimera eléctrica u olla de cocción lenta deben estar al máximo). Cuando ha alcanzado el punto de ebullición, baja el fuego al mínimo y déjalo cocer dos días sin interrupción (48 horas).

Puede que observes que se ha reducido algo el agua después de tantas horas de cocción y que los huesos sobresalen un poco. Si es así, puedes añadir más agua para volver a cubrirlos.

Si usas una olla de cocción lenta, ponle siempre la tapa; si usas una olla normal, ponle la tapa, pero deja una rendija para que salga el vapor. Algunas personas prefieren dejar la olla destapada durante la última hora de cocción.

Cuando esté hecho el caldo, cuela el líquido con un colador de malla fina, viértelo en un bol grande o directamente en tus recipientes de almacenaje. Deja enfriar el líquido (algunos carniceros y chefs le dan un baño de hielo, pero si lo haces en casa, normalmente lo dejas enfriar en la encimera de la cocina).

Pon el caldo a enfriar en la nevera. Cuando esté totalmente frío, sácale la capa de grasa y tírala (o guárdala para usarla para cocinar más adelante). Si dejas la capa de grasa, el caldo se conservará el doble de tiempo siempre y cuando esté en la nevera. Sin la capa de grasa, se conserva de tres a cuatro días.

Congelado dura hasta seis meses.

CAJÓN DE SASTRE
CALDO DE HUESOS
(Neutro)

Con esta receta de **Brian Merkel,** carnicero jefe de Belcampo Meat Co., en San Francisco, conseguirás un caldo neutro rico en gelatina, ideal para postres y casi cualquier receta.

Éste es el caldo que se cuece 24 horas al día en Belcampo Meat Co., un establecimiento con servicios de carnicería de aprovechamiento integral de la pieza y también restaurante, donde se sirven carnes y aves de la región, ecológicas, sostenibles y que han sido alimentadas con hierba y que han pastado. A veces este caldo está más cargado de un tipo de huesos que de otro; a veces tiene muchos restos de carne con tendones, que le dan un color más oscuro y un sabor más intenso. Experimenta libremente con diferentes tipos de huesos y con los tiempos de asado en el horno.

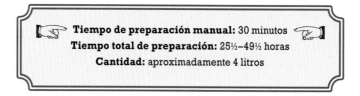

Tiempo de preparación manual: 30 minutos
Tiempo total de preparación: 25½–49½ horas
Cantidad: aproximadamente 4 litros

1 manita de cerdo entera cortada por la mitad (las manitas de cerdo se suelen vender en paquetes de dos mitades)

1½ kg de huesos de vacuno con carne cortados a trozos de 2,5 a 5 centímetros (pide zonas de los tendones y codillos y/o rótulas)

1 kg de huesos de carne de cerdo cortados en trozos de 2,5 a 5 centímetros (los huesos del cuello son muy adecuados, pero cualquier hueso servirá)

½ kg de huesos de pollo con carne (espalda, alas, carcasas enteras)

8 patas de pollo (sustitúyelas por huesos de pollo si no las encuentras)

Opcional: piel de cerdo, si puedes conseguirla (es mejor si le quitas la grasa)

Precalienta el horno a 200 ºC.

Precocción: pon las manitas de cerdo en la olla, cúbrelas con agua hirviendo, y déjalas 20 minutos para que se limpien. Cuando estén hervidas, cuélalas y tira el agua.

Coloca los huesos y las manitas de cerdo sin apilar sobre una bandeja de horno. Ásalos de 45 a 60 minutos, hasta que estén dorados, pero no quemados.

Saca los huesos del horno y ponlos en una olla de cocción lenta o en una olla grande y cúbrelos con agua. Ponlo a fuego lento, ¡que no hierva! Debe cocinarse despacito durante al menos 24 horas o incluso 48 horas. Ve sacando la espuma de vez en cuando.

Puede que observes que se ha reducido el agua después de tantas horas de cocción y que sobresalen un poco los huesos. Si es así, añade más agua para cubrirlos.

Si usas una olla de cocción lenta, ponle siempre la tapa; si usas una olla normal, ponle la tapa, pero deja una rendija para que salga el vapor. Algunas personas prefieren dejar la olla destapada durante la última hora de cocción.

Cuélalo con un colador de malla fina de 1 a 3 veces, hasta que obtengas un líquido perfecto de color ámbar y no queden trocitos flotando.

Déjalo enfriar toda la noche. Luego saca la capa de grasa si vas a usar el caldo (puedes guardarla para cocinar si lo prefieres).

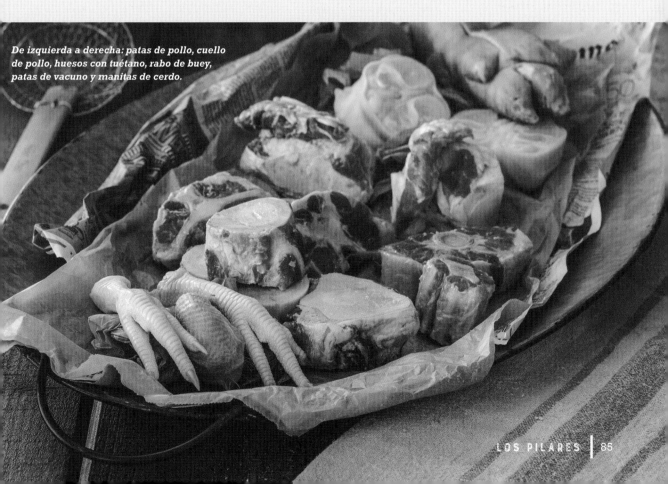

De izquierda a derecha: patas de pollo, cuello de pollo, huesos con tuétano, rabo de buey, patas de vacuno y manitas de cerdo.

CALDO DE HUESOS DE VACUNO
(Neutro)
BALANCED & BRIGHT

É ste es el famoso caldo de **Quinn Wilson,** propietaria de Balanced & Bright Bone Broth, que ha causado un auténtico revuelo en el área de San Diego. Los clientes suelen hacer cola para comprar sus tazas, litros o incluso garrafas de 4 litros de caldo curativo.

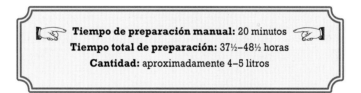

Tiempo de preparación manual: 20 minutos
Tiempo total de preparación: 37½–48½ horas
Cantidad: aproximadamente 4–5 litros

1½ kg de fémur de vacuno (muslo) y codillos (puedes pedir el corte de los huesos del muslo para que sean más pequeños. Asegúrate de que son de un tamaño que quepa en la olla de cocción lenta).

1 trozo de jengibre fresco de 5 a 7 centímetros

2 anises estrellados

1 cucharada de vinagre de sidra de manzana

1 cucharadita de cardamomo en polvo

Precalienta el horno a 220 °C.

Coloca los huesos en una bandeja de horno engrasada y ponlos en el horno. Ásalos hasta que adopten un color marrón oscuro. El tiempo dependerá del horno que tengas, puesto que las temperaturas varían según las marcas, pero normalmente se hacen en unos 35 o 40 minutos.

Mientras se hacen los huesos, corta el jengibre a tiras finas o en rodajitas y ponlo en la olla de cocción lenta. Luego, añade el anís estrellado.

Cuando estén hechos los huesos, déjalos enfriar de 10 a 15 minutos. Una vez fríos, mételos en la olla de cocción lenta y echa suficiente agua para que queden cubiertos.

Echa el vinagre de sidra de manzana y deja que se asiente durante 15 o 20 minutos.

Añade más agua hasta que la olla de cocción lenta esté llena, prográmala a fuego lento y ponla a cocer de 36 a 48 horas.

Puede que observes que se ha reducido el agua después de tantas horas de cocción y que sobresalen un poco los huesos. Si es así, puedes añadir más agua para cubrirlos.

Si usas una olla de cocción lenta, ponle siempre la tapa; si usas una olla normal, ponle la tapa, pero deja una rendija para que salga el vapor. Algunas personas prefieren dejar la olla destapada durante la última hora de cocción.

Añade el cardamomo en la última hora de cocción.

Apaga la olla de cocción lenta y déjala enfriar una hora.

Saca los huesos, cuela el caldo con cuidado y viértelo en los recipientes de almacenaje. Déjalo enfriar toda la noche en la nevera.

Se formará una capa de grasa sólida en la superficie del caldo; esta capa actuará como conservante mientras esté en la nevera. Cuando vayas a usarlo, retira la grasa del recipiente: con un cuchillo, afloja suavemente la capa de grasa de los bordes del recipiente y sácala. (Puedes guardarla aparte y usarla para cocinar otras recetas según las instrucciones del capítulo 2.)

Cuando vayas a usar el caldo, colócalo en una olla en la encimera eléctrica y caliéntalo a fuego lento.

Viértelo en tu jarrita favorita y aderézalo a tu gusto.

RECETA DE CALDO DE HUESOS
DEL GRANJERO LESLIE
(Neutro o sabroso)

En esta receta de **Leslie Pesic y Dave Heafner** de Da-Le Ranch Farm de Lake Elsinore, California, habrás de seguir dos pasos. El paso 1 te dará como resultado un caldo neutro, y, si sigues con el paso 2, obtendrás un caldo sabroso. Aunque sea una receta para caldo de huesos de vacuno, también sirve para caldo de cordero, de cerdo y de pollo.

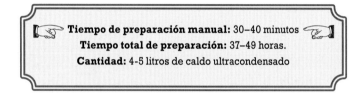

Tiempo de preparación manual: 30–40 minutos
Tiempo total de preparación: 37–49 horas.
Cantidad: 4-5 litros de caldo ultracondensado

Aproximadamente ½ kg de cada uno de estos ingredientes:

Huesos con tuétano

Codillos

Huesos del cuello

Hueso de la pata (es más fácil de manejar si pides que te lo troceen)

Huesos de la pezuña (1 pezuña de vacuno)

Carne cruda para dar más sabor como:

    jarrete con carne

    asado de tira

    costilla de ternera

1 taza de vinagre de sidra de manzana Bragg

Ingredientes opcionales (éstos se añaden en el paso 2): si sólo usas los huesos, obtendrás un caldo neutro. Si añades los ingredientes que vienen a continuación, obtendrás un caldo muy rico y sabroso ideal para hacer sopas y estofados rápidos:

1 cebolla grande sin pelar (no uses las cebollas dulces del tipo Vidalia)

2 cabezas de ajo grandes sin pelar

5 troncos de apio

4 zanahorias de tamaño mediano

2 cucharadas de ajo en polvo

½ cucharadita de sal de apio molida

2 hojas de laurel seco

Consejos de cocción de la granja:

Las cantidades de hortalizas van a gusto del consumidor. ¡Adáptalas a tu paladar y diviértete experimentando! Si eres sensible a alguno de los ingredientes, no lo añadas.

Puesto que vas a retirar las hortalizas, no es necesario que las cortes, pero si lo prefieres, puedes hacerlo.

Instrucciones para el paso 1, sólo para caldo con huesos que tenga carne:

Coloca los huesos y el vinagre de sidra de manzana en una olla grande. Añade agua hasta que queden cubiertos.

Pon el fuego al máximo hasta que el agua hierva. Vigila que no se salga el agua (¡esto pasa hasta en las mejores cocinas!).

Baja el fuego al mínimo y ponlo a cocer a fuego lento con la tapa puesta. Deja que hierva a fuego lento tapado unas 36 horas.

Puede que observes que se ha reducido el agua después de tantas horas de cocción y que sobresalen un poco los huesos. Si es así, puedes añadir más agua para cubrirlos.

Si usas una olla de cocción lenta, ponle siempre la tapa; si usas una olla normal, ponle la tapa, pero deja una rendija para que salga el vapor. Algunas personas prefieren dejar la olla destapada durante la última hora de cocción.

Remuévelo de vez en cuando si lo deseas. Desespuma la «espuma de los huesos» que se forma en la superficie del agua cada vez que remuevas.

Cuando la carne de los huesos se haya desprendido por completo (unas 6 u 8 horas) y los huesos del asado de tira estén sueltos, retírala con una cuchara con agujeros. Cómetela si te apetece o guárdala para otros fines. Puedes usarla para otro plato, para acompañar ensaladas, dársela a los perros… Usa tu imaginación.

Al cabo de 36 horas, saca los huesos, cuela el caldo y viértelo en un bol grande de acero inoxidable o en otra olla de caldo. Deberías obtener de 4 a 5 litros.

Déjalo enfriar en la encimera. Luego métele en la nevera para que se gelifique durante la noche.

Opcional: si quieres reutilizar los huesos, no es necesario que laves la olla; vuelve a poner los mismos huesos, añade agua y vinagre de sidra de manzana, y ya está listo para empezar de nuevo. Deberías agregarle otra pezuña de vacuno para que forme más gelatina en esta tanda.

Si quieres obtener un caldo neutro que puedas usar en muchas recetas, no hagas nada más.

Instrucciones para el paso 2, caldo de huesos enriquecido con verduras:

Si deseas conseguir un caldo rico en nutrientes y sabroso que te pueda servir para hacer sopas y estofados con facilidad, sigue este paso.

Saca el caldo de la nevera y quítale la capa de grasa. Resérvala para otros usos o tírala (véase el capítulo 2 para más usos de esta grasa).

Vierte el caldo en la olla y pon el fuego al máximo. Échale cebollas y ajos sin pelar, apio, zanahorias, ajo en polvo, hojas de laurel y sal de apio.

Llévalo al punto de ebullición y baja el fuego, que hierva tapado durante toda la noche o hasta que las hortalizas estén muy blandas.

Sácalo del fuego, déjalo enfriar, cuela el líquido y ponlo en frascos de vidrio. Guárdalo en la nevera o en el congelador. Tira las hortalizas, a menos que quieras usarlas para otra receta; la mayor parte de su sabor y de su valor nutricional habrá desaparecido, pero seguirán siendo una buena fuente de fibra.

DELICIOSO CALDO DE HUESOS DE VACUNO
CON ESPECIAS AROMÁTICAS
(Sabroso)

Esta receta es de **Nick Brune,** director ejecutivo del Local Habit de San Diego y propietario de Eco Caters, una empresa dedicada a hacer caterings con productos artesanales, ecológicos y sostenibles, desde el inicio hasta el final de su producción. Se trata de un caldo sabroso con especias aromáticas ¡delicioso de sabor y excelente para la salud, la digestión, la piel y el sueño!

Nick ha viajado por el mundo para aprender cómo aderezan los alimentos en diferentes países y culturas. Nacido en Louisiana, cuando llegó a California se sintió atraído hacia la alimentación ecológica, fresca y el compromiso de mejorar la agricultura. Ha inventado un nuevo estilo de cocina que fusiona su aprecio por la mezcla cultural de su Louisiana natal y la nueva visión californiana; él lo llama California Creole, y ¡es delicioso! En sus caldos, como en éste, puedes saborear la alquimia de la cultura, la memoria y el amor por la tierra.

Al hacer y consumir este caldo, puede que recuerdes el poder que tiene la comida para reunirnos y reconectarnos. Nos permite honrar la fusión cultural, los sabores y los ideales; puede unificar nuestros sentidos y nuestras pasiones. Los caldos hechos con amor tienen la facultad de elevarnos e inspirarnos.

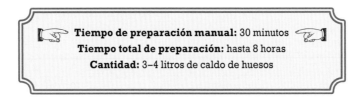

☞ **Tiempo de preparación manual:** 30 minutos ☜
Tiempo total de preparación: hasta 8 horas
Cantidad: 3–4 litros de caldo de huesos

2,3 kg de huesos de vacuno con carne
   (como jarrete y rabo de buey)

350 g de chalotas enteras

1 diente de ajo

8 bayas de pimienta de Jamaica

2 vainas de cardamomo

¼ de taza de semillas de cilantro

½ taza de salsa de pescado

½ taza de tamari sin trigo o de aminos de coco
   (si eres sensible a alguno de ellos, usa
   ½ taza de vinagre de sidra de manzana y
   1 cucharada de miel de caña de azúcar)

Precalienta el horno a 190 °C y asa los huesos hasta que estén marrones durante unos 45 minutos.

Pon las chalotas enteras y el ajo con piel en la bandeja del horno y hornéalos 15 minutos a 190 °C. Saca el diente de ajo a los 15 minutos y apártalo. Vuelve a poner la bandeja de horno con las chalotas en el horno y sigue horneándolas otros 10 o 15 minutos. Saca la bandeja cuando las chalotas se ablanden.

Pela el ajo y las chalotas y tira las pieles o guárdalas para futuros caldos. Colócalos en una olla grande o en la olla de cocción lenta.

Tuesta a fuego lento la pimienta, el cardamomo y el cilantro en una sartén para saltear; cuando empiecen a desprender su aroma es que ya están hechos. Una vez que estén ligeramente tostados, échalos a la olla de caldo o de cocción lenta.

Añade los huesos asados y cúbrelos con agua sobrepasando unos 2,5 centímetros su nivel. Añade la salsa de pescado y el tamari o los aminos de coco o la mezcla de vinagre de sidra de manzana y miel de caña.

Cuécelo a fuego lento en la encimera eléctrica o programa la olla de cocción lenta al mínimo. Deja cocer a fuego lento de 4 a 6 horas mientras desespumas cada 20 o 30 minutos (también puedes esperar a hacerlo al final del proceso).

Puede que observes que se ha reducido el agua después de tantas horas de cocción y que sobresalen un poco los huesos. Si es así, añade más agua para cubrirlos.

Si usas una olla de cocción lenta, ponle siempre la tapa; si usas una olla normal, ponle la tapa, pero deja una rendija para que salga el vapor. Algunas personas prefieren dejar la olla destapada durante la última hora de cocción.

Saca del fuego y deja reposar a temperatura ambiente durante 1 hora.

Cuela el caldo con un colador de malla fina cubierto con una estameña; puedes guardarlo en la nevera hasta tres días. Si no lo has desespumado, retira la capa de grasa cuando se haya enfriado (incluso aunque lo hayas desespumado es posible que siga habiendo una fina capa de grasa). Congela el caldo sobrante; se conserva hasta dos meses.

CALDO DE HUESOS DE POLLO
Y DE CERDO
(Sabroso)

Esta otra receta de **Nick Brune,** director ejecutivo del Local Habit de San Diego, es un caldo de huesos sabroso que supone una base excelente para sopas, estofados y otras recetas. Con semejante caldo, lo más probable es que te lo tomes solo sin añadirle nada o que hagas una sencilla sopa de huevo escalfado. ¡Deja que tu creatividad te lleve a donde quiera!

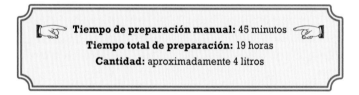

Tiempo de preparación manual: 45 minutos
Tiempo total de preparación: 19 horas
Cantidad: aproximadamente 4 litros

2,3 kg de huesos de cerdo (como cuello)

1–2 espaldas de gallina (según el tamaño de la olla)

1 cebolla amarilla grande

1 cabeza de ajo

6 bayas de pimienta de Jamaica

1½ cucharadas de semillas de coriandro

2 hojas de laurel

¼ de taza de Bragg Liquid Aminos (o utiliza vinagre de sidra de manzana si eres sensible a dicho producto)

½ taza de copos de bonito

Sal marina al gusto

Precalienta el horno a 200 °C.

Pon todos los huesos de cerdo y carcasas de pollo en bandejas separadas (que sean un poco altas para que quepa la grasa derretida) y ásalos hasta que estén hechos y caramelizados (marrones), durante unos 30 minutos. Los huesos de cerdo puede que tarden un poco más.

Saca los huesos del horno. Quita la grasa derretida y guárdala para otros usos culinarios. Echa los huesos en una olla grande (con tapa) y añade agua fría hasta que queden cubiertos. (Puedes hacer esta receta en la olla de cocción lenta a temperatura mínima si lo prefieres.)

Enciende el fuego de la encimera eléctrica a temperatura media alta y pon el caldo a calentar hasta que empiece el proceso de cocción lenta. Baja el fuego y cubre la olla, dejando una pequeña rendija para que pueda salir el calor, y cocer a fuego lento 12 horas durante la noche.

Quizás observes que se ha reducido el agua después de tantas horas de cocción y que sobresalen un poco los huesos. Si es así, puedes añadir más agua para cubrirlos.

Si usas una olla de cocción lenta, ponle siempre la tapa; si usas una olla normal, ponle la tapa, pero deja una rendija para que salga el vapor. Algunas personas prefieren dejar la olla destapada durante la última hora de cocción.

Transcurridas 12 horas, puedes preparar las cebollas: precalienta el horno a 180 °C. Corta las cebollas por la mitad y no les quites la piel, ponlas directamente sobre una bandeja de horno profunda. Hornéalas 30 minutos, sácalas del horno, déjalas enfriar y tira las pieles.

Mientras las cebollas están en el horno, pon las semillas de coriandro en una sartén a fuego lento y tuéstalas. Cuando empiecen a desprender su aroma es que ya están hechas (unos 2 o 3 minutos).

Pela los ajos y corta los dientes por la mitad. Echa las cebollas en la olla junto con los ajos, la pimienta de Jamaica, el coriandro, las hojas de laurel, el Bragg Liquid Aminos (o vinagre de sidra de manzana) y los copos de bonito. Añade más agua, si es necesario, para que los huesos queden cubiertos.

Deja hervir todos los ingredientes sin tapa otras 6 horas. Al cabo de 6 horas, prueba el caldo y sazónalo con sal marina.

Saca la olla de la encimera eléctrica y deja enfriar el caldo 1 hora.

A continuación, cuélalo con un colador de malla fina cubierto con una estameña, y pon un bol grande debajo para recogerlo. Déjalo enfriar a temperatura ambiente y guárdalo en la nevera; se conservará hasta tres días o hasta dos meses en el congelador.

ELIXIR CURATIVO DE
CALDO DE VERDURAS
(Vegano; ligeramente sabroso)

Esta receta de la terapeuta intuitiva **Rhonda Lenair** no contiene gelatina porque se trata de un caldo vegetal. Se puede beber directamente o utilizar en cualquier receta para la que necesites caldo.

Hemos querido compartir esta receta porque es una excelente alternativa si no estás preparada para el caldo de huesos o de carne o si quieres hacer una limpieza periódica o una desintoxicación suave. Este caldo es extrasuave y también una excelente «bebida verde» si no te gustan demasiado las bebidas verdes en polvo.

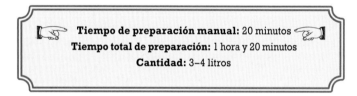

Tiempo de preparación manual: 20 minutos
Tiempo total de preparación: 1 hora y 20 minutos
Cantidad: 3-4 litros

Utiliza cualquier combinación de verduras que tengas a mano; no es necesario que las pongas todas. Tienes que echar un tercio o la mitad de verduras de la capacidad de la olla

Col rizada kale

Coliflor

Algo de la familia de las cebollas: puerro, chalotas o cebolla

Zanahorias

Una o dos cabezas de ajo (basta con que la cortes por la mitad y la pongas con la piel)

Una o dos remolachas (no es necesario que las cortes, pero, si quieres hacerlo, basta con que las cortes por la mitad)

¼ de taza de jengibre fresco (puedes poner trozos grandes)

Media col lombarda

Cebolla roja o vidalia troceada

3-6 tazas de perejil picado y/o cilantro o albahaca frescos

Berros (utilízalos cada tres veces que haces caldo, porque son diuréticos y puede que no te apetezca sentir cada vez sus efectos)

Hojas de diente de león

Acelga cortada a tiras (tiene la propiedad de restaurar los electrolitos)

Opcional: berenjena troceada (es una solanácea, así que si te causa molestias evítala; tiene propiedades anticancerígenas, por lo que es una buena opción)

Opcional: alga kombu (un trozo de unos 2,5 centímetros)

Utiliza la cantidad de verduras y hortalizas que te apetezca, ¡no son necesarias cantidades exactas! No es necesario que cortes las verduras porque es una receta de caldo y las tirarás después de haberlas usado.

Echa todas las verduras que quieras usar en una olla de 12 litros y añade suficiente agua para que queden cubiertas.

Lleva el agua al punto de ebullición con el fuego al máximo. Cuando empiece a hervir, baja la temperatura a fuego lento o medio, tapa la olla y deja que hierva durante 1 hora.

Al cabo de 1 hora, pasa el caldo por un colador de malla fina y ponlo en un bol o en recipientes de vidrio.

Echa las verduras al cubo de materia orgánica y guarda el caldo. Después de una hora de cocción, todos los nutrientes están en el caldo y lo único que queda es la fibra de las verduras. No obstante, a algunas personas no les gusta tirar nada y preguntan si se las pueden comer. Por supuesto que puedes, aunque es posible que no sepan muy bien.

Consejos para servir:

Bébete el caldo, pues es un excelente energizante para la mañana o para la tarde.

Haz una sopa. Para ello, caliéntalo y añade:

- Verduras de hoja verde (col rizada kale, berza, repollo chino bok choy, acelga, hojas de diente de león, un par de hojas de laurel, etc.).
- Tus especias favoritas (como la sal marina, la pimienta, el tomillo, el romero o la cúrcuma). Empieza con ⅛ o ¼ de cucharadita de las especias que te gustan y pruébalo para ver si quieres echarle más.
- Sirve la sopa en boles y agrégale un poco de aceite de sésamo tostado a cada ración.

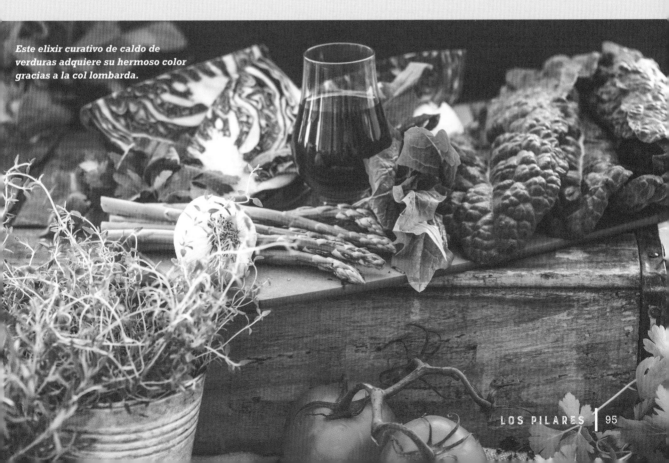

Este elixir curativo de caldo de verduras adquiere su hermoso color gracias a la col lombarda.

CALDO
DE CORDERO[1]
(Ligeramente sabroso)

Esta receta de la **Price-Pottenger Nutrition Foundation** es un caldo suave y ligeramente sabroso, ideal para beber o para hacer sopas, salsas y estofados.

No hay nada mejor que la carne roja en cuanto a aporte de zinc y de hierro. Y, cuando se habla de carne roja, no hay nada mejor que el cordero por su sabor y valor nutricional. El cordero tiene muchos minerales y vitaminas B, especialmente las de absorción rápida B_6 y B_{12}. También es la mejor fuente natural de carnitina, un aminoácido que utiliza nuestro cuerpo para trasladar los ácidos grasos a través de las membranas de las mitocondrias donde serán utilizados como combustible para generar energía. Asimismo, es un nutriente esencial para el corazón. Come siempre el cordero con todo, es decir, también con su grasa. La grasa de cordero es estable y nutritiva, y una buena fuente de ácido palmitoleico, un ácido graso monoinsaturado de 16 carbonos con poderosas propiedades antimicrobianas.

Busca el que esté etiquetado como ecológico o el que procede de Nueva Zelanda (donde pasta en verdes praderas) o de Islandia (donde los animales comen musgos y líquenes ricos en minerales). Las partes tiernas se recomienda comerlas crudas, poco hechas o medio hechas; los trozos más duros se pueden hacer a fuego lento en caldos o estofados. Las costillas de cordero valen la pena por su rico sabor.

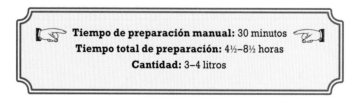

☞ **Tiempo de preparación manual:** 30 minutos ☜
Tiempo total de preparación: 4½–8½ horas
Cantidad: 3–4 litros

Aproximadamente 1 kg de costillas de cordero

2 cucharadas de vinagre o de zumo de limón

1 cebolla cortada a trozos grandes

Varias ramitas de tomillo fresco atadas

1 cucharadita de semillas de pimienta verde

Precalienta el horno a 180 °C.

Pon las costillas de cordero en una bandeja de horno de acero inoxidable y hornéalas hasta que adquieran un color marrón tostado, aproximadamente de 20 a 30 minutos.

Mételas en una olla y cúbrelas con agua, de modo que la carne quede cubierta. Echa un poco de agua en la bandeja del horno y remuévela para que se ablande la grasa que ha goteado. Tiene mucho sabor.

Añade la grasa derretida en el agua a la olla y ponla a hervir. Retira la espuma (grasa) que aflore a la superficie.

Añade los ingredientes restantes y baja el fuego al mínimo, tapa la olla y hiérvelo a fuego lento de 4 a 8 horas.

Puede que observes que se ha reducido el agua después de tantas horas de cocción y que sobresalen un poco los huesos. Si es así, añade más agua para cubrirlos.

Si usas una olla de cocción lenta, ponle siempre la tapa; si usas una olla normal, ponle la tapa, pero deja una rendija para que salga el vapor. Algunas personas prefieren dejar la olla destapada durante la última hora de cocción.

Cuela el caldo con un colador dejando que caiga en un bol grande y luego traspásalo a recipientes de vidrio más pequeños. A algunas personas les gusta conservar la carne para ensaladas o estofados, mientras que guardan el caldo para hacer sopas, salsas y estofados.

CALDO DE HUESOS
O DE CARNE DE VACUNO
O DE CORDERO
(Ligeramente sabroso)

Esta receta de **Kim Schuette,** diplomada en nutrición y en GAPS, DE, y es un caldo delicioso con más sabor y nutrientes gracias a las hierbas, especias y verduras. Si quieres hacer un caldo ideal para mejorar tu nutrición y dar sabor a las sopas, estofados y otras recetas, ¡ésta es una opción excelente!

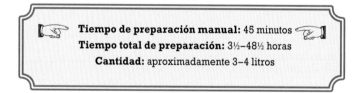

☞ **Tiempo de preparación manual:** 45 minutos ☜
Tiempo total de preparación: 3½–48½ horas
Cantidad: aproximadamente 3–4 litros

2-2,3 kg de huesos con tuétano y codillos

1,4 kg de costillas con carne o huesos del cuello

1 pata de ternera o de vaca, si la encuentras, cortada a trozos (*opcional*)

2 cucharaditas de sal marina celta (sal gris)

½ taza de vinagre de sidra de manzana no filtrado

Verduras variadas al gusto (evita hortalizas que contengan almidón, como nabos, calabaza de invierno, patatas, boniatos y ñame):

- 1–2 cebollas amarillas medianas
- 2–4 zanahorias

1 cucharadita de pimienta negra

Bouquet garni (es un condimento que consiste en una mezcla de hierbas frescas atadas con un cordel de cocina):

- 2 hojas de laurel frescas
- 3 ramitas de tomillo, romero y salvia frescos

- Si no tienes hierbas frescas, puedes usar hierbas secas envueltas en una estameña, formando una especie de «bolsita de té» pero de hierbas. Para esto usamos 1 hoja de laurel y 1 o 2 cucharaditas de cada una de las hierbas secas.

3 ramitas de perejil fresco (o 1 cucharada de perejil seco)

Ingredientes opcionales para variar:

Ajo

Jengibre

Piel de limón

2–3 tallos de apio cortados (para las que no sigáis la dieta de introducción para tratar el síndrome del intestino y la psicología)

Instrucciones para el caldo de carne:

Paso opcional para dar más sabor: si quieres que tu caldo tenga más sabor, puedes asar los huesos con carne en una bandeja de horno. Pon el horno a 180 ºC y hornéalos hasta que la carne esté de color marrón.

Coloca los huesos y la carne en una olla grande o en una olla de cocción lenta.

Echa el resto de los ingredientes. Llena la olla de agua hasta que los huesos y las verduras queden cubiertos.

Deja reposar la olla con todos los ingredientes durante 60 minutos para que el vinagre de sidra de manzana tenga tiempo de extraer los minerales de los huesos. Transcurrido ese tiempo, lleva el agua al punto de ebullición (puedes hacerlo en la olla de cocción lenta programándole al principio la temperatura máxima).

Cuando el agua empiece a hervir, reduce la temperatura y hiérvelo a fuego lento de 3 a 4 horas (si haces caldo de huesos en vez de caldo de carne, sáltate los 3 pasos siguientes y ve a las instrucciones para hacer caldo de huesos).

Echa el perejil 10 minutos antes de apagar el fuego.

Cuela el caldo con un colador de malla fina y ponlo en frascos de vidrio para guardarlo.

Separa la carne de los huesos y guárdala para comértela. Estará deliciosa y tierna.

Instrucciones para el caldo de huesos:

A las 3 o 4 horas de ebullición a fuego lento, saca los huesos con carne con un tenedor largo o con unas pinzas y separa la carne y guárdala para otra comida. Vuelve a poner los huesos en la olla, añade un poco más de agua para que queden cubiertos (si es necesario) y hiérvelos a fuego lento de 36 a 48 horas más.

Puede que observes que se ha reducido el agua después de tantas horas de cocción y que sobresalen un poco. Si es así, añade más agua para cubrirlos.

Si usas una olla de cocción lenta, ponle siempre la tapa; si usas una olla normal, ponle la tapa, pero deja una rendija para que salga el vapor. Algunas personas prefieren dejar la olla destapada durante la última hora de cocción.

Echa el perejil 10 minutos antes de apagar el fuego.

CALDO DE CARNE O DE HUESOS
DE POLLO, FAISÁN O PAVO
(Sabroso)

Esta receta de **Kim Schuette,** diplomada en nutrición y en GAPS, es un caldo delicioso con más sabor y nutrientes gracias a las hierbas, especias y verduras. Si quieres hacer un caldo ideal para mejorar tu nutrición y dar sabor a las sopas, estofados y otras recetas, ¡ésta es una opción excelente!

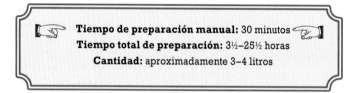

Tiempo de preparación manual: 30 minutos
Tiempo total de preparación: 3½–25½ horas
Cantidad: aproximadamente 3–4 litros

1 pollo, faisán o pavo entero

2–4 patas de pollo, faisán o pavo (*opcional*)

1–2 cabezas de pollo, faisán o pavo (*opcional*)

2 cucharadas de vinagre de sidra de manzana no filtrado

Verduras y hortalizas variadas, al gusto (evita hortalizas que contengan almidón, como nabos, calabaza de invierno, patatas, boniatos y ñame):

- 1–2 cebollas amarillas medianas
- 2–4 zanahorias

Bouquet garni (es un condimento que consiste en una mezcla de hierbas frescas atadas con cordel de cocina):

- 2 hojas de laurel frescas
- 3 ramitas de tomillo, romero y salvia frescos
- Si no tienes hierbas frescas, usa hierbas secas envueltas en una estameña, formando una especie de «bolsita de té» pero de hierbas. Para esto usamos 1 hoja de laurel y 1 o 2 cucharaditas de cada una de las hierbas secas.

3 ramitas de perejil fresco (o 1 cucharada de perejil seco)

2–3 tallos de apio cortados (para las que no sigáis la dieta de introducción para tratar el síndrome del intestino y la psicología)

1–2 cucharaditas de sal marina

Instrucciones para el caldo de carne:

Lava el pollo, las patas y las cabezas con agua. Corta el ave por la mitad a lo largo. Pon los trozos en la olla.

Echa los restantes ingredientes, salvo el perejil y la sal marina. Llena la olla con agua (puedes hacerlo en una olla normal o en una de cocción lenta).

Deja reposar la olla con todos los ingredientes durante 60 minutos para que el vinagre de sidra de manzana tenga tiempo de extraer los minerales de los huesos. Transcurrido ese tiempo, lleva el agua al punto de ebullición, luego baja el fuego al mínimo y hiérvelo de 1½ a 2 horas (si usas una olla de cocción lenta programa al principio la temperatura máxima hasta que empiece a hervir y luego baja la temperatura para que se haga a fuego lento).

Echa el perejil 10 minutos antes de apagar el fuego.

Saca el pollo y otras partes voluminosas. Separa la carne de los huesos y resérvala para comértela; estará tierna y deliciosa.

Cuela el caldo con un colador de agujero fino o de malla fina sobre un bol grande y traspásalo a los frascos de vidrio con un cucharón.

Instrucciones para el caldo de huesos:

A las 3 o 4 horas de ebullición a fuego lento, saca los huesos con carne con un tenedor largo o con unas pinzas, separa la carne y guárdala para otra comida. Vuelve a poner los huesos en la olla, añade un poco más de agua para que queden cubiertos (si es necesario) y hiérvelo a fuego lento de 36 a 48 horas más.

Puede que observes que se ha reducido el agua después de tantas horas de cocción y que sobresalen un poco. Si es así, añade más agua para cubrirlos.

Si usas una olla de cocción lenta, ponle siempre la tapa; si usas una olla normal, ponle la tapa, pero deja una rendija para que salga el vapor. Algunas personas prefieren dejar la olla destapada durante la última hora de cocción.

Echa el perejil 10 minutos antes de apagar el fuego.

CALDO DE PESCADO
O DE ESPINAS DE PESCADO
(Sabroso)

Esta receta de **Kim Schuette,** diplomada en nutrición y en GAPS, puede parecernos poco corriente. Sin embargo, Kim es una fantástica cocinera y experta nutricionista, y ¡este caldo es extraordinariamente delicioso!

Louise: He de reconocer que la primera vez que preparé este caldo de pescado me quedé un poco desmoralizada. Lo primero que hice fue ir a las pescaderías del mercado y pedir espinas de pescado. No tenía ni idea de lo que me iban a dar, pero, desde luego, ¡ni se me había pasado por la cabeza que me dieran el esqueleto de un pez de casi un metro de largo! Pensé: «Louise, ¿qué has hecho?». Entonces cogí el paquete y me fui corriendo, sin detenerme ni un minuto por si cambiaba de idea.

Cuando llegué a casa, abrí el paquete y me quedé mirando esa larga espina de pescado. No había forma de meterla en la olla. «Y ahora, ¿qué?», me pregunté. Me fui a un armario, busqué un martillo y puse el esqueleto del pez en el fregadero. Un buen par de martillazos y la espina se había partido lo suficiente como para entrar en la olla. «Bueno, ¡no ha sido tan terrible!», pensé.

A las cuatro horas, ¡había obtenido el mejor y más gelatinoso caldo de pescado que se pueda imaginar! Estaba muy orgullosa de mí misma por haber hecho algo nuevo, especialmente algo que me imponía respeto. Si nunca has hecho caldo de espinas de pescado o de pescado, repite conmigo esta afirmación: «La Vida me ama y siempre estoy dispuesta a aprender cosas nuevas». ¡A mí me funciona y sé que a ti también te funcionará!

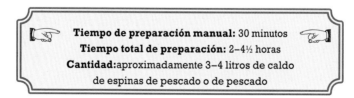

Tiempo de preparación manual: 30 minutos
Tiempo total de preparación: 2–4½ horas
Cantidad: aproximadamente 3–4 litros de caldo
de espinas de pescado o de pescado

2 pescados blancos enteros de tamaño mediano, como lenguado o pargo (también puedes usar sólo las espinas del pescado o una carcasa limpia, y si quieres añadirle más nutrientes, incluir algunas cabezas)

2 cucharadas de vinagre de sidra de manzana no filtrado

Verduras variadas al gusto (evita hortalizas que contengan almidón, como nabos, calabaza de invierno, patatas, boniatos y ñame):

- 1–2 cebollas amarillas medianas
- 2–4 zanahorias

Bouquet garni (es un condimento que consiste en una mezcla de hierbas frescas atadas con cordel de cocina):

- 2 hojas de laurel frescas
- 3 ramitas de tomillo, romero y salvia frescos

- Si no tienes hierbas frescas, usa hierbas secas envueltas en una estameña, formando una especie de «bolsita de té» pero de hierbas. Para esto usamos 1 hoja de laurel y 1 o 2 cucharaditas de cada una de las hierbas secas.

3 ramitas de perejil fresco (o 1 cucharada de perejil seco)

1–2 cucharaditas de sal marina celta (sal gris)

Ingredientes opcionales para variar:

Ajo

Jengibre

Piel de limón

2–3 tallos de apio cortados (para las que no sigáis la dieta de introducción para tratar el síndrome del intestino y la psicología)

Instrucciones para el caldo de pescado:

Lava el pescado con agua. Si utilizas el pescado entero, separa la carne de la espina y reserva la primera para preparar otro plato (como la receta *Pargo o fletán a la sartén* del capítulo 7).

Pon las espinas en la olla, y, si las usas, añade también aletas, colas, piel y cabezas.

Añade el resto de los ingredientes. Llena la olla con agua (4 litros) hasta que el pescado quede cubierto.

Deja reposar el contenido de la olla una hora para que el vinagre pueda extraer los minerales y nutrientes de las espinas.

Pon el fuego al máximo y lleva el agua al punto de ebullición. Cuando el agua haya empezado a hervir, baja el fuego al mínimo y hierve el caldo de 1 a 1½ horas.

Echa el perejil 10 minutos antes de apagar el fuego.

Cuando el caldo esté hecho, saca las espinas de pescado y otras partes voluminosas.

Pásalo por un colador con un bol grande debajo para recoger el caldo.

Instrucciones para el caldo de espinas de pescado:

Para hacer el caldo de espinas de pescado, sigue los mismos pasos que en la receta anterior, pero hierve el caldo 4 horas.

Puede que observes que se ha reducido el agua después de tantas horas de cocción y que sobresalen un poco las espinas. Si es así, añade más agua para cubrirlas.

Si usas una olla de cocción lenta, ponle siempre la tapa; si usas una olla normal, ponle la tapa, pero deja una rendija para que salga el vapor. Algunas personas prefieren dejar la olla destapada durante la última hora de cocción.

CALDO DASHI
DE PESCADO
(Sabroso)

Robert Ruiz, chef y propietario del restaurante Land & Water Co. de Carlsbad, California, ha contribuido con esta receta; aunque técnicamente no es un caldo de espinas, es un caldo de pescado supersencillo de hacer. Aprendió a elaborar el caldo dashi en Hawái y nos dijo que los hawaianos creen que puede curar el cáncer. El pescado que se usa es atún listado que ha sido secado, fermentado y ahumado. El alga kombu es muy sabrosa y rica en yodo, ideal para la glándula tiroides.

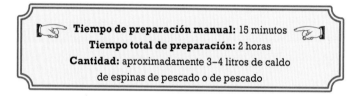

☛ **Tiempo de preparación manual:** 15 minutos ☚
Tiempo total de preparación: 2 horas
Cantidad: aproximadamente 3–4 litros de caldo
de espinas de pescado o de pescado

1   lámina de alga kombu
2   tazas de katsuobushi (copos de bonito)

Llena la olla de caldo con 6 tazas de agua y échale una lámina de alga kombu. Déjala reposar 30 minutos.

Transcurrido ese tiempo, enciende el fuego y ponlo a temperatura media hasta que el agua rompa a hervir suavemente. Justo antes de que el agua entre en plena ebullición, saca el alga kombu y sube el fuego al máximo hasta que hierva. *Nota*: si dejas el alga kombu, se volverá viscosa o desprenderá un sabor amargo, que es la razón por la que se saca después de que los nutrientes hayan quedado en el agua. Puedes tirarla en el cubo de residuos orgánicos. Algunas personas la guardan y se la comen, aunque está dura, cortándola muy fina o batiéndola y agregándola a las sopas o guisos.

Deja hervir el agua 5 minutos. Añade los copos de bonito y apaga el fuego enseguida, y luego deja reposar 30 minutos.

A los 30 minutos, cuela el caldo y traspásalo a recipientes de vidrio para guardarlo.

Puedes usarlo como base para sopas, salsa y frituras de pescado.

LA MAGIA:

Acabados medicinales y elixires curativos

E n este capítulo ofrecemos una serie de remedios deliciosos para que cumplas tus objetivos de salud. Empezaremos con una amplia gama de acabados medicinales y luego pasaremos a las recetas de elixires curativos.

¡ACABADOS MEDICINALES-BOMBAS DE SABOR PARA TU CALDO DE HUESOS!

Como hemos mencionado antes, «acabados» o «añadidos» son términos que usan algunos chefs y carnicerías para describir los ingredientes que añaden al caldo de huesos básico para darle sabor y alegría. No se trata de hacer sopas añadiendo verduras o carnes, sino simplemente de dar sabor al caldo con hierbas, especias o condimentos naturales.

En una cafetería, después de que te traigan el café en una taza típica, te vas al mostrador donde está la leche, la crema de leche y el azúcar. Puede que también encuentres canela y otros aditivos originales para que personalices todavía más el sabor de tu café. Del mismo modo, en los establecimientos donde sirven caldo de huesos para llevar, puede que tengas la opción de añadir acabados para realzar su sabor a tu gusto. Normalmente, los ingredientes son sal marina, hierbas, especias y salsa de pescado (un condimento hecho de anchoas fermentadas y sal marina muy utilizado en la cocina tailandesa y vietnamita).

Nos gustaría elevar la idea de los acabados ofreciéndote opciones que sean deliciosas y que tengan grandes beneficios para la salud. Te invitamos a que inventes acabados propios: puedes ir al apartado «Cómo usar las hierbas y las especias» del Apéndice para crear acabados que se adapten a tus gustos y a tus metas de salud. ¡Diviértete!

Consejos

—Los caldos neutros son la mejor opción para los acabados. Si tu caldo ya es sabroso te aconsejamos que lo pruebes antes de añadirle algo. Puede que no le falte nada, o quizás un poco de sal marina y pimienta negra.

—Moler hierbas secas y especias antes de usarlas realza el sabor y el aroma.

—Principalmente te ofrecemos hierbas y especias secas porque son muy prácticas, se conservan mucho tiempo y no tienes que ir a comprarlas muy a menudo. Puede que también te apetezca experimentar con hierbas y especias frescas.

—Si no tienes mucho tiempo antes de salir de casa cada mañana, prepara con antelación tu combinación de especias favorita y te será más fácil mezclarlas rápidamente con el caldo. También puedes llevarte la mezcla de especias y hierbas en un vaso mezclador pequeño para agregarla sobre la marcha en el trabajo.

—Una botella térmica Kleen Kanteen es muy práctica para beberte el caldo por el camino.

—Cuando experimentes con tus nuevos acabados, añade ⅛ de cucharadita de cada hierba o especia, una a una, y pruébalo cada vez. Así podrás decidir si quieres más especias, añadiendo un poquito hasta conseguir la mezcla que te guste. Huele las especias para ver qué es lo que puede combinar bien.

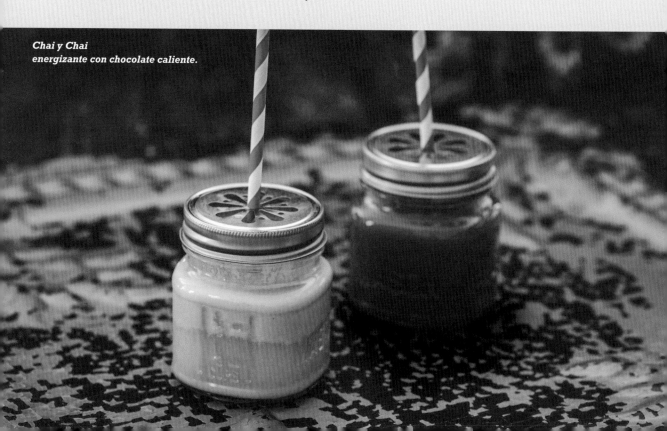

Chai y Chai
energizante con chocolate caliente.

ACABADOS
RECETAS

Para estas recetas usa cualquier caldo de huesos o de carne, o bien nuestro *Elixir curativo de caldo de verduras*. Recuerda que los caldos neutros son los más versátiles, mientras que los sabrosos pueden requerir ciertos ajustes.

Las especias de estas recetas han sido cuidadosamente seleccionadas bajo la guía de Eyton Shalom, licenciado en ciencias y diplomado en acupuntura, que colaboró con nosotras en los temas de medicina china y ayurvédica para cada acabado. También consultamos nuestro libro de especias favorito, *Especias curativas, propiedades y aplicaciones terapéuticas de las 50 especias más saludables*, de B. Aggarwal y Debora Yost.

☞ **Tiempo de preparación:** aproximadamente de 5–20 minutos, según la receta ☜
Cantidad: cada receta es para 1 taza de caldo de huesos o de carne (salvo que se indique lo contrario)

Calienta una taza de caldo de huesos (salvo que se indique lo contrario) en un cazo a fuego lento. Si quieres hacer más de una taza, ajusta las cantidades de los ingredientes proporcionalmente.

Añade las hierbas y especias u otros ingredientes y déjalo cocer de 3 a 5 minutos a fuego lento.

Bébete el caldo o ponlo en un termo para llevártelo.

Puedes añadir las especias después de haberlo calentado.

Algunas de las recetas que vienen a continuación tienen instrucciones especiales, que especificaremos en su momento.

Para tener energía todo el día

—**Opción #1, Chai o latte energizante con chocolate caliente:** 2 tazas de caldo de huesos, 2 o 3 cucharadas de cacao crudo, 1 cucharada de raíces de maca en polvo, 2 cucharadas de mantequilla, 2 o 3 cucharaditas de miel, 1½ cucharadita de canela en polvo, ¼ de cucharadita de cardamomo en polvo. *Opcional*: ½ cucharadita de extracto de vainilla (para realzar el sabor).

Mezcla todos los ingredientes en un cazo mientras se calienta el caldo y luego bátelos bien en la batidora. (La batidora es opcional, pero sale mejor. *Consejo de seguridad*: saca la tapa central y cubre el orificio con un trapo de cocina doblado antes de ponerla en marcha. Esto permitirá que salga el vapor y así el líquido caliente no hará que salte la tapa de la batidora.) Añade un poco de leche de almendras o de arroz si prefieres un sabor a chai con leche.

—**Opción #2:** 1 cucharadita de melaza de granada y ¼ de cucharadita de jengibre en polvo.

Amazon.com tiene una melaza de granada 100 % natural de Al Wadi. También puedes hacerla tú misma con 4 tazas de zumo de granada, ½ taza de miel y 1 cucharada de zumo de limón; hierves la mezcla a fuego lento hasta que se reduzca y quede un sirope. Puede que tarde hasta una hora, durante la cual tendrás que remover de vez en cuando.

—**Opción #3, Tisana de azafrán:** calienta el caldo de huesos a temperatura media, hasta que hierva a fuego lento. Echa 5 hebras de azafrán y baja el fuego al mínimo, cuécelo 15 minutos con la tapa. Saca la tapa a los 15 minutos y déjalo enfriar durante unos minutos antes de colarlo y beberlo.

—**Opción #4, Caldo cohete:** *véase* la receta en este capítulo.

Para aliviar el reflujo ácido

—**Opción #1:** 20 semillas de alcaravea remojadas en caldo de huesos de 3 a 5 minutos (puedes masticar las semillas o colarlas y beber el caldo).

—**Opción #2:** *véase Acabado con cúrcuma fermentada* en este capítulo.

Para combatir las alergias o el exceso de histamina (incluidos el prurito nocturno o los problemas de piel)

—Añade ½ cucharadita de cardamomo en polvo y ½ cucharadita de fenogreco en polvo al caldo de carne o al *Elixir curativo de caldo de verduras*.

Para combatir el estrés, la ansiedad, regular el colesterol y favorecer la salud cardíaca

—**Opción #1:** ½ cucharadita de orégano, ½ cucharadita de albahaca, ¼ de cucharadita de pimienta negra.

—**Opción #2:** ¼ de cucharadita de citronela, ½ cucharadita de cardamomo, ¼ de cucharadita de fenogreco.

—**Opción #3, Chocolate caliente con caldo de huesos:** 1½ tazas de caldo de huesos neutro, 2 o 3 cucharadas de cacao crudo, 1½ cucharadas de aceite de coco, 2 o 3 cucharaditas de miel, 1 cucharadita de canela y ¼ de cucharadita de cardamomo.

Esto es mucho mejor si lo pones todo en la batidora y lo bates unos minutos. (*Consejo de seguridad*: saca la tapa central y cubre el orificio con un trapo de cocina doblado antes de ponerla en marcha. Esto permitirá que salga el vapor y así el líquido caliente no hará que salte la tapa de la batidora.) Añade un poco de leche de almendras o de arroz si quieres darle un toque cremoso.

—**Opción #4, Tisana de azafrán:** calienta el caldo de huesos a fuego medio hasta que empiece a hervir suavemente. Añádele 5 hebras de azafrán y baja el fuego al mínimo, y luego caliéntalo 15 minutos con la tapa. Quítala a los 15 minutos y deja enfriar la tisana unos minutos antes de bebértela.

Para favorecer la digestión, regular el azúcar en sangre y perder peso

—**Opción #1:** ½ cucharadita de canela, ⅛ de cucharadita de alga dulse en polvo, ⅛ de cucharadita de hinojo en polvo, ⅛ de cucharadita de fenogreco en polvo, ⅛ de cucharadita de cardamomo en polvo.

—**Opción #2:** 4 gotas de Scrappy's Bitters de cardamomo (puedes encontrarlo en Amazon.com) o ¼ de cucharadita de cardamomo en polvo.

—**Opción #3:** 1 cucharada de aceite de coco, 1 cucharadita de miel cruda, 1 cucharadita de canela en polvo, ¼ de cucharadita de pimienta de Jamaica, ⅛ de cucharadita de bayas de enebro, ⅛ de cucharadita de clavo de olor, una pizca de sal marina.
Mejor si bates la mezcla unos minutos en la batidora. (*Consejo de seguridad*: saca la tapa central y cubre el orificio con un trapo de cocina doblado antes de ponerla en marcha. Esto permitirá que salga el vapor y así el líquido caliente no hará que salte la tapa de la batidora.)

—**Opción #4:** ⅛ de cucharadita de hinojo, ⅛ de cucharadita de fenogreco, ¼ de cucharadita de pimienta de Jamaica, ⅛ de cucharadita de pimienta negra y una pizca de sal.

—**Opción #5:** 1 bolsita de infusión de jengibre en caldo de huesos.

—**Opción #6:** 4 gotas de amargo sueco o Urban Moonshine Organic Citrus Digestive Bitters.

—**Opción #7:** 1 cucharadita de bayas de goji molidas, ⅛ de cucharadita de hinojo, ⅛ de cucharadita del polvo de cinco especias, una pizca de pimienta blanca molida, una pizca de pimienta negra, 1 o 2 gotas de salsa de pescado, ⅛ de cucharadita de jengibre en polvo.

—**Opción #8, Chai:** 1 taza de leche de coco, 1 cucharadita de canela en polvo, ½ cucharadita de cardamomo en polvo, ¼ de cucharadita de jengibre en polvo, ⅛ de cucharadita de clavo de olor. *Opcional*: ¼ de cucharadita de piel de naranja seca o 1 gota de Urban Moonshine Organic Citrus Digestive Bitters.
Bátelo con la batidora, ponlo a hervir a fuego lento durante unos minutos. Viértelo en un termo y déjalo reposar hasta que te apetezca tomártelo.

Depurativo, antiinflamatorio y desintoxicante

—**Opción #1:** 1 cucharadita de sal marina, 1 cucharadita de pimienta blanca o negra y 1 cucharadita de cúrcuma.

—**Opción #2:** ¼ de cucharadita de sal de ajo, 1 cucharadita de sal marina, 1 cucharadita de pimienta negra y ½ cucharadita de pimentón.

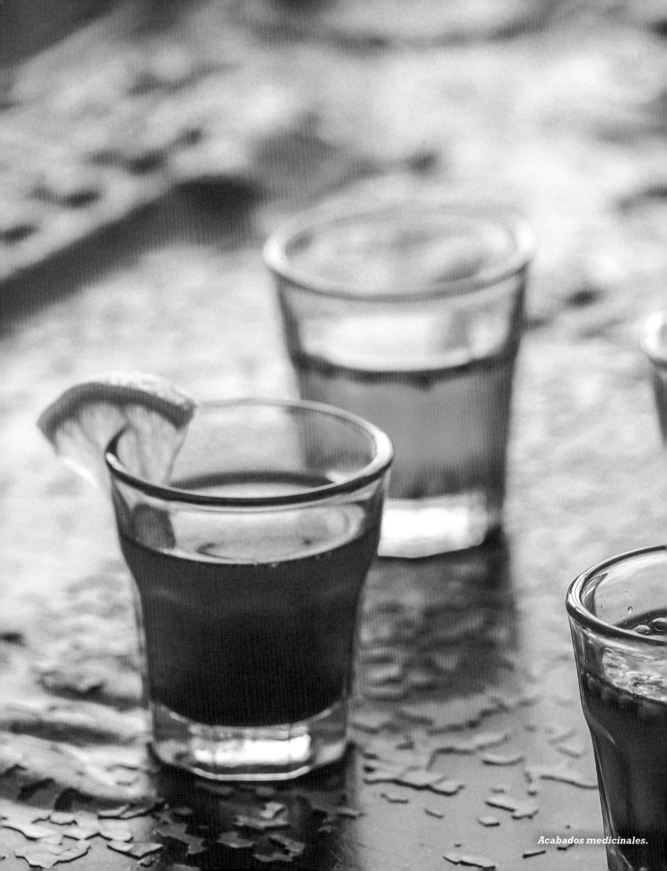

Acabados medicinales.

—**Opción #3:** *Véase acabado con cúrcuma fermentada* en este capítulo.

Para aliviar los gases y la hinchazón o el síndrome del intestino irritable

Estas recetas pueden ser útiles para el gas que no se puede eliminar cuando existe proliferación bacteriana intestinal o cándidas:

—**Opción #1:** 1 cucharadita de semillas de cilantro (tuéstalas en un cazo a temperatura mínima hasta que notes que desprenden olor, luego añade el caldo de huesos y el resto de los ingredientes), una pizca de asafétida (hing), ⅛ de cucharadita de pasta de tamarindo, ⅛ de cucharadita de cúrcuma y ⅛ de cucharadita de jengibre en polvo.

—**Opción #2:** 20 semillas de hinojo, un poco machacadas en un mortero o molidas en un molinillo de especias (o bien usar la parte posterior de una cuchara sobre una tabla de madera para romperlas un poco), ponlas en remojo en el caldo de huesos durante 10 minutos (puedes colarlas o comértelas al tomar el caldo). Calienta el caldo a fuego lento, añade las semillas, tapa el cazo y déjalo 5 minutos al fuego, luego lo retiras y lo dejas tapado otros 5 minutos (o puedes ponerlo en tu termo y dejarlo reposar ahí).

Para mejorar la memoria y el estado de ánimo

—**Opción #1:** 2 cucharaditas de tomillo, 1 cucharadita de romero, 1 cucharadita de sal marina y 1 cucharadita de pimienta negra.

—**Opción #2:** 8 hebras de azafrán, ⅛ de cucharadita de canela, ⅛ de cucharadita de jengibre en polvo (o 2 rodajitas gruesas de jengibre fresco), ⅛ de cucharadita de nuez moscada, ⅛ de cucharadita de pimienta negra y ½ cucharadita de miel. Mezcla el caldo de huesos y todos los ingredientes y caliéntalo en un cazo tapado a fuego lento durante 15 minutos. Destápalo y déjalo enfriar unos minutos.

Inventa tu receta

Aquí tienes algunas opciones que ofrece Brian Merkel de Belcampo Meat Co. de San Francisco:

—Aderezos básicos como sal marina o salsa de pescado.

—Acabados premezclados:

- Chile calabrés (viene envasado en aceite; saca los tallos y cuela el aceite, mezcla los chiles con romero fresco y zumo de limón para hacer una pasta). Brian dice que esto le da al caldo de huesos un toque picante y un sabor más profundo; es muy popular entre los clientes de Belcampo.

- Cilantro, ajo, jengibre y zumo de limón.

¡Los acabados son divertidos y deliciosos! Son una excelente forma de aguzar la creatividad y de utilizar tu intuición. ¡En las páginas siguientes presentamos más acabados medicinales, elixires curativos y las instrucciones para que empieces a preparar los tuyos!

ACABADO
CON CÚRCUMA
Fermentada

Esta receta de **Brian Merkel,** carnicero jefe de Belcampo Meat Co. de San Francisco, es un excelente acabado medicinal para el caldo de huesos. Es un aderezo muy apto para las sopas, los estofados, las salsas y las recetas de áspic. Combina bien con leche de coco y es excelente para hacer marinada de cerdo o de pollo.

La cúrcuma es una raíz que tiene muchos beneficios para la salud. Tanto es así que casi se la considera una panacea. El bioquímico y autor de E*specias curativas* Bharat B. Aggarwal dice que la cúrcuma es «el principal aliado contra las enfermedades» porque se ha descubierto que protege y mejora el funcionamiento de todos los órganos del cuerpo.[1] Si quieres una especia antiinflamatoria, que prevenga del cáncer, favorezca la digestión, regule el colesterol, mejore el estado de ánimo y la piel y calme el hígado y la vesícula biliar, la cúrcuma es tu mejor apuesta.[2]

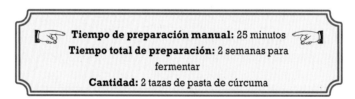

Tiempo de preparación manual: 25 minutos
Tiempo total de preparación: 2 semanas para fermentar
Cantidad: 2 tazas de pasta de cúrcuma

2 litros de agua

6 cucharadas de sal marina

2 tazas de cúrcuma ecológica fresca, pelada y cortada a rodajitas de poco más de 1 centímetro

1 taza de jengibre ecológico fresco, pelado y cortado a rodajitas de poco más de 1 centímetro

½ taza de miel cruda

2 cucharaditas de pimienta negra

2 cucharadas de zumo de limón fresco

Para preparar la salmuera: mezcla el agua y la sal en una olla. Ponla en la encimera eléctrica a fuego lento y calienta la mezcla lo suficiente como para que se disuelva la sal.

Divide las raíces en dos frascos de vidrio de litro (cada uno contendrá 1 taza de cúrcuma y ½ taza de jengibre). Llena cada frasco con la salmuera dejando un margen de unos 5 centímetros sin llenar.

Tapa cada frasco con una estameña o un trapo de cocina limpio y ajústalo con una goma o cordel. Ponlo a enfriar en un lugar oscuro (de 15 a 20 ºC es la temperatura ideal) durante dos semanas.

Al cabo de dos semanas, saca las raíces y guarda la salmuera. Bate el jengibre y la cúrcuma en un robot de cocina o en una batidora hasta que obtengas una pasta. Añade una pequeña cantidad de salmuera, la suficiente para obtener una consistencia líquida. Puedes guardar la salmuera restante para otras fermentaciones.

Ahora añade la miel, la pimienta y el zumo de limón, y bátelo todo hasta que adopte una textura suave.

Consejos para servir:

Añade salsa de cúrcuma a tu caldo favorito o como acabado. Prueba a ponerte 1 o 2 cucharaditas en la taza de caldo de huesos.

Añádela a las sopas, estofados o áspic para dar sabor y aportar nutrientes.

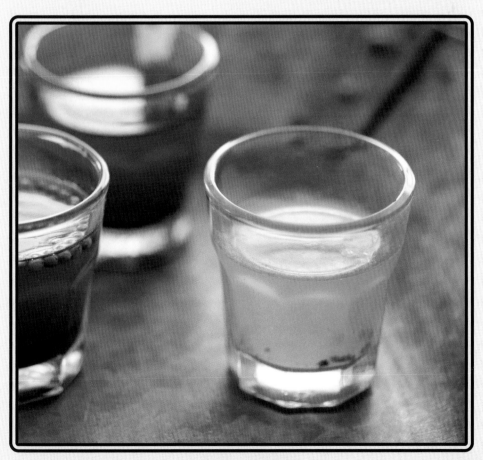

Acabados medicinales.

CALDO
COHETE

Ésta es la versión en caldo de huesos del Café Bulletproof (Café a prueba de balas), un producto creado por Dave Asprey que ha revolucionado el mundo de la dieta paleolítica y de la salud. El café Bulletproof empieza por utilizar un grano de café sin moho y de calidad superior; cuando está hecho el café, se mezcla con mantequilla y aceite MCT (triglicérido de cadena media), obteniendo una especie de café con leche pirateado.

Para hacer esta receta de café modificado, Dave Asprey se basó en un té con mantequilla de yak que probó en Nepal. Nosotras hemos oído que los leñadores de Vermont han tomado café con mantequilla durante décadas. Así que, a pesar de que no es una idea nueva, Asprey ha reavivado la tradición renovando el entusiasmo de las personas por la cafeína suavizada con grasas saludables.

Nuestra amiga y experta en nutrición **Caroline Barringer**, instructora de la Nutritional Therapy Association y especialista diplomada en alimentos curativos, ha creado lo que nosotras consideramos una versión mejorada del Café Bulletproof. Caroline observaba cómo la gente se llevaba sus tazas de café llenas de caldo que compraba en los puestos de las calles de Nueva York y pensó: «¿Por qué no añadir algunas grasas saludables para que sea una bebida más energética?»

Curiosamente, el aceite de MCT del que tanto hablan los entusiastas del Café Bulletproof es un derivado refinado del aceite de coco. Esto significa que ha sido procesado y por lo tanto separado de su formato integral original. Puesto que las grasas refinadas pueden perder propiedades beneficiosas y provocar problemas hepáticos, nosotras recomendamos el aceite de coco, que es lo que usa aquí Caroline.

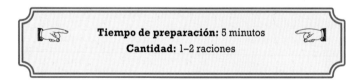

Tiempo de preparación: 5 minutos
Cantidad: 1-2 raciones

1-2 tazas de caldo de huesos al gusto	1 cucharada de mantequilla o ghee
Sal marina al gusto	1 cucharada de aceite de coco

Echa el caldo caliente, la sal marina, la mantequilla y el aceite de coco en una batidora. (Saca la tapa central y cubre el orificio con un trapo de cocina doblado antes de poner en marcha la batidora. Esto permitirá que salga el vapor y así el líquido caliente no hará que salte la tapa.) Bátelo a velocidad máxima de 1 a 2 minutos. La mezcla debe quedar un poco espumosa y emulsionada ¡Sírvelo en tu taza favorita y disfrútalo!

Variación: para aportar más nutrientes, también puedes añadir una cucharada o dos de gelatina o de péptidos de colágeno (Vital Proteins tiene los dos productos) y después batir tu Caldo cohete.

ELIXIRES CURATIVOS

Eyton Shalom, licenciado en ciencias y diplomado en acupuntura, dice que en la medicina china el caldo es de naturaleza templada y ligero, por lo que es fácil de digerir. Esto es porque al prepararlo extraes la esencia de ingredientes difíciles de digerir, como son los huesos y la carne, y los transformas en líquidos, que se pueden digerir y asimilar fácilmente. El caldo es muy curativo.

Los huesos contienen *jing*, que en la medicina china es el nivel más profundo de energía de nuestro cuerpo. La medicina china tiene como objetivo «nutrir la vida», que básicamente significa que su objetivo es conservar el *jing* en vez de malgastarlo. En el mundo de la alimentación, la forma en que promovemos la vida es respetando las leyes generales de la digestión. Es un proceso templado de transformación de la materia en energía. Con el caldo de huesos, al ser un alimento cocinado, te ahorras hacer ese trabajo.

Aquí tienes algunas pautas para elegir el caldo adecuado para personalizar tus elixires según la época del año o tu problema de salud:

—**Caldo de pollo:** el pollo es fácil de digerir y refuerza la energía. Su energía es de carácter ascendente (imagina un pollo saltando hasta el tejado de un gallinero). Es ideal para cualquier época del año, incluido el verano. El caldo de pollo es un remedio ideal para los resfriados, pero no tanto si tienes eccema, pues tiene la propiedad de sacar las cosas a la superficie.

—**Caldo de vacuno, cerdo, cordero o cabra:** según la medicina china, alimentan la vida. Estos caldos son ideales para finales de otoño o principios del invierno. Normalmente, en invierno consumimos alimentos más pesados para almacenar energía, pues nuestro fuego digestivo es más fuerte y puede apoyar este proceso. Debes nutrir tu cuerpo y tus glándulas adrenales, a fin de crear y almacenar energía (*jing*) durante la estación invernal para estar preparada para la primavera.

La carne de vacuno es un remedio ideal para cualquier época del año porque se considera de naturaleza neutra. El caldo de vacuno, concretamente, puede ser ideal para la debilidad congénita, la infertilidad, la falta de libido, la menopausia y la andropausia (menopausia masculina) y el embarazo.

SOPA DE
POLLO
Curativa

Esta receta de **Eyton Shalom,** licenciado en ciencias y diplomado en acupuntura, es un elixir curativo que es una sopa de caldo de pollo en sí mismo. Sabemos por experiencia propia y por los estudios que la sopa de pollo es muy curativa. Cuando Eyton se recuperó de una neumonía atípica y de una inflamación de los nódulos linfáticos mientras todavía estudiaba en la escuela de acupuntura, esta receta le ayudó a curarse.

Desde la perspectiva de la medicina china, dice Eyton, cualquier condición que presente los síntomas de hinchazón, mucosidad y flema mejorará con esta sopa extraordinariamente medicinal. También está indicada para personas con «enfermedades calientes», que en la medicina china equivale a decir condiciones que presentan síntomas como fiebre, sinusitis infecciosa crónica, dolor de cabeza, erupciones dermatológicas crónicas, sudor o ansiedad.

Las algas kombu y wakame son excelentes para descongestionar, pero es mejor no incluirlas en la receta si notas que siempre tienes frío o sufres de mala digestión, diarrea o fatiga crónica.

Las hierbas medicinales son extraordinarias. Si ya tienes preparado el caldo de pollo y quieres convertirlo en un caldo medicinal, hierve a fuego lento hierbas y especias en tu caldo de 10 a 20 minutos y luego bebértelo. (Para ampliar tus conocimientos sobre los beneficios de las hierbas chinas, ve al apartado «Cómo usar las hierbas y las especias» del Apéndice. También te indicamos dónde comprarlas en el apartado de «Proveedores».)

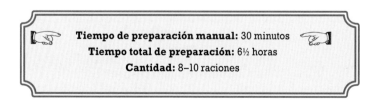

Tiempo de preparación manual: 30 minutos
Tiempo total de preparación: 6½ horas
Cantidad: 8–10 raciones

Un pollo entero o trozos de pollo (patas, muslo, pechuga con la piel)

6 rodajas de raíz de astrágalo fresca (huang qi) o 1 cucharada de astrágalo en polvo

7 raíces de codonopsis (dang shen) o 1 cucharada de codonopsis en polvo

1 cucharada de dioscórea deshidratada en polvo (shan yao)

¼ de cucharadita de bayas de schizandra en polvo (wu wei zi)

2 cucharadas de bayas de goji enteras, molidas en un molinillo

2 cucharaditas de ophiopogon deshidratado en polvo (mai men dong)

1 trozo de alga kombu de 2,5 centímetros (véase la nota anterior sobre cuándo no usar esta alga)

¼ taza de alga wakame seca (véase la nota anterior sobre cuándo no usar esta alga)

1 cucharada de bulbos de lirio deshidratados (bai he) o 2 bulbos de lirio frescos, lavados, secados y limpios de pétalos (evita este ingrediente si tienes diarrea)

10 semillas de coriandro enteras o 2 cucharaditas de coriandro en polvo

1 pera fresca cortada a trocitos (esto nutre los pulmones)

2 cucharaditas de sal marina

Pimienta negra al gusto

Opcional: arroz o quinoa

Si usas un pollo entero, córtalo a trozos, lávalo y sécalo.

Pon el pollo en una olla grande o en una olla de cocción lenta. Añade suficiente agua para que quede cubierto.

Sube el fuego al máximo hasta que llegue al punto de ebullición, y luego bájalo y deja que hierva a fuego lento. Ha de hervir de 4 a 6 horas. Si usas una olla de cocción lenta, prográmala al máximo hasta que hierva y luego bájale la temperatura al mínimo para que hierva de 4 a 6 horas. El pollo te quedará extratierno y jugoso.

Añádele el resto de los ingredientes, a excepción del coriandro y la pera fresca. Si usas los bulbos de lirio deshidratados, espera a los últimos 45 minutos de cocción para agregarlos.

Añade el coriandro y la pera fresca 45 minutos antes del final de la cocción (añade también los bulbos de lirio deshidratados, si es que no los has puesto frescos).

Opcional: si quieres puedes añadir una taza de arroz o quinoa (te recomendamos que primero los pongas en remojo; véase las instrucciones al principio del capítulo 9) en la última hora de cocción, y seguirle añadiendo agua si es necesario. Los cereales absorberán el líquido y adquirirán una consistencia cremosa como la de unas gachas.

Añádele sal marina y pimienta.

Consejos para servir:

Cómetela tal cual o bébete sólo el líquido y guarda el pollo para otra ocasión si sólo quieres tomar el caldo.

SOPA DE
POLLO
Con Dong Quai

E sta receta de **Eyton Shalom,** licenciado en ciencias y diplomado en acupuntura, es un elixir curativo que es una sopa de caldo de pollo en sí mismo. El dong quai (o angelica sinensis) y el astrágalo son hierbas adaptogénicas que nos protegen del estrés. Esta combinación está especialmente indicada para la anemia, la fatiga crónica, el desequilibrio hormonal o cualquier estado de debilidad.

Las hierbas medicinales son maravillosas. Si ya tienes el caldo de pollo hecho y quieres convertirlo en un caldo curativo, basta con que le eches hierbas y especias y las dejes hervir de 10 a 20 minutos; luego te lo bebes. (Puedes ampliar tus conocimientos sobre los beneficios de las hierbas chinas en el apartado «Cómo usar las hierbas y las especias» del Apéndice. También te indicamos dónde comprarlas en el apartado de «Proveedores».)

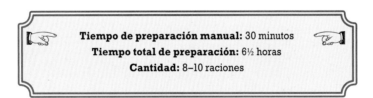

Tiempo de preparación manual: 30 minutos
Tiempo total de preparación: 6½ horas
Cantidad: 8–10 raciones

Un pollo entero o trozos de pollo (patas, muslo, pechuga con la piel)

1 cucharada de raíz de dong quai deshidratada (2 o 4 bulbos si la usas fresca); no consumas esta hierba si estás embarazada o si tienes diarrea o molestias digestivas

1 cucharada de astrágalo deshidratado (huang qi) o 6 rodajas de astrágalo fresco

1 taza de setas shiitake frescas o 2 cucharadas de shiitake deshidratado

Sal marina y pimienta negra al gusto

Opcional: Miel al gusto

Aceite de sésamo tostado al gusto

Cebolletas cortadas a rodajitas al gusto

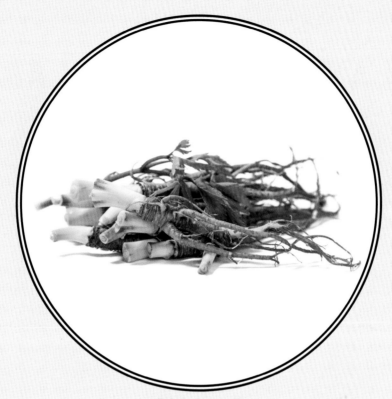

Raíz de dong quai.

Si usas un pollo entero, córtalo a trozos, lávalo y sécalo.

Pon el pollo en una olla grande o en una olla de cocción lenta. Añade suficiente agua para que el pollo quede cubierto. Añade el dong quai, el astrágalo y las setas shiitake.

Sube el fuego al máximo hasta que llegue al punto de ebullición, y luego bájalo y deja que hierva a fuego lento. Ha de hervir de 4 a 6 horas. Si usas una olla de cocción lenta, prográmala al máximo hasta que hierva y luego bájale la temperatura al mínimo para que hierva de 4 a 6 horas. El pollo te quedará extratierno y jugoso.

Échale la sal marina y la pimienta. También puedes endulzar esta sopa con un poco de miel, si lo deseas, para compensar el sabor de las hierbas medicinales.

Consejos para servir:

Después de servirla en cada bol individual, añade el aceite de sésamo tostado y la cebolleta.

REMEDIO PARA
LA SALUD ARTICULAR
Y la indigestión

El caldo de huesos y las hojas de laurel son un maravilloso remedio natural para la salud de las articulaciones y del aparato digestivo. Esta receta, en la que se utiliza caldo de huesos o de carne, nos enseña a hacer una «infusión» específica para tratar el dolor articular, como la artritis, los juanetes, la gota o trastornos similares. También es adecuada para la indigestión.

Recuerda que este remedio es depurativo o ligeramente desintoxicante, así que tu cuerpo se liberará de cosas que ya no necesitas. Siempre que haces una limpieza pueden aparecer síntomas, así que planifícala con antelación, y resérvarte el fin de semana para empezar. Esta receta está diseñada para ayudarte a disolver las sales que se han acumulado en las articulaciones; por consiguiente, a medida que se van disolviendo, puede que notes que necesitas orinar con más frecuencia. No obstante, es una forma de limpieza muy suave.

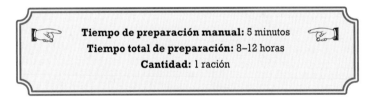

Tiempo de preparación manual: 5 minutos
Tiempo total de preparación: 8–12 horas
Cantidad: 1 ración

1⅓ de taza de caldo de huesos o de carne
(también puedes usar el *Elixir curativo de caldo de verduras*)

1 cucharada de hojas de laurel secas machacadas

Opcional: ⅛ de cucharadita de bayas de enebro

Pon el caldo de pollo en un cazo (también puedes usar caldo de carne o de verduras). Añade las hojas de laurel secas machacadas (y bayas de enebro molidas si lo deseas). Pon la mezcla a hervir a fuego lento durante 5 minutos.

Echa el caldo en un termo y déjalo reposar toda la noche. Por la mañana, cuélalo y tira las hojas de laurel. Bébete el caldo en una taza a sorbitos a lo largo del día (nunca de golpe).

Repite esto durante tres días, prepara una taza fresca de 1⅓ tazas cada día. Deja pasar siete días y haz otra tanda durante otros tres días. Después puedes dejarlo o dejar pasar otros siete días y repetirlo todo otra vez desde el principio.

El proceso es el siguiente:

- **La noche antes del día 1:** haz la infusión de caldo de huesos con la hoja de laurel y déjala reposar durante la noche.

- **Día 1:** bébete el caldo poco a poco a lo largo del día y prepara otra dosis para dejarlo reposar por la noche.

- **Día 2:** bébete el caldo poco a poco a lo largo del día y prepara otra dosis para dejarlo reposar por la noche.

- **Día 3:** bébete el caldo poco a poco a lo largo del día. (No prepares más esta noche.)

- **Días 4–10:** tómate estos días de descanso.

- **La noche del día 10:** prepara 1⅓ taza de infusión de caldo de huesos con hojas de laurel y déjala reposar durante la noche.

- **Días 11–13:** repite los pasos del 1 al 3. Al día trece puedes dejarlo ahí o esperar otros siete días y repetir el procedimiento desde el principio.

RECETA
TONIFICANTE PROBIÓTICA[3]

Para hacer esta receta de **Ariane Resnick,** autora de *The Bone Broth Miracle: How an Ancient Remedy Can Improve Health, Fight Aging, and Boost Beauty* [El milagro del caldo de huesos: cómo un antiguo remedio puede mejorar la salud, combatir el envejecimiento y estimular la belleza], necesitas un caldo neutro o sabroso.

Cuando la familia de Ariane tomaba probióticos en la década de 1980, sus amigos y vecinos consideraban que no eran saludables. Entonces todavía no se hablaba de las «bacterias buenas» que viven en nuestro intestino. Afortunadamente, ahora ya se habla de ello, y se sabe que los probióticos son una parte necesaria de la vida. Tanto si tienes problemas intestinales o enfermedades autoinmunes como si sólo pretendes asegurarte una buena salud duradera, tu intestino necesita muchas bacterias saludables para que puedas encontrarte mejor. Combina los probióticos con las propiedades beneficiosas para el intestino que tiene el caldo de huesos y obtendrás una receta para la felicidad interior.

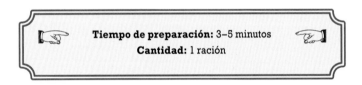

Tiempo de preparación: 3-5 minutos
Cantidad: 1 ración

½ taza de caldo de huesos

½ taza de probióticos líquidos: kéfir sin sabor, bebida de kombucha sin sabor o zumo de verduras fermentado

1 cucharadita de miso (pasta de soja fermentada)

Calienta el caldo hasta que esté templado.

Sácalo del fuego y agrégale el miso removiéndolo con energía.

Añade el probiótico líquido y remuévelo un poco. No eches los probióticos en el líquido demasiado caliente, pues eso mataría las bacterias beneficiosas.

CAPÍTULO 6

LAS RECETAS RECONSTITUYENTES:

Sopas, estofados, salsas, cremas para untar y aderezos

///

SOPA DE CACTUS Y
FRUTOS DEL MAR

P ara esta receta de **Caroline Barringer,** instructora de la Nutritional Therapy Association y especialista diplomada en alimentos curativos, se necesita caldo de espinas de pescado. También puedes usar caldo de pescado o caldo dashi.

La chumbera (conocida también como «nopal») es una fuente de propiedades terapéuticas. Además de ser un ingrediente delicioso de la comida mejicana, también tiene propiedades beneficiosas para el cerebro y para reforzar el sistema inmunitario. Los estudios han demostrado que estos cactus ricos en vitaminas y aminoácidos poseen propiedades antimicrobianas, antioxidantes, antiinflamatorias, hipoglucémicas y neuroprotectoras.[1] ¡Esto los hace merecedores de formar parte de esta deliciosa sopa!

Para encontrar chumbera deberás dirigirte a la sección de frutas y verduras y buscar sus hojas planas, ovaladas, verdes y con pinchos; a veces también las venden cortadas a tiras. Aunque las hojas de la chumbera se pueden encontrar en cualquier época del año, quizá no las tengan en el supermercado o en la tienda de productos naturales. Si hay alguna tienda de productos mexicanos por tu zona, sería el sitio ideal para comprarlas, pero también puedes comprarlas por Internet en páginas como www.melissas.com. Normalmente no son caras y ¡son ideales para las comidas!

Le damos las gracias a Caroline por contribuir con esta receta a que más personas aprendan a cocinar este nutritivo alimento mexicano y se diviertan haciéndolo. Esta sopa es un poco picante; no obstante, damos algunos consejos para las personas a las que no les gustan las especias a fin de que puedan disfrutar de una versión más suave.

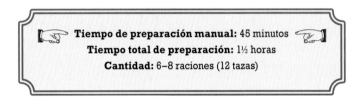

Tiempo de preparación manual: 45 minutos
Tiempo total de preparación: 1½ horas
Cantidad: 6–8 raciones (12 tazas)

1 litro de caldo de espinas de pescado (o cualquier caldo de pescado que te guste)

4 hojas de chumbera medianas

1 chayote (es una calabaza pequeña de color verde; puedes sustituirla por ½ taza de apionabo pelado y troceado o por un nabo si no encuentras ninguno de los anteriores)

2 cebollas amarillas medianas

2 cucharaditas de sal marina

4 chiles guajillo secos (estos pimientos son suaves y un poco dulzones, y su grado de picante es muy soportable. Puedes poner sólo un chile, o no poner ninguno si te parece que la sopa te va a quedar muy fuerte. Se pueden comprar por Internet si no los encuentras en una tienda de productos mexicanos o donde compras habitualmente)

2 dientes de ajo ecológico fresco enteros

1 cucharada de manteca de cerdo (puedes sustituirla por mantequilla si es necesario)

2 cucharadas de aceite de oliva ecológico

1 puñado de cilantro ecológico sin el tallo

1½ tazas de vieiras frescas o congeladas pero que no sean de acuicultura

12 gambas medianas cortadas por la mitad

Si tu litro de caldo de espinas de pescado está congelado, pon el recipiente en agua caliente para que se descongele mientras preparas las otras partes de la receta o ponlo en una olla en el fuego al baño maría para ir más rápido.

Rasca con cuidado, usando un cuchillo de pelar afilado, las puntas punzantes de las hojas de chumbera. Hazlo con mucho cuidado, ¡los pinchos están *muy* afilados! Cerciórate de que has pelado bien los bordes y corta todas las zonas de color marrón que pueda haber en la base del tallo. Pasa cada hoja por agua para asegurarte de que has eliminado todas las partes punzantes. El paso final es cortar las hojas de chumbera a tiras finas. Una vez cortadas, vuelve a pasarlas por agua y apártalas. (Si en el supermercado encuentras hojas de chumbera cortadas, te ahorrarás todo este proceso.)

Pela la calabaza chayote y trocéala a dados de unos 2,5 centímetros; pasa los dados de calabaza por agua fresca. (Puedes sustituirla por ½ taza de apionabo o nabo si no encuentras chayote.) Pon la chumbera y la chayote en una olla de tamaño mediano y cúbrelas con agua.

Corta una de las cebollas por la mitad transversalmente. Quítale la piel exterior y echa sólo una de las mitades (de la cebolla entera) en la olla en la que has puesto la chumbera y la chayote. Échale una cucharadita de sal marina.

Pon el fuego al máximo hasta que hierva y luego bájalo a fuego lento. Verás que el agua se vuelve algo más densa y viscosa, lo cual es totalmente normal cuando cocinas cactus. Cuando la chumbera, la chayote y la cebolla estén blandas (pasados unos 20 minutos o más), cuélalas y déjalas aparte.

Mientras se cuecen la calabaza chayote, la chumbera y la cebolla, ve pelando los tallos de los chiles guajillo secos. Coloca los chiles en un cazo pequeño, cúbrelos totalmente con agua y ponlos a hervir. Cuando empiecen a hervir baja el fuego y déjalos hervir a fuego lento hasta que se ablanden; más o menos tardarán de 10 a 15 minutos.

Escurre bien los chiles (tira el agua de haberlos hervido) y ponlos en una batidora (la NutriBullet o Magic Bullet son ideales) con los 2 dientes de ajo y 1½ tazas de agua fría. Bate la mezcla hasta que no se distinga ningún trocito de chile. ¡Los chiles guajillo batidos adquieren un hermoso y brillante color rojo anaranjado!

Ahora corta la otra mitad de la cebolla restante y también la segunda cebolla (1½ cebollas en total). Córtalas transversalmente para hacer aros de cebolla (como si fueras a hacerlas rebozadas y fritas).

Echa 1 cucharada de manteca de cerdo (o mantequilla) y 1 cucharada de aceite de oliva en una olla de caldo y ponla a fuego medio. Echa los aros de cebolla y saltéalos hasta que empiecen a sudar y a ablandarse.

Añade el cilantro a la olla (deja las ramitas de cilantro enteras, no las trocees) para que se cueza con la cebolla hasta que se ablande.

Añade la calabaza chayote, la chumbera y la cebolla a la olla. Echa la segunda cucharada de aceite de oliva y mézclalo todo bien.

Cubre toda la mezcla de la olla con 1 litro de caldo de espinas de pescado caliente. Rocíalo con 1 cucharadita de sal marina y remuévelo bien.

Ahora ¡ya puedes echar la mezcla roja anaranjada de chiles guajillo! Agrégala pasándola antes por un colador de malla fina. Para ello, coloca el colador encima de la olla y vierte la mezcla directamente sobre la misma. Retira las semillas.

La sopa ha de hervir a fuego lento otros 10 o 15 minutos sin tocarla ni removerla.

Añade las vieiras frescas y las gambas enteras y hiérvelas de 7 a 10 minutos o hasta que las gambas se pongan de color rosa y se ablanden (pero sin que se pasen de blandas).

Sírvela enseguida

Consejos para servir:

Para preparar una auténtica comida mexicana, añádele a la sopa aguacate maduro cortado a dados y chips de tortilla caseros. Si quieres unos chips rápidos y deliciosos, compra los ecológicos sin transgénicos hechos de maíz germinado o las tortillas de arroz de Food for Life o las tortillas sin transgénicos, ecológicas y de grano integral de Ezekiel 4:9. Corta las tortillas en triángulos y fríelas en un baño de manteca de cerdo bien caliente hasta que queden crujientes (los trozos de tortilla de maíz deberían chisporrotear y ahuecarse en cuanto las pongas en la manteca de cerdo caliente; si no es así, es porque la manteca de cerdo no está lo bastante caliente).

Coloca los triángulos fritos sobre una toallita de papel para que ésta absorba el exceso de manteca y échales sal marina mientras todavía están calientes. Déjalas enfriar y échalas a la sopa para que se empapen con el caldo y se conviertan en una delicia muy especial. Un poco de jalapeño fresco troceado (para las personas que les gusta mucho el picante) o de salsa verde completará esta sopa deliciosa y ligeramente picante.

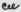

SOPA DE
CILANTRO DEPURATIVA
(Sopa fácil para tomar sobre la marcha)

Para hacer esta receta se puede usar cualquier caldo de huesos o de carne, incluido el *Elixir curativo de caldo de verduras*. Es una sopa ideal para hacer una limpieza corporal o cuando te has pasado un poco comiendo durante una temporada y quieres volver al buen camino. Es deliciosa y es fabulosa para el sistema digestivo.

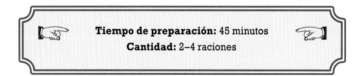

Tiempo de preparación: 45 minutos
Cantidad: 2–4 raciones

1 cucharada de aceite de coco, ghee o mantequilla

1 cucharada de mezcla de hierbas provenzales; si no la tienes a mano, puedes hacerla tú misma:
- 2 cucharaditas de tomillo
- 1 cucharadita de mejorana
- ½ cucharadita de romero
- ½ cucharadita de hinojo

2 tazas de puerros cortados a rodajas

3 tazas de cilantro fresco troceado

2 tazas de caldo de huesos, de carne o de verduras; cuanto más sabroso sea tu caldo de verduras menos especias necesitarás

1 zanahoria cortada a rodajas

2 calabacines cortados a rodajas

1 cucharadita de sal marina

Pimienta negra al gusto

Echa el aceite de coco, las hierbas y los puerros en una olla y saltéalos a fuego lento de 2 a 3 minutos.

Añade el cilantro y saltéalo a fuego lento durante 2 minutos más, sácalo del fuego y déjalo aparte.

Pon el caldo de huesos en otra cazuela, añádele las zanahorias y hiérvelas 5 minutos a fuego lento o hasta que se ablanden. Añade las rodajas de calabacín y hiérvelo a fuego lento 1 minuto.

Echa el caldo, el calabacín y las zanahorias a la olla en la que has puesto el aceite de coco, el puerro y el cilantro. Bate las verduras con una batidora de mano eléctrica (o en una batidora de vaso con la cuchilla amasadora) hasta que consigas un puré suave. La sopa está lista para servir. Sazónala con sal marina y pimienta.

Instrucciones para hacer la sopa en el termo: para hacer esta receta, saltea las hierbas en el aceite de coco en un cazo; pon el caldo de huesos y las verduras cortadas a rodajas en una batidora o en un robot de cocina con la cuchilla amasadora y bátelo hasta hacer un puré. Echa el puré de verduras en el cazo en el que has salteado las hierbas en el aceite de coco y ponlo a hervir, removiendo bien la mezcla. Sácalo del fuego y viértelo en el termo. Las verduras se acabarán de cocer en su interior y estarán listas para tu próxima comida. Sazona el puré con sal marina y pimienta.

Consejos para servir:

Tómate la sopa sola si estás haciendo una limpieza.

Si quieres una sopa con más cuerpo, añádele carne picada, sobras de carne o de pollo, huevos o cereales cocidos.

Sírvela con el *Pan de centeno finlandés de masa ácida de Maya* o el *Pan de hierbas*.

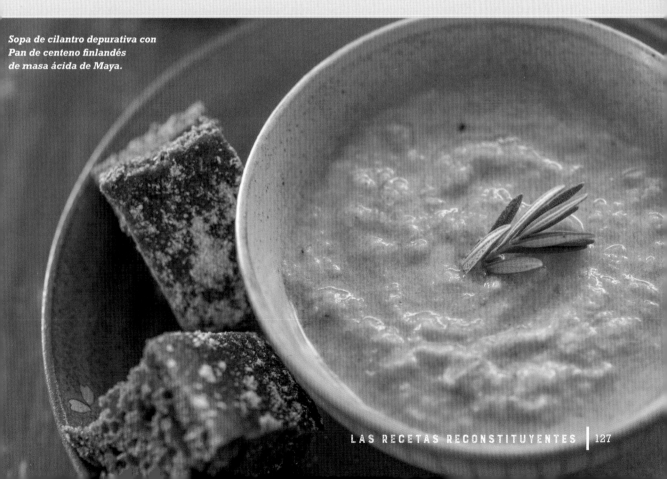

Sopa de cilantro depurativa con Pan de centeno finlandés de masa ácida de Maya.

SALSA DE
TOMATE
Casera fácil

Ésta es una receta versátil que se puede usar tanto con caldo de huesos como de carne roja o de ave (sabroso o neutro) o con el *Elixir curativo de caldo de verduras*. ¡Es una salsa rápida de hacer, sencilla y deliciosa!

Prácticamente no existe mejor sustituto para la salsa de tomate, sobre todo si te gustan la carne hecha a la cazadora (salsa *cacciatore*), el pastel de carne o la *pizza*. La salsa de esta receta es una alternativa saludable a las salsas de lata o frasco de cristal que se encuentran en los supermercados.

Recuerda que los tomates pertenecen a la familia de las solanáceas. Por consiguiente, si tienes síntomas de artritis o algún otro síntoma similar, debes evitar las hortalizas de esta familia. No te recomendamos esta receta hasta que desaparezcan tus síntomas.

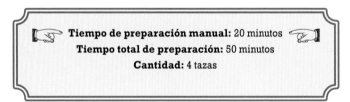

Tiempo de preparación manual: 20 minutos
Tiempo total de preparación: 50 minutos
Cantidad: 4 tazas

4 tomates de rama grandes (aproximadamente 4 tazas de tomate triturado)

1 cucharada de mantequilla, ghee o aceite de coco

½ taza de caldo de huesos (sabroso o neutro, también puede ser caldo de carne)

2 dientes de ajo picados o prensados

1 cucharada de orégano seco

2 cucharaditas de tomillo seco

2 cucharaditas de albahaca seca

1 cucharadita de pimienta negra

1 cucharadita de sal marina

1 hoja de laurel

Echa 4 tazas de agua en una olla y ponla a hervir.

Echa otras 4 tazas de agua fría en un bol grande.

Haz un corte en equis en la base de cada tomate (así es más fácil sacarles la piel). Luego, pon los tomates en el agua hirviendo y escáldalos hasta que se les empiece a despegar la piel (aproximadamente 1 minuto).

Cuando se empiece a soltar, saca los tomates del agua con un cucharón con agujeros y ponlos en el agua fría. (Al ponerlos en agua fría, te resultará más fácil manejarlos.) Pela los tomates cuando se hayan enfriado.

Algunas personas recomiendan estrujar los tomates para sacar las semillas. Si quieres conseguir una salsa realmente suave o si tienes diverticulitis o algún otro trastorno del intestino grueso, es una buena idea. De lo contrario, puedes saltarte ese paso.

Echa los tomates en un robot de cocina o en una batidora de alta velocidad que tenga cuchilla amasadora y tritúralos. También puedes aplastarlos con un tenedor grande o con un aplastapatatas.

Pon la mantequilla (o el ghee o el aceite de coco) a fuego lento en una sartén de tamaño mediano o en una sartén honda con tapa. Calienta la mantequilla sin ponerle la tapa y añade el ajo picado o prensado, el orégano, el tomillo, la albahaca y la pimienta negra. Cuécelos a fuego lento durante 2 minutos hasta que empiecen a desprender su aroma. Esto libera las propiedades medicinales de las hierbas y especias.

Añade el tomate triturado y luego la sal marina y la hoja de laurel.

Tapa la sartén y cuece los tomates a fuego lento durante al menos 30 minutos. Cuando esté hecha la salsa, saca la hoja de laurel y sírvela caliente.

Consejos para servir:

Usa esta sabrosa salsa para lo que te plazca.

Destínala a una receta con pollo para hacer una salsa *cacciatore*.

Sírvela con pastel de carne o albóndigas.

Si necesitas una opción de pasta sin gluten, puedes usarla para acompañar espaguetis soba 100 % de trigo sarraceno. Encontrarás estos espaguetis en las tiendas de productos naturales o en Internet. Revisa los ingredientes porque algunas marcas añaden otras harinas al trigo sarraceno.

SOPA
DE HUEVO
A tu manera

En todas las culturas, los huevos siempre se han añadido a las sopas de todas las maneras posibles. Escalfados, revueltos o duros, parece que a la gente le encanta mezclar los huevos en las sopas. ¡A nosotras también! Echar un huevo a un caldo es una forma sencilla de crear una comida ligera pero sustanciosa.

Tómate la libertad de preparar esta sopa como gustes, puesto que puedes utilizar cualquier tipo de caldo para hacerla.

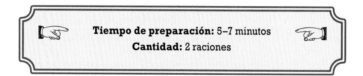

Tiempo de preparación: 5–7 minutos
Cantidad: 2 raciones

1 ½ tazas de caldo de huesos o de carne (sabroso o neutro)

Especias opcionales: todas ellas combinan bien, así que úsalas todas si lo prefieres o crea cualquier combinación. Si usas un caldo sabroso, pruébalo primero para comprobar qué necesita. A veces no es necesario añadirle nada más, quizás un poco de sal marina y pimienta molida. Estas especias combinan muy bien en los caldos neutros o con un poco de sabor, como el de huesos de pollo:

- 1 cucharadita de tomillo
- ½ cucharadita de pimentón
- ½ cucharadita de pimienta negra
- 1 cucharadita de sal marina

4–6 huevos

Mezcla el caldo de huesos (o de carne) y las especias que hayas elegido en una olla mediana.

Ponla en la encimera eléctrica a fuego medio y déjala hervir a fuego lento unos minutos.

Baja el fuego al mínimo y añade los huevos. Esta receta es para dos raciones, así que echa los huevos que creas conveniente para dos.

Prepara los huevos a tu gusto. Puedes hacerlos escalfados o mezclarlos con el caldo como verás a continuación. Algunas personas los hacen revueltos y luego los añaden a la sopa. Mientras que otras prefieren sacar huevos duros de la nevera, cortarlos por la mitad y echarlos a la sopa. ¡Eso está totalmente en tus manos y dependerá de lo que tengas en ese momento!

- Si quieres hacerlos escalfados, deja el caldo hirviendo a fuego lento y casca los huevos con cuidado para que al caer en la sopa no se rompa la yema. Hiérvelos hasta que las claras se vean hechas y las yemas estén a tu gusto (a nosotras nos gustan un poco crudas). Puedes cocerlas más tiempo para que se hagan más si lo prefieres.

- Si quieres una sopa con huevo dentro, mezcla el huevo con el caldo durante unos minutos y estará lista cuando veas que la clara se vuelve opaca.

Consejos para servir:

¡Sírvela en un plato o en un bol y disfrútala!

Sírvela con un acompañamiento de verduras fermentadas, como chucrut o kimchi.

Sírvela con un acompañamiento de tus verduras favoritas, *Puré de apionabo* o *Puré de calabaza kabocha*.

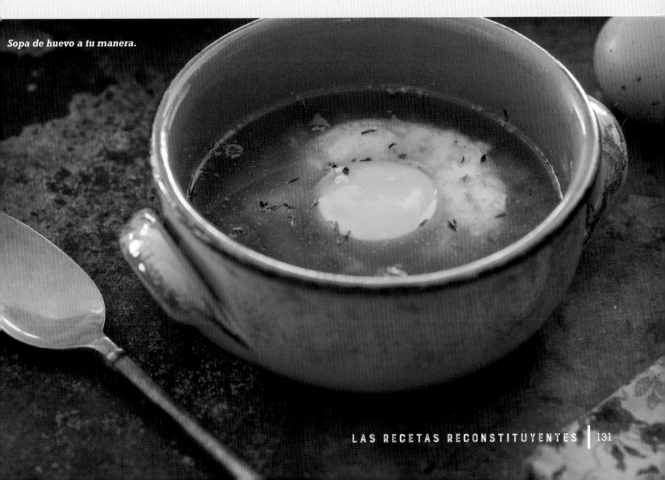

Sopa de huevo a tu manera.

SOPA
SUSTANCIOSA
De hamburguesa

Esta receta es para hacer una comida sabrosa y sustanciosa que se prepara en cuestión de minutos y es perfecta para un desayuno, una comida o una cena. Tiene el agradable y profundo sabor a especias de la cúrcuma (no es picante, sólo sabrosa). Es una comida ideal para el otoño, el invierno o principios de primavera.

Si estás agotada o baja de azúcar, es una buena fórmula para ayudarte a remontar y restaurar tu nivel de energía. Prepárala cuando necesites sentirte satisfecha o cuando creas que te falta un poco de fuerza extra o de rejuvenecimiento.

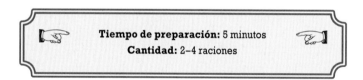

☞ **Tiempo de preparación:** 5 minutos ☜
Cantidad: 2–4 raciones

2 cucharadas de aceite de coco, ghee o mantequilla

2 cucharaditas de cúrcuma

2 cucharaditas de pimienta negra

3 tazas de caldo de huesos, caldo de carne o *Elixir curativo de caldo de verduras* (también puedes utilizar 2 tazas de caldo de huesos o de carne y 1 taza de agua)

½ kg de carne de vacuno picada (también puedes usar carne picada de cordero, pavo o pollo)

2 cucharaditas de sal marina

Opcional: 1 taza de repollo chino bok choy cortado a tiras, calabaza amarilla de verano o calabacín cortados a rodajitas

Pon aceite de coco, ghee o mantequilla en una olla y ponla a fuego lento.

Añade el resto de las especias, menos la sal marina. Rehoga un poco las especias en el aceite de coco durante 2 minutos o hasta que desprendan su aroma.

Añade el caldo de huesos o de carne y la sal marina. Déjalo a fuego lento 1 minuto.

Añade por partes la carne de vacuno picada. Decide si quieres añadirle las rodajas de verduras, como el bok choy y la calabaza amarilla de verano. Si decides que sí, ahora es el momento. Hierve el caldo a fuego lento con la carne (y las verduras, si las pones) durante 3 minutos hasta que la carne cambie de color y se vea hecha. Tanto la carne picada como el bok choy y la calabaza se hacen muy rápido en el caldo.

Prueba el caldo y si quieres puedes diluirlo echándole más agua. Si realmente quieres reforzar el cuerpo, la mente y el espíritu, pues te sientes agotada, este nutritivo caldo está bien tal cual. No obstante, si quieres algo más ligero te recomendamos que lo diluyas un poco. Empieza añadiendo ¼ de taza de agua y pruébalo. Observa cómo te sienta la sopa. ¿La quieres más ligera? Añádele otro ¼ de taza de agua y vuelve a probarla. Sigue añadiéndole agua hasta que se adapte a tu gusto y a lo que necesita tu cuerpo.

Añádele más sal y pimienta si es necesario.

Instrucciones para hacer la sopa en el termo: si te estás preparando una sopa para llevártela en el termo al trabajo o para un viaje por carretera, pon a hervir el caldo, apaga el fuego y añade la carne picada (asegúrate de que está separada en puñaditos, que no forme una masa compacta) y, si lo deseas, también las verduras. Echa la sopa en el termo y tápalo. La carne y las verduras seguirán haciéndose en el caldo, que estará listo para cuando quieras degustarlo.

Consejos para servir:

Sírvelo como sopa o bien pon parte de la carne en un plato con un poco de caldo por encima acompañado de lechuga y verduras fermentadas.

Esta sopa combina bien con el *Pan de hierbas*.

SOPA
CURATIVA DE ESPÁRRAGOS
De Louise

Para esta receta puedes usar cualquier caldo de carne o de huesos de pollo, así como el *Elixir curativo de caldo de verduras*. No sólo es delicioso, sino también ¡muy curativo! Esta sopa tiene propiedades antiinflamatorias y anticancerígenas, refuerza el metabolismo y favorece la digestión.

Ésta es la receta que utilizó Louise como parte de su régimen nutricional cuando le diagnosticaron el cáncer, y obtuvo excelentes resultados. ¡Gracias a su alimentación y a sus pensamientos saludables se deshizo del cáncer de una forma natural!

Louise: Hace muchos años, después de que me hubieran diagnosticado cáncer, mi terapeuta de medicina natural me aconsejó que comiera 60 gramos de puré de espárragos tres veces al día. Llevaba siempre encima mi puré en los frascos para los rollos de película de la cámara de fotos, pues eso era lo que había en aquellos tiempos con esa medida. Todavía me gustan los espárragos y los como varias veces a la semana. Esta sopa es una forma excelente de beneficiarse de las propiedades curativas de los espárragos, junto con la de algunas especias medicinales.

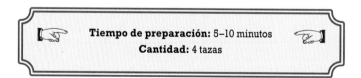

Tiempo de preparación: 5–10 minutos
Cantidad: 4 tazas

2 cucharadas de mantequilla, ghee o aceite de coco

1 cucharadita de pimienta negra

2 cucharaditas de cúrcuma

½ cucharadita de semillas de comino

1 diente de ajo picado

3 tazas de caldo de huesos o de carne

2 tazas de espárragos troceados

1 cucharadita de sal marina

Echa la mantequilla en una olla de 3 litros y ponla a fuego lento. Funde la mantequilla y echa la pimienta negra, la cúrcuma y el comino molido. Caliéntalo 2 minutos a fuego lento para que las especias suelten su aroma y propiedades medicinales. Añade el ajo picado y caliéntalo 2 minutos más.

Añade el caldo de huesos y sube el fuego a temperatura máxima hasta que hierva el caldo. Cuando empiece a hervir, echa los espárragos y baja el fuego, para que hierva a fuego lento. Hiérvelos a esta temperatura 5 minutos o hasta que los espárragos se ablanden.

Ahora echa la sal marina y bate la sopa para hacer el puré. Puedes batirla con una batidora de mano eléctrica, en una batidora de vaso o en un robot de cocina. También puedes hacer el puré con un aplastapatatas, mezclándolo con el caldo. Bátelo hasta que tenga una textura suave.

Ponlo en los boles y sírvelo. Agrega sal marina, pimienta, mantequilla, aceite de sésamo o trocitos de aguacate en cada bol, a gusto del consumidor.

Consejos para servir:

Sírvela con tu plato de carne, de ave o de pescado favorito.

Sírvela con el Pan de hierbas o el Pan de centeno finlandés de masa ácida de Maya.

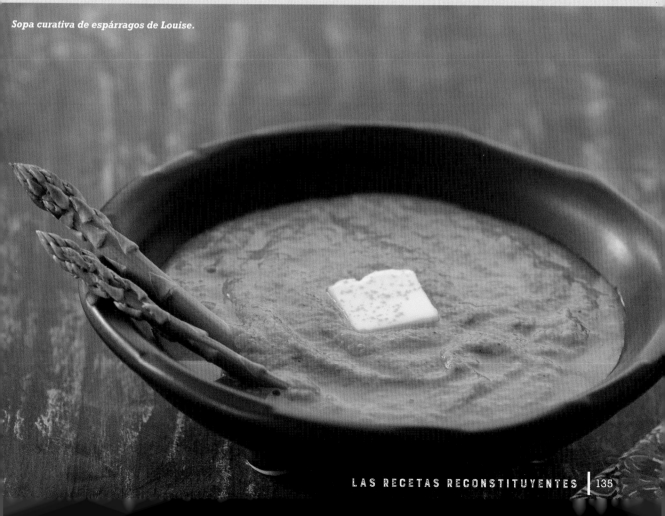

Sopa curativa de espárragos de Louise.

PUHA MAORÍ
HERVIDO[2]

Para esta receta de **Nick Polizzi,** autor de *The Sacred Cookbook: Forgoten Healing Recipes of the Ancients* [El libro de cocina sagrado: recetas curativas olvidadas de nuestros ancestros], no necesitas caldo de huesos porque ¡el caldo de pollo se hace mientras estás haciendo la sopa a fuego lento!

Hace siglos, los maoríes llegaron a Nueva Zelanda desde la Polinesia. Una vez allí, al estar aislados, crearon su propia cultura exclusiva, incluido el idioma, la mitología, las costumbres y el arte. En su historia temprana, los maoríes eran muy dinámicos, es decir, no se limitaban a ser cazadores recolectores, sino que también cultivaban grandes extensiones de terreno para la comunidad, y entre los productos más destacados se encontraban el boniato y la raíz de taro. En la cultura maorí no existió el concepto de propiedad privada hasta que los europeos lo introdujeron. Su filosofía espiritual se basaba en la responsabilidad de proteger la tierra en beneficio de todos. Muy bonito, ¿verdad?

Aunque la llegada de los extranjeros y las décadas de conflictos supusieron el declive de su población en el siglo XIX, en los últimos años la cultura maorí está experimentando un renacimiento, y se ha renovado el interés por sus diferentes aspectos culturales, entre los que se encuentra la cocina.

El hervido es un método de cocina maorí que ha ido cambiando ligeramente con el paso de los años. Tubérculos como los boniatos y verduras como las espinacas y los berros hierven en un caldo de carne o de verduras.

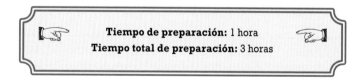

Tiempo de preparación: 1 hora
Tiempo total de preparación: 3 horas

1 pollo entero ecológico criado en libertad

2 litros de agua

1 puñado de puha (los berros son un buen sustituto)

1 puñado de puerro cortado a trocitos de poco más de 1 centímetro

1 boniato pelado y cortado a dados

½ cebolla blanca troceada

6 tomates troceados

1 calabaza de piel gruesa pequeña o un trozo, sin semillas, pelada y cortada a dados

3 cebolletas cortadas a rodajitas

2 cucharadas de sal marina

Lava el pollo y ponlo en la olla para el caldo con agua y sal marina. Llévalo al punto de ebullición, baja el fuego y hiérvelo a fuego lento durante aproximadamente 1 hora o hasta que la carne del pollo empiece a desprenderse de los huesos.

Mientras tanto, pon los puha en remojo en agua fría durante 5 minutos, y luego los sacas y los centrifugas o los secas con un trapo de cocina limpio. Apártalos. Repite el proceso con los puerros.

Saca el pollo de la olla y déjalo enfriar. Echa el boniato, la cebolla blanca, los tomates, la calabaza y los puerros a la olla, y hazlos a fuego lento durante 15 minutos.

Separa la carne del pollo de los huesos y sácale la piel (guarda los huesos para hacer un caldo de huesos). Corta la carne en trozos grandes y vuelve a echarla a la olla junto con las cebolletas. Déjalo hervir a fuego lento 15 minutos más.

Añade los puha y sirve la sopa en boles.

Consejos para servir:

Combina muy bien con un poco de quinoa o de arroz salvaje que se pueden añadir a cada bol.

SOPA[3]
TOM YUM

Para esta receta de **Nick Polizzi,** autor de *The Sacred Cookbook: Forgoten Healing Recipes of the Ancients* [El libro de cocina sagrado: recetas curativas olvidadas de nuestros ancestros], necesitas caldo de pollo o de verduras, aunque también puedes usar caldo de huesos de pollo o cualquier caldo de huesos neutro.

Aparte de ser uno de los platos más populares de Tailandia, la potente combinación de hierbas y especias que tiene esta sopa la convierten en una «supersopa». Se han realizado últimamente estudios científicos de esta carismática sopa que han dejado a los expertos sin palabras: según parece es cien veces más potente que ningún otro alimento para inhibir el crecimiento tumoral. Asimismo, también posee grandes propiedades para reforzar el sistema inmunitario y es un remedio natural muy eficaz para los resfriados y la gripe.

¡Pero lo más importante es que es deliciosa y perfecta para un frío día de otoño o de invierno!

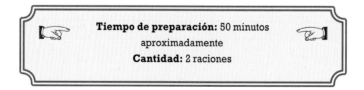

Tiempo de preparación: 50 minutos
aproximadamente
Cantidad: 2 raciones

- 3–4 tazas de caldo de pollo o de verduras
- 1 tallo de citronela, picado; utiliza sólo el último tercio (tira el resto)
- 3 dientes de ajo picado
- ½ cucharadita de pasta de chile rojo (adáptalo a tu gusto)
- ½ lima fresca exprimida
- ½ taza de setas shiitake frescas a rodajas finas
- 12–15 gambones, pelados y sin venas (es importante utilizar sólo este tipo de gamba para esta receta por su extraordinario sabor, pero procura no cocerlos demasiado. Guarda los caparazones en el congelador para la próxima vez que hagas sopa de pescado)
- 1 pimiento verde redondo cortado a rodajas
- 1 pimiento rojo redondo cortado a rodajas
- ½ taza de tomatitos cherry cortados por la mitad
- ½ taza de leche de coco (o hazla tú misma con ½ taza de agua y 1½ cucharadas de mantequilla de coco; bate bien la mezcla en tu batidora)
- 2 cucharadas de salsa de pescado
- 1 cucharada de sal marina
- 1 cucharadita de miel
- ⅓ de taza de cilantro fresco cortado a trozos grandes (o 2 cucharadas de coriandro seco en polvo)

Pon el caldo en una olla profunda a fuego medio alto; añade la citronela. Hiérvela de 5 a 6 minutos o hasta que empiece a desprender su aroma.

Baja el fuego al mínimo. Añade el ajo, el chile en pasta, el zumo de lima y las setas al caldo, y déjalo hervir otros 5 minutos.

Añade los gambones, el pimiento rojo y el verde y los tomates cherry, y deja que hierva de 2 a 3 minutos más o hasta que los gambones se pongan rosados y aumenten de tamaño.

Baja el fuego y añade media lata de leche de coco, salsa de pescado, sal marina y miel. Déjalo hervir unos minutos más.

Sirve la sopa con el cilantro fresco por encima (o añade coriandro seco molido revolviéndolo). ¡A disfrutar!

Consejos para servir:

Sírvela con el *Pan de hierbas* o el *Pan de centeno finlandés de masa ácida de Maya* con *Alioli*.

SOPA
DE ACELGAS[4]

Esta receta de la **Fundación Price-Pottenger Nutrition** es ideal para cualquier tipo de caldo de huesos o de carne, incluso para el *Elixir curativo de caldo de verduras*. Esta sopa ayuda a restaurar la reserva alcalina de nuestro cuerpo.

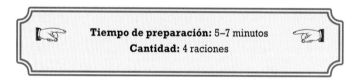

Tiempo de preparación: 5–7 minutos
Cantidad: 4 raciones

1 taza de acelgas cocidas, preferiblemente al vapor

3 tazas de caldo de huesos o de carne

1 cucharada de arrurruz en polvo

1 cucharada de mantequilla

¼ de cucharadita de nuez moscada

Bate los tres primeros ingredientes y calienta la sopa hasta que se espese.

Añade la mantequilla y la nuez moscada, mézclalo bien, deja que se funda la mantequilla y sírvela en las tazas.

Consejos para servir:

Sírvela con el *Pan de hierbas* o el *Pan de centeno finlandés de masa ácida de Maya*.

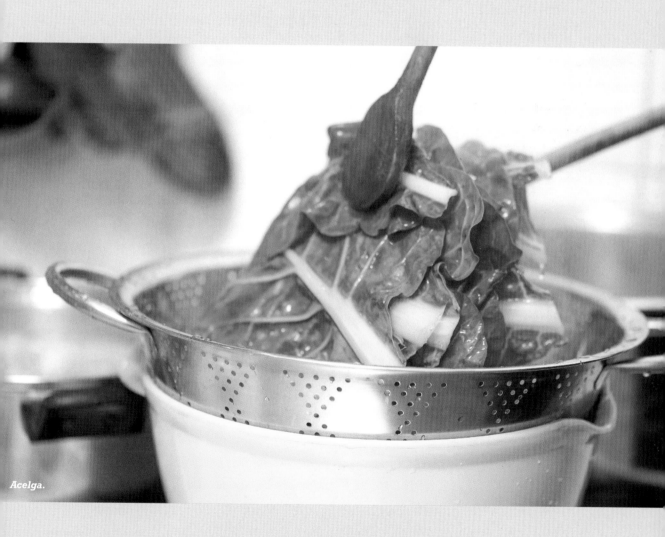

Acelga.

PURÉ
DE JUDÍAS
Verdes

Esta sopa está tan buena que nos hace brincar en la silla cuando la comemos! Es rápida y sencilla de hacer, está llena de vitaminas y minerales, y permite que se le pueda añadir una gran variedad de ingredientes para hacer que cada vez sea distinta.

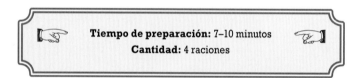

Tiempo de preparación: 7–10 minutos
Cantidad: 4 raciones

1 cucharada de mantequilla

2 cucharaditas de cúrcuma

1 cucharadita de pimienta negra o blanca

1 cucharadita de sal marina

2 tazas de caldo de huesos de vacuno sabroso (o de cualquier otro caldo)

3 tazas de judías verdes

Echa la mantequilla en una olla y ponla a fuego lento hasta que se derrita.

Añade la cúrcuma y la pimienta y rehógalas 2 minutos a fuego lento, hasta que desprendan su aroma y propiedades medicinales.

Echa el caldo de huesos y sube el fuego al máximo para que el caldo empiece a hervir. Añádele la sal marina.

Corta las puntas de las judías verdes (guárdalas para futuros caldos). Cuando hierva el caldo, baja el fuego al mínimo y echa las judías. Hiérvelas de 3 a 5 minutos.

Cuando las judías estén hechas, bátelas para hacer el puré. Puedes usar una batidora de mano eléctrica, de vaso o un robot de cocina. Bátelas hasta que la consistencia sea la de un puré.

Opcional: elige uno o más de los siguientes ingredientes para añadir a tu sopa:

- Unas cuantas *Deliciosas migas de pan* para espesar y dar sabor.
- 2 o 4 huevos.
- Un poco de carne de rabo de buey de *Heather y su sencilla receta de rabo de buey, Caldo de carne y caldo de huesos.*
- Un poco de carne picada de vaca o de ave (se cuece rápido).

Consejos para servir:

Sírvela templada en boles y añádele un poco de mantequilla extra o de aceite de coco, sal marina o pimienta molida al gusto.

cee

ESTOFADO DE CABRA Y
VERDURAS

Esta receta de **Eyton Shalom,** licenciado en ciencias y diplomado en acupuntura, se hace con caldo de huesos o de carne de cordero. También puedes hacerla con cualquier caldo de huesos neutro o con el *Elixir curativo de caldo de verduras.*

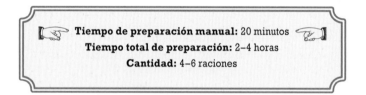

Tiempo de preparación manual: 20 minutos
Tiempo total de preparación: 2–4 horas
Cantidad: 4–6 raciones

½ kg de carne de cabra para estofado (sustitúyela por cordero o pecho de vaca si no puedes encontrar un buen proveedor de carne de cabra)

1 cebolla amarilla grande o 2 pequeñas cortadas a dados (1½ tazas aproximadamente)

3 dientes de ajo

2 cucharadas de ghee, mantequilla o aceite de coco

2½ cucharaditas de semillas de comino

12 vainas de cardamomo con las semillas (o 2 cucharaditas de cardamomo en polvo)

1½ cucharaditas de semillas de pimienta negra

½ cucharadita de cúrcuma

2 tazas de caldo de huesos o de carne

2 cucharaditas de sal marina

2 zanahorias grandes cortadas a trozos grandes (para que no se hagan demasiado)

2 tazas de col verde cortada a tiras

Lava la carne de cabra y sécala con papel de cocina, y luego apártala.

Corta las cebollas a dados y pica el ajo, y déjalos a un lado.

Echa el ghee en una cacerola grande (que tenga tapa), o en una olla de hierro colado, y ponla a fuego lento. Una vez que se haya derretido el ghee, agrega el comino, el cardamomo, las semillas de pimienta negra y la cúrcuma, y caliéntalo todo durante 1 minuto.

Pon la carne de cabra en la cacerola y sube el fuego a temperatura media para dorar la carne 5 minutos. Añade las cebollas troceadas y el ajo picado y saltéalos 2 o 3 minutos.

Añade el caldo de huesos, la sal marina y las zanahorias. Deberás agregar más agua hasta que sobrepase el nivel de la carne unos 10 centímetros.

Sube el fuego y mantenlo así hasta que hierva. Luego bájalo al mínimo y cuece a fuego lento de 2 a 4 horas (máximo).

Cuando falten 45 minutos para finalizar la cocción, echa la col verde.

Consejos para servir:

Sírvelo en boles y ponle *Puré de apionabo* por encima o quinoa o arroz hervidos.

Sírvelo con el *Pan de centeno finlandés de masa ácida de Maya* o el *Pan de hierbas*.

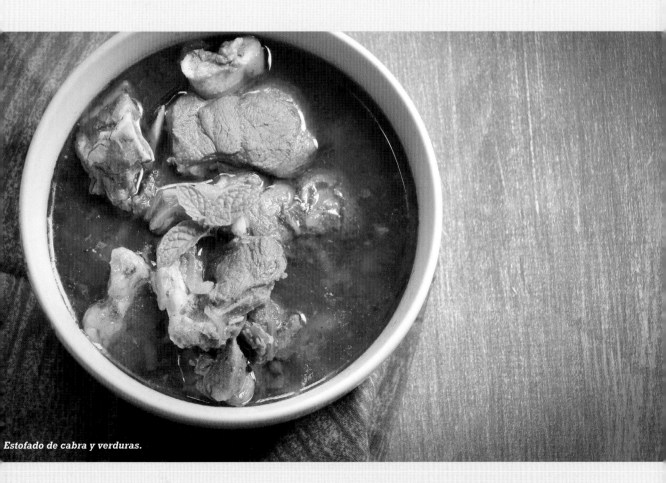

Estofado de cabra y verduras.

PHO
RÁPIDO Y COMIDAS PARA LLEVAR
Balanced & Bright

Para esta receta de **Quinn Wilson,** propietaria de Balanced & Bright Bone Broth, se puede usar cualquier caldo de huesos o de carne o el *Elixir curativo de caldo de verduras.*

Es una comida sencilla, perfecta para los días de trabajo o de viaje en carretera. Simplemente introduce los ingredientes que elijas en un frasco de vidrio (de medio litro o de litro, como prefieras) y deja que el caldo los caliente, convirtiéndolos en una deliciosa sopa fácil de llevar.

Si vas a estar fuera varias horas, puedes preparar esta sopa en un termo de boca ancha por la mañana antes de marcharte y estará lista para la hora de comer, cenar o para tomarla como tentempié.

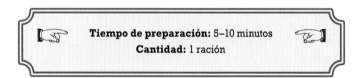

Tiempo de preparación: 5–10 minutos
Cantidad: 1 ración

Puedes elegir los ingredientes de acuerdo a una idea en concreto o simplemente elegir tus favoritos; dale alas a tu imaginación. Aquí tienes algunas sugerencias:

Cualquier verdura que hayas elegido cortada muy fina (calabacines, zanahorias, rábanos, tomates, cebollas, repollo, brécol o coliflor, etc.)

Cualquier tipo de carne cortada muy fina, como pollo, carne de vacuno o gambas

Verduras fermentadas (como kimchi, chucrut o remolacha)

Salsas picantes (como la pasta de guindillas chinas sambal)

Cualquier hierba aromática (como albahaca, cebollinos, perejil o cilantro); una buena idea es poner ¼ de cucharadita de cada una por taza

Sal marina y pimienta al gusto

Fideos de arroz

Suficiente caldo de huesos para llenar un frasco de medio litro o de litro (lo que hayas elegido), dejando siempre sitio para añadir los ingredientes

Prepara la noche antes las verduras, la carne y los aderezos (especias, grasas, etc.) que hayas elegido. Ponlos en un frasco de vidrio, dejando espacio para añadir el caldo y los fideos de arroz.

Cuando vayas a comer, no tienes más que calentar el caldo en la encimera eléctrica. Cuando esté caliente, viértelo con cuidado en el frasco de vidrio. Echa los fideos de arroz, y, cuando se hayan reblandecido, vuelve a cerrar el frasco y espera de 5 a 7 minutos antes de tomarte la sopa.

Aderézala al gusto.

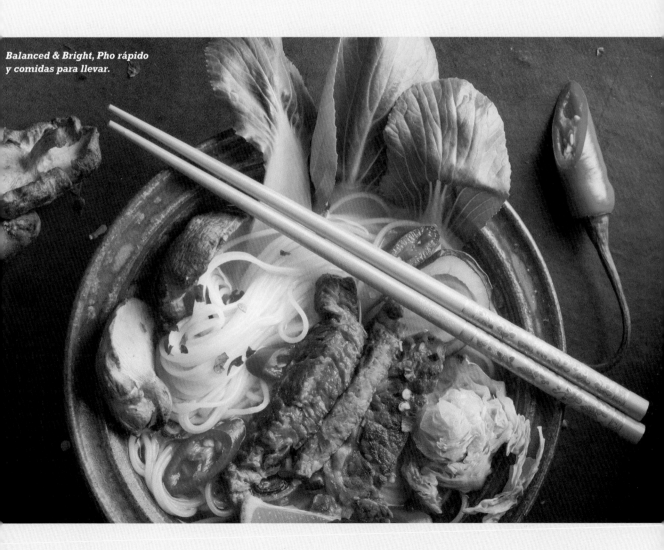

Balanced & Bright, Pho rápido y comidas para llevar.

ALIOLI:
MAYONESA DE AJO
Más saludable

Para hacer esta receta necesitarás un caldo neutro o con un poco de sabor. (Si el caldo de huesos que tienes hecho no se ha gelificado demasiado, añade 1 cucharada de gelatina en polvo neutra por litro de caldo; esto debería bastar para espesar.)

Hay muchas marcas de mayonesa comercial que utilizan aceites refinados nada saludables, que son sometidos a altas temperaturas y están muy procesados, por lo que carecen de antioxidantes, pero les sobran los peligrosos radicales libres. Es muy fácil hacer tu propio alioli (versión con ajo de la mayonesa), y vale la pena el tiempo que emplees en ello, porque puedes usar aceite virgen y saludable, en este caso, aceite de oliva virgen extra. Aunque algunas recetas de alioli casero te dicen que utilices aceite de colza, nosotras te recomendamos que lo evites porque es un aceite muy procesado. Con el aceite de oliva virgen extra conseguirás un alioli sabroso y no tendrás que mezclarlo con otros aceites.

Se conserva bien en la nevera un par de semanas y sabes que es rico en grasas saludables para el cuerpo y el cerebro.

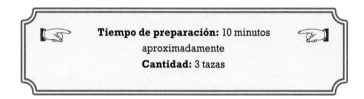

Tiempo de preparación: 10 minutos aproximadamente
Cantidad: 3 tazas

1 huevo entero

1 cucharada de vinagre de sidra de manzana

2 yemas de huevo

1 cucharada de mostaza de Dijon (elige una que lleve vinagre de sidra de manzana, como la de la marca 365 Everyday Value)

3 cucharadas de caldo de huesos (neutro o un poco sabroso)

1 cucharadita de sal marina o sal rosa del Himalaya

2 tazas de aceite de oliva virgen extra

Especias opcionales para aderezar y equilibrar los sabores:

1 cucharadita de tomillo

1 cucharadita de albahaca

1 cucharadita de pimienta negra

2 dientes de ajo grandes

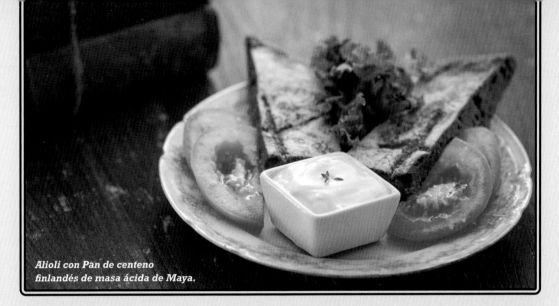

Alioli con Pan de centeno finlandés de masa ácida de Maya.

Pela los dientes de ajo y córtalos por la mitad a lo largo. Ponlos en un cazo pequeño con agua fría y hiérvelos. Luego tira el agua y vuelve a dejar los ajos en el cazo.

Añade aproximadamente ½ taza de agua al cazo donde está el ajo precocido. Echa el vinagre de sidra de manzana y una pizca de sal marina. Pon a hervir el agua y añádele el huevo entero. La clara se ha de hacer por completo y la yema ha de quedar líquida. Esto tarda uno o dos minutos.

Retira el cazo del fuego y saca el huevo y el ajo con un cucharón o cuchara perforada; luego tira el agua.

Pon el huevo escalfado y el ajo en un robot de cocina con la cuchilla amasadora o en una batidora. Añade las otras dos yemas de huevo (tira las claras o guárdalas para otra receta), la mostaza, el caldo de huesos y la sal marina. Bátelo en el robot de cocina o en la batidora (a velocidad baja o media en la batidora).

Coge el aceite de oliva y ve echándolo muy lentamente, de modo que vaya resbalando por el vaso del robot o de la batidora. Éste es el truco, si le das demasiada velocidad, el alioli no se mezclará bien. Para que se produzca la emulsión, el tiempo que has de emplear en verter el aceite en la batidora ha de ser de 2 minutos. ¡Es una buena ocasión para meditar, hacer tus ejercicios respiratorios o repetir tus afirmaciones! Echar el aceite despacio vale la pena. Irás viendo que el alioli empieza a cuajar como la mayonesa o un pudín.

Cuando hayas terminado de echar el aceite y el alioli haya emulsionado, apaga el robot de cocina o la batidora y pruébalo. Si estás acostumbrada a usar un caldo sabroso, comprueba si te gusta cómo sabe tal cual. Si quieres darle más sabor, échale un poco de pimienta negra, albahaca seca y/o tomillo seco, los ingredientes que hemos mencionado antes en la lista de especias opcionales. Puede que quieras añadirle un poco más de sal marina. Añádele las especias que desees y mézclalas bien. No te excedas batiendo, lo justo para que todos los ingredientes queden bien mezclados.

Nota: A veces, cuando bates el alioli la primera vez, puedes detectar un sabor amargo que viene del ajo; esto desaparece tras 24 horas en la nevera. Algunas personas quitan la parte central del ajo (brote) para reducir la posibilidad de que quede amargo. Nosotras no hemos notado mucha diferencia después de haber hervido el ajo, así que haz lo que te parezca mejor, de acuerdo con tu gusto. (No obstante, si el ajo tiene brote verde, quizá sea mejor sacarlo.)

¡Listo para servir!

Consejos para servir:

Utilízalo en lugar de la mayonesa.

Úsalo como salsa para untar verduras, pescado, carne o pollo. Es ideal para un cóctel de gambas.

Úntalo sobre el *Pan de hierbas*.

Úsalo en la *Ensalada de huevo a gusto de todos*, *Tentadora ensalada de atún*, *Ensalada de salmón sencillamente deliciosa* y *Espectacular ensalada de langosta*.

REMOULADE
FRANCESA DE LOUISE
Con alioli

La remoulade es una salsa o crema para untar con base de mayonesa. Es igualmente deliciosa para la carne, las verduras o el pescado. Para hacer esta salsa primero tendrás que hacer la receta de alioli de este mismo capítulo y añadir algunas especias.

Louise: ¡Me encanta la remoulade! Una vez la vi en una tienda de productos naturales y me entusiasmé tanto que la compré sin tan siquiera leer los ingredientes. ¡Hasta que llegué a casa no me di cuenta de que tenía un montón de especias picantes y que era estilo cajún! Me encantan las especias, pero las picantes no son precisamente mis favoritas, así que empecé a pensar en hacer mi propia remoulade y el resultado es esta receta. Si te atrae más la gastronomía cajún, elimina los encurtidos y alcaparras y añádele la mostaza y especias picantes que prefieras.

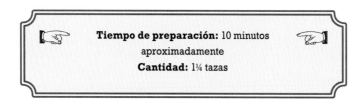

Tiempo de preparación: 10 minutos aproximadamente
Cantidad: 1¼ tazas

1¼ tazas de alioli

1 cucharadita de estragón fresco (o ¼ de cucharadita de estragón seco)

1 cucharada de alcaparras (escurridas y aclaradas)

1 cucharada de pepinillos encurtidos al eneldo

1 cucharada de anchoas troceadas o paté de anchoa

1 cucharadita de cúrcuma

1 cucharadita de pimentón

2 cucharaditas de rábano picante (recién rallado o preparado)

Pon todos los ingredientes en el robot de cocina o batidora. No eches lo que no te gusta, por ejemplo, las anchoas, las alcaparras o los pepinillos. Bátelo todo bien. Si le añades los pepinillos, las alcaparras y el rábano picante, será un poco menos denso que el alioli.

Pruébalo y a ver si te gusta. Añádele más sal marina y pimienta negra si lo prefieres.

¡Lista para servir!

Consejos para servir:

Puedes usarla en lugar de mayonesa en todas tus recetas.

Utilízala como salsa para las verduras, el pescado, la carne o el pollo. Es excelente para el cóctel de gambas.

Puedes untarla en el *Pan de hierbas*.

Puedes usarla para aderezar la ensalada.

SALSA
TAHINI
De alcachofa

Esta receta es ideal para las judías verdes y otras verduras al vapor, aunque también se puede usar como crema para untar.

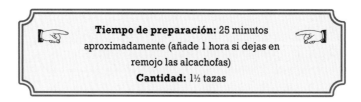

Tiempo de preparación: 25 minutos aproximadamente (añade 1 hora si dejas en remojo las alcachofas)
Cantidad: 1½ tazas

2 cucharadas de ghee o mantequilla

¼ de taza de caldo de huesos (de carne neutro, de pollo o de verduras)

½ taza de cebolla roja cortada a dados

2 cucharaditas de eneldo seco

2 cucharaditas de orégano seco

2 cucharaditas de romero en polvo

1 cucharadita de Herbamare (sal marina ecológica mezclada con hierbas) o sal marina normal

1 cucharadita de pimienta negra

1 frasco de 350 g de corazones de alcachofa en conserva al natural (*Opcional*: escurre el agua del frasco, pon los corazones de alcachofa en un bol y sumérgelos en agua hasta que queden cubiertos. Así se elimina el ácido cítrico. Déjalos en remojo una hora y luego cuélalos.)

2 cucharadas de pasta de tahini (o mantequilla de almendras o de semillas de girasol)

¼ de taza de aceite de la parte superior del frasco de tahini (o aceite de sésamo)

Echa el ghee o la mantequilla en una sartén pequeña y ponla a fuego lento para que se derrita la mantequilla. Echa el caldo de huesos, la cebolla, el eneldo, el orégano, el romero, la sal y la pimienta negra y saltéalo a fuego lento hasta que las cebollas estén blandas y traslúcidas.

Sácalo del fuego y déjalo enfriar, viértelo todo en el robot de cocina con la cuchilla amasadora y añade las alcachofas, el tahini y el aceite del tahini (o de sésamo).

Bátelo todo bien. Añade más sal al gusto.

Consejos para servir:

Esta receta se puede servir fría o templada. Puede emplearse como aderezo de ensalada o como salsa para las verduras, el pollo y el pescado blanco.

Ponla encima de las verduras o el pollo o enfríala en la nevera durante al menos una hora y sírvela con el *Pan de hierbas* o con verduras crudas.

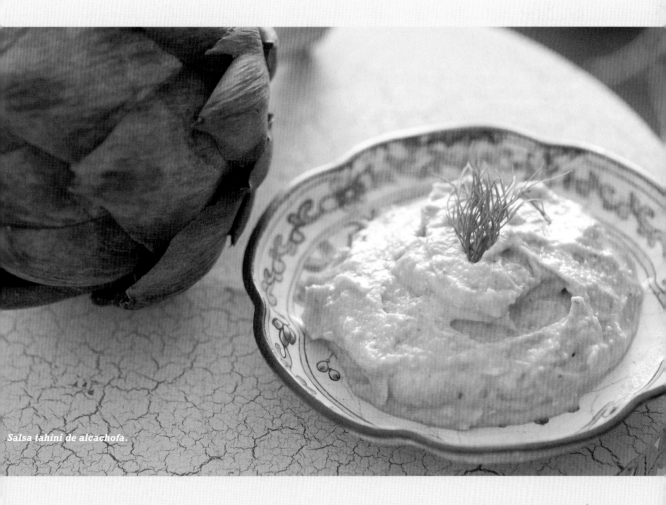

Salsa tahini de alcachofa.

ADEREZO DE
ENSALADA
A tu manera

En esta receta se usa colágeno hidrolizado (o péptidos de colágeno; véase la lista de la compra del capítulo 3 para más información). También puedes prescindir de este ingrediente si no lo tienes a mano. Puedes usar caldo neutro, sabroso o de carne.

La mayoría de los aderezos de ensalada del mercado están cargados de grasas refinadas y grasas trans, que no son especialmente favorables para la salud del cerebro. ¡Afortunadamente puedes hacer tu propio aderezo de ensalada en sólo unos minutos! En esta receta te damos varias opciones para cambiar los ingredientes cuando quieras experimentar nuevas sensaciones de sabor.

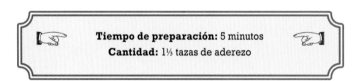

Tiempo de preparación: 5 minutos
Cantidad: 1⅓ tazas de aderezo

1 taza de aceite de oliva virgen extra

⅓ de taza de vinagre de sidra de manzana no filtrado

1 cucharada de colágeno hidrolizado (péptidos de colágeno) o caldo de huesos (si usas el caldo de huesos sabroso, caldo de carne o de verduras; pruébalo primero para saber con qué sabor estás

trabajando. Puesto que es una cantidad muy pequeña, puede que sólo tengas que añadirle muy poco sabor)

1 cucharadita de sal marina

1 cucharadita de pimienta negra

Mezcla todos los ingredientes o ponlos en una batidora y bátelos bien. Con algo tan simple, ¡ya tienes una deliciosa y sencilla vinagreta!

Variaciones:

- Miel de Dijon: 1 cucharada de mostaza de Dijon y 2 cucharaditas de miel (pruébalo y añade otra cucharadita de miel si lo quieres más dulce).

- Vinagreta de hierbas: añade ½ cucharadita de tomillo seco y ½ cucharadita de albahaca seca.
- Vinagreta de limón: añade 1 cucharada de zumo de limón.
- Vinagreta balsámica: sustituye el vinagre de sidra de manzana por vinagre balsámico.

SALSA DE
MOSTAZA
Al vino blanco

Esta receta sabe mejor con caldo de huesos de pollo o de carne de ave, aunque cualquier caldo de huesos o de carne que tenga un poco de sabor puede servir.

Es una deliciosa salsa *gourmet* rápida que combina de maravilla con las aves, el conejo, el pescado, el cordero y los platos de verduras. (Véase foto de la página 180 de la salsa con Gallina de Cornualles.) Puedes hacer un lote y utilizarla de aliño de ensalada o como salsa para agregar a las sopas, caldos y estofados. Se congela bien, así que si haces de más, la tendrás a mano cuando necesites preparar una comida o una cena con invitados en el último minuto.

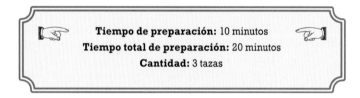

Tiempo de preparación: 10 minutos
Tiempo total de preparación: 20 minutos
Cantidad: 3 tazas

2 cucharadas de ajo fresco machacado (o 2 chalotas cortadas a dados o ½ taza de cebolla roja)

1 taza de vino blanco

1 taza de agua

½ taza de mostaza de Dijon

½ taza de mantequilla de coco

1 taza de caldo de huesos (cualquier caldo de huesos o de carne servirá, aunque un caldo neutro o de huesos o de carne de ave un poco sabroso sería lo ideal)

2 cucharadas de romero molido

2 cucharaditas de pimienta negra

1 cucharadita de albahaca seca

1 cucharadita de pimienta negra

1 cucharadita de sal marina

Pon todos los ingredientes excepto la sal marina en una sartén profunda para saltear o en un cazo a fuego lento. Mézclalo todo y échale la sal marina, y luego cuécelo al fuego más bajo durante 10 minutos.

Prueba la salsa y si quieres agrégale un poco más de sal marina o pimienta.

Quítala del fuego y apártala hasta que el plato principal esté listo para servir.

Consejos para servir:

Sírvela con verduras, cordero, ave, hamburguesas, ensaladas, sopas o estofados.

Úsala para aliñar huevos escalfados o revueltos.

Utilízala como una alternativa a la mayonesa en una ensalada de huevo.

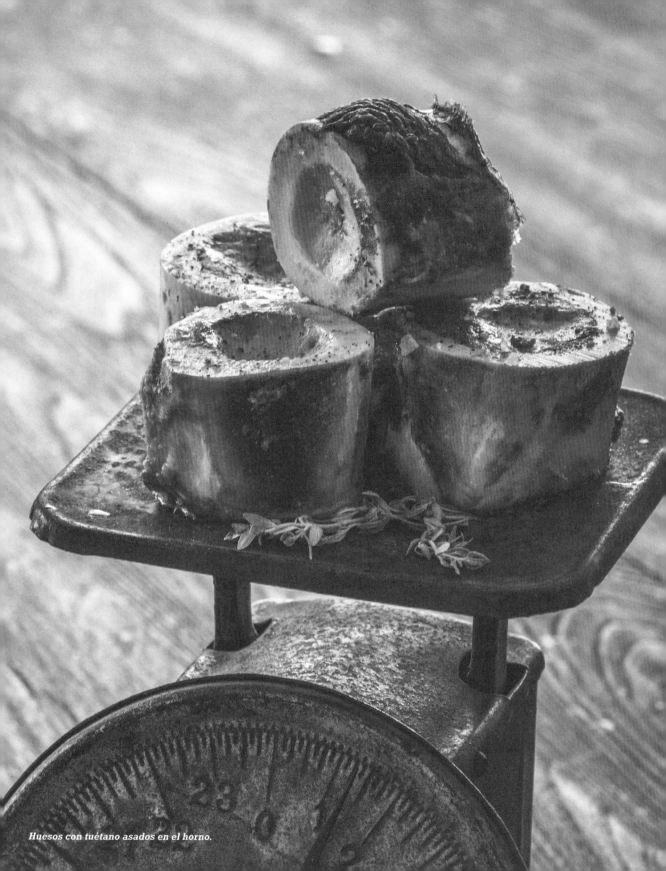

Huesos con tuétano asados en el horno.

CAPÍTULO 7

LAS RECETAS TONIFICANTES:
Carne, aves, caza y pescado

CUPCAKES DE BISONTE
CON COBERTURA DE PURÉ DE
Apionabo

Para esta receta se necesita caldo de huesos de carne roja, pero el de carne o huesos de ave o el *Elixir curativo de caldo de verduras* también pueden servir.

Aunque los pastelitos de carne son ya de por sí deliciosos, son más divertidos con la receta *Puré de apionabo* para rematarlos, pues así parece que sean cupcakes. (La receta *Puré de apionabo* está en el capítulo 8.)

Los niños —o nuestro niño o niña interior— adoran estos pastelitos y se los comen con avidez. Son tan apropiados para una celebración informal como para una experiencia *gourmet*. Pero lo mejor de todo es que son tan rápidos de hacer que te permitirán tener más tiempo para estar con tu familia y amigos. ¡Esto los convierte en un plato perfecto para una cena con invitados!

1 cebolla amarilla grande cortada a dados (aproximadamente 1½ tazas)

1 taza de hinojo fresco (tallos o bulbo) cortado a dados pequeños

½ taza de aceite o mantequilla de coco

1 cucharada de romero

2 cucharaditas de cúrcuma

2 cucharaditas de fenogreco

2 cucharaditas de pimienta de Jamaica

2 cucharaditas de pimienta negra

2 cucharaditas de ajo en polvo

2 cucharaditas de sal marina

1 taza de vino de Madeira

2 tazas de caldo de huesos (preferiblemente caldo de huesos de carne roja, o bien caldo de huesos o de carne de ave o *Elixir curativo de caldo de verduras*)

900 g de carne picada de bisonte (sustitúyela por carne picada de ternera si no puedes encontrarla)

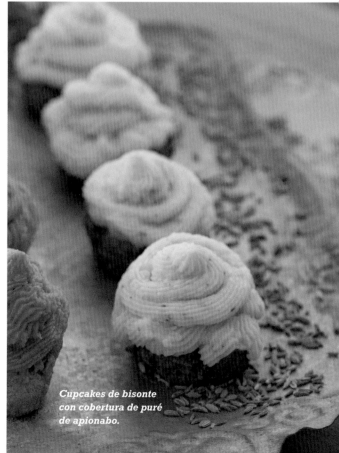

Cupcakes de bisonte con cobertura de puré de apionabo.

Precalienta el horno a 180 °C.

Echa 1 cucharada de aceite de coco para saltear a fuego lento las cebollas, el hinojo y todas las especias (menos la sal marina) durante 5 minutos en una olla de 3 litros. Añade el caldo, una cucharadita de sal marina y el vino de Madeira; hierve la mezcla a fuego muy lento 10 minutos.

Saca la olla del fuego; añade la carne de bisonte y la otra cucharadita de sal marina. Agrega el resto del aceite de coco y mézclalo todo bien.

Engrasa los moldes para hacer magdalenas. (La receta es para 24 pastelitos, puesto que la mayoría querrán al menos dos.) Si sólo tienes una bandeja, utiliza un molde para hacer pan para colocar el resto de la masa. Reparte la mezcla de carne en el molde para magdalenas, la cantidad justa para rellenar cada espacio. No es necesario que lo llenes hasta arriba.

Si utilizas moldes de silicona, colócalos sobre bandejas de horno, porque esto facilita el manejo para meterlos y sacarlos. Pon el molde de magdalenas en el horno y déjalo de 7 a 12 minutos, o hasta que la carne este hecha a tu gusto. Un indicativo de que la carne está hecha es cuando el termómetro de cocina marca 70 °C.

Mientras se hacen los pastelitos, puedes preparar el *Puré de apionabo*.

Cuando estén hechos y hayas preparado el puré, ¡ya puedes sacarlos del molde y presentarlos! Ponles un poco de puré de apionabo por encima, la cantidad que desees. Algunas personas ponen el puré con una manga pastelera para que quede más estético y tengan más aspecto de cupcakes.

Consejos para servir:

Sirve los pastelitos solos o con el puré de apionabo encima, como si fueran cupcakes glaseados.

Sírvelos con los *Espárragos sin más*, *Las mejores coles de Bruselas* o tu sopa favorita.

COSTILLAS DE
TERNERA CRUJIENTE CON
Lima, cilantro y menta

Para esta receta de **Nick Brune,** chef ejecutivo del Local Habit de San Diego, puedes utilizar caldo de huesos o de carne de vacuno o el caldo de carne que más te guste, sabroso o neutro.

Es una receta muy ambiciosa, pero ¡vale la pena el tiempo que emplearás para preparar esta comida celestial inspirada por un chef! Si quieres puedes hacer una versión abreviada y contentarte con hervir a fuego lento las costillas de ternera en el caldo. No obstante, si deseas disfrutar del verdadero sabor y de una aventura culinaria, ¡sigue hasta el final y experimenta las recompensas del increíble sabor de este plato!

☞ **Tiempo de preparación:** empieza a preparar la ☜ receta con dos días de antelación; marínala durante la noche y vuelve a ponerla en la nevera para que adquiera sabor durante 5 horas más o toda una noche.

Tiempo de preparación manual: 2 horas
Tiempo total de preparación: 26 horas
Cantidad: 10–12 raciones

2,7 kg de costillas de ternera (sin hueso)

⅔ de taza de salsa de pescado

1 taza de chalotas picadas

¼ de taza de ajo picado

¼ de taza de aceite de oliva virgen extra

1 cucharada de pimienta negra

¼ de taza de copos de chile

1 manita de cerdo cortada por la mitad

2½ litros de caldo de huesos de vacuno

Mantequilla o grasa de vacuno

5 limas

Adornar con: cebolletas, brotes de soja, ramitas de menta, cilantro fresco

Opcional: chiles picantes de Tailandia

Pon las costillas de ternera en una bandeja de vidrio para horno profunda o en una cacerola.

Echa en un bol la salsa de pescado, las chalotas, el ajo, el aceite de oliva, la pimienta negra y los copos de chile, y mézclalo todo bien con un batidor de varillas manual. Echa la mezcla sobre las costillas de ternera.

Mezcla con las manos las costillas de ternera en la mixtura de especias y aceite hasta que los ingredientes queden bien distribuidos. Cubre el bol con film transparente y ponlo a marinar toda la noche en la nevera.

Al día siguiente, saca las costillas de ternera de la nevera y déjalas reposar sobre la encimera de la cocina unos 30 minutos para que se pongan a temperatura ambiente. (Si usas una olla de cocción lenta, sáltate este paso.)

—Si usas una olla de cocción lenta: pon las costillas de ternera, la manita de cerdo y el caldo en la olla, y que cueza a temperatura mínima durante 8 horas. Las costillas estarán listas cuando estén blandas.

—Si lo haces en el horno: precalienta el horno a 160 °C. Pon las costillas de ternera, la manita de cerdo y el caldo en una olla de hierro colado grande con tapa. (Un buen truco es cortar papel de horno del tamaño de la olla y cubrirla con él, luego cubrir con una lámina de papel de aluminio y encima poner la tapa. Esto hará que no salga el vapor y protegerá la carne del aluminio.) Déjalo todo en el horno a temperatura mínima de 2½ a 3 horas o hasta que la carne esté completamente tierna. Sácalo del horno y déjalo enfriar con la tapa puesta.

Cuando la carne esté hecha, sácala de la olla de cocción lenta o de la de hierro colado junto con la manita de cerdo. Cuela el caldo con un colador de malla fina colocando un bol grande debajo.

Cuando la carne de las costillas de ternera se haya enfriado un poco, desmenúzala con las manos. Puedes colocarla en una cazuela amplia y usar dos tenedores grandes para separarla y deshilacharla.

Vuelve a poner el caldo y la manita de cerdo en la olla y hiérvelos a fuego lento 30 minutos, aunque a una temperatura un poco más alta. (Puedes usar la olla de cocción lenta o la olla normal para la cocina de gas o eléctrica, a fuego medio alto.) Vuelve a colar el caldo.

Ahora ha llegado el momento de cocinar. Coloca la carne que has desmenuzado en un bol grande y añade lentamente suficiente caldo como para que quede bien humedecida, aproximadamente de 1½ a 2 tazas (guarda el resto del caldo para bebértelo o para futuras recetas). Por último, pon la carne de vacuno en una bandeja de horno grande en una capa regular, cúbrela con papel de horno y ponle otra bandeja de horno grande encima.

Mete en la nevera los 2,3 kg de contenido uniformemente repartido en las bandejas de horno durante unas 4 horas (mejor si es toda la noche).

Para servir este plato, saca la carne de la bandeja de horno y córtala en raciones cuadradas o usa las tijeras de cocina para hacer hamburguesas. Calienta una sartén grande de acero inoxidable o de hierro colado con el fuego al máximo durante 1 minuto. Echa mantequilla o grasa de vaca para engrasar el fondo.

Pasa por la sartén tus hamburguesas; hazlas 1½ minutos de cada lado o hasta que se doren.

Pon las hamburguesas de vaca en el plato y adórnalas con cebolletas, brotes de soja, menta, cilantro, chiles picantes tailandeses y más caldo si lo deseas.

Corta los trocitos de lima en cuartos y exprímelos sobre la carne para darle más sabor.

Consejos para servir:

Acompaña la carne con tu ensalada verde favorita.

Sírvela con el *Puré de apionabo* o *Las mejores coles de Bruselas*.

ASADO
SENCILLO DE REDONDO
De ternera

Si no has probado el asado de redondo de ternera, es porque aunque te hayan dicho que es asequible de precio, puede quedar duro. Pues bien, vamos a acabar con esta vieja idea utilizando la cocción lenta para conseguir que salga tierno.

Nos gusta usar una olla o un método de cocción lenta por un par de razones. ¡Una es porque es tremendamente fácil! La otra es porque la carne de animales que han pastado es menos grasa y, por consiguiente, puede ser más difícil conseguir la ternura justa. Por lo tanto, si quieres resultados seguros y fáciles (¡nosotras sí!), la olla de cocción lenta es la estrella para conseguirlos. Sin embargo, también te daremos otras alternativas de cocción, si no tienes una olla de cocción lenta.

Este asado de redondo de ternera es tan apropiado para una cena familiar informal como para una cena formal con invitados; puedes aderezarlo como gustes.

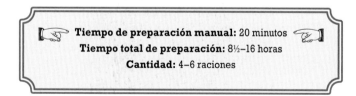

Tiempo de preparación manual: 20 minutos
Tiempo total de preparación: 8½–16 horas
Cantidad: 4–6 raciones

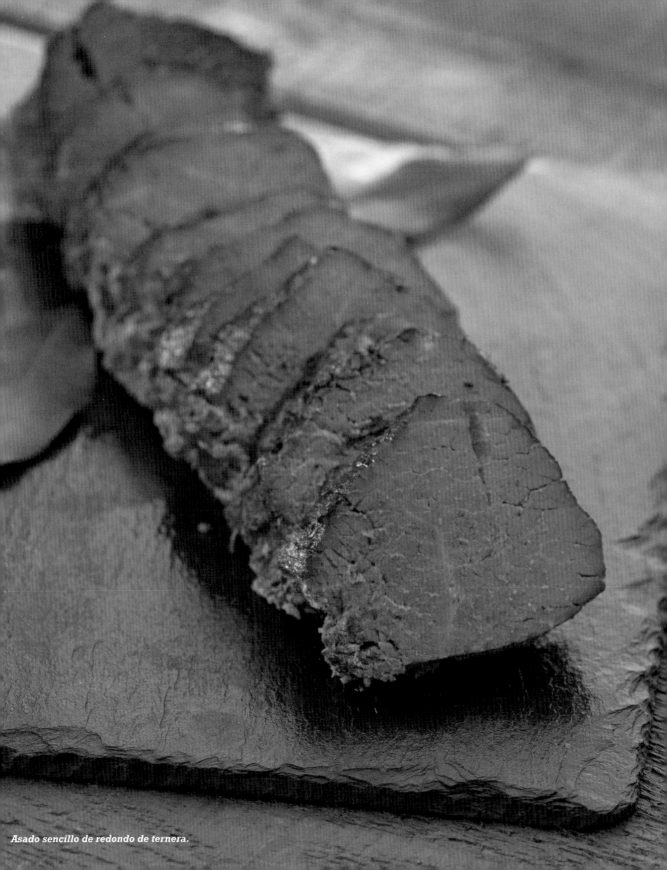

Asado sencillo de redondo de ternera.

450-900 g de redondo de ternera

1 taza de vino de Madeira (puedes usar ¼ de taza de vinagre de sidra de manzana, si no quieres usar vino)

5 dientes de ajo

1 taza de cebolla roja, a rodajitas o dados

2 cucharadas de aceite de coco, mantequilla, ghee o grasa de vacuno

2 tazas de caldo de huesos o de carne (cordero, rabo de buey o cualquier otro caldo que prefieras)

2 hojas de laurel

1 cucharada de tomillo

1 cucharada de romero en polvo u hojas de romero

1 cucharada de pimienta negra

1 cucharada de sal marina

½ cucharadita de clavo de olor

Opcional: marina la carne para realzar el sabor:

Echa el vino de Madeira (si lo sustituyes por vinagre de sidra de manzana, añade también ¾ de taza de aceite de oliva), el ajo y las cebollas en una batidora y bate los ingredientes. Si no tienes batidora, machaca el ajo y mezcla todos los ingredientes con un batidor de varillas manual.

Pincha la carne por todas partes con un cuchillo afilado (cortes de poco más de un centímetro), vierte la mezcla con el vino de Madeira por encima de la carne y guárdalo en la nevera toda la noche. ¡Si no lo habías planificado con tanta antelación, no te preocupes! Deja que la carne repose unos 30 minutos sobre la encimera de trabajo. Puedes añadirle más ajos (pelados y cortados por la mitad o a cuartos) en las incisiones que has hecho con el cuchillo a la carne. Esto le dará más sabor.

Opcional: dorar la carne para darle más sabor:

Algunas personas doran la carne para realzar su sabor. No es necesario, pero puede aportarle un delicioso sabor extra. Si tienes ganas de probar, echa la mantequilla, el ghee, la grasa de vaca o el aceite de coco en una cacerola con tapa, sartén profunda u olla de hierro colado y ponla a derretir a fuego lento.

Si has marinado la carne, echa la carne y la mezcla que te haya sobrado del marinado a la cacerola.

Si no has marinado la carne, añade el vino de Madeira (aceite de coco, mantequilla, ghee o grasa de vaca), ajo y cebollas a la cacerola. Si no vas a ponerle vino, deja aparte el vinagre de sidra de manzana y el aceite de oliva hasta que vayas a cocer el redondo de ternera en el caldo.

Caliéntalo a fuego lento unos minutos. Mientras se está calentando, pincha la carne por todas partes con un cuchillo afilado (cortes de poco más de un centímetro). Puedes añadirle más ajos (pelados y cortados por la mitad o a cuartos) en las incisiones que has hecho con el cuchillo a la carne si lo deseas.

Añade la carne a la cacerola. Pon el fuego medio alto y rehoga toda la superficie de la carne durante unos minutos.

Método sin complicaciones: pasa de dorar y de marinar

Saltea el vino de Madeira, la grasa (aceite de coco, mantequilla, ghee o grasa de vaca), el ajo y las cebollas en una sartén, y luego cuécelo todo a fuego lento hasta que se reduzca el vino a la mitad o tres cuartas partes. Así estarás creando un sabor agradable y concentrado. Si no le vas a echar vino, deja aparte el vinagre de sidra de manzana y el aceite de oliva, hasta que estés a punto para cocer la carne. Puedes añadir el vinagre al agua y al caldo en el siguiente paso. Saltéalo hasta que el ajo y las cebollas se hayan ablandado y desprendan su aroma.

Mientras se reduce la mezcla con el vino de Madeira, pincha la carne por todas partes con un cuchillo afilado (cortes de poco más de un centímetro). Puedes añadir más ajos (pelados y cortados por la mitad o a cuartos) en las incisiones que has hecho con el cuchillo a la carne si lo deseas. Esto enriquecerá su sabor.

Instrucciones para cocinar el redondo de ternera:

Pon la carne en la olla de cocción lenta, en la olla de hierro colado o en la olla grande para caldo. (Si no has marinado ni dorado, vierte ahora la reducción de la mezcla con vino de Madeira sobre la carne.) Añade suficiente agua para cubrirla, y agrega el caldo de huesos y las hojas de laurel.

Cuece la carne siguiendo los siguientes métodos. Sabrás cuándo está hecha si se corta fácilmente al pincharla con un cuchillo afilado. Puedes usar un termómetro de cocina para asegurarte de que está hecha. Introdúcelo en la parte más gruesa de la pieza, y cuando alcance una temperatura interna de 50–55 °C es que está poco hecha.

—En *el horno*: precalienta el horno a 120 °C y hazla dentro de la olla de hierro colado (con la tapa puesta) durante unas 6 horas.

—En *una olla de cocción lenta*: prográmala a temperatura mínima (o para 8 horas de cocción si tienes una olla con temporizador). A las 8 horas, la carne debería estar muy tierna.

—En *la cocina de gas o eléctrica*: si no tienes olla de hierro colado, puedes usar una olla grande para el caldo. Ponla con el fuego al máximo hasta que hierva y luego bájalo al mínimo, para que se haga a fuego lento durante 4 u 8 horas, con la tapa puesta. Revisa cómo está a las 4 o 6 horas.

Al cabo de 4 o 5 horas de cocción, añade las especias. Puedes añadirlas al principio, pero conseguirás más sabor si lo haces en las últimas horas de cocción.

cu

Consejos para servir:

Corta la carne a rodajas muy finas y sírvela con *Puré de apionabo* (para hacerla al estilo de carne con patatas, pero sin el almidón) o con tus verduras favoritas al vapor, como *Espárragos sin más*. Combina bien con *Zanahorias con cardamomo* y *Cebollas caramelizadas*.

Al final de la cocción en la olla de cocción lenta, obtendrás un caldo de huesos con el sabor del redondo de ternera y las especias. Puedes usarlo como salsa de carne ligera para echar por encima del asado o sobre el puré de apionabo o cualquier otra verdura con la que acompañes el redondo. También puedes espesarlo añadiendo un poco de puré de apionabo al líquido y batiéndolo con un batidor de varillas manual, con una batidora eléctrica de mano o bien en una batidora de vaso.

Un acompañamiento de verduras fermentadas, como chucrut o kimchi, rematará el plato con un agradable sabor ácido y aporta una buena dosis de probióticos que favorecen la digestión.

Corta a rodajitas la carne que te sobre y guárdala en la nevera o en el congelador para preparar tentempiés o comidas rápidas durante la semana.

POLLO CON SALSA
DE MIEL Y MOSTAZA

Esta receta está diseñada para curar el intestino. Y alégrate, ¡porque además es exquisita y fácil de hacer! La propina es que te saldrá un apetitoso caldo de carne, que podrás utilizar en otras recetas.

Una noche servimos esta sopa en casa de Louise, y a Maya Labos (de la sección «Pausa para bailar» del capítulo 2, y del *Pan de centeno finlandés de masa ácida de Maya*, del capítulo 9) le encantó. ¡Nosotras creemos que a ti también te encantará!

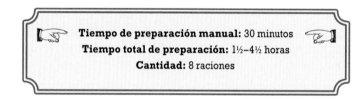

Tiempo de preparación manual: 30 minutos
Tiempo total de preparación: 1½–4½ horas
Cantidad: 8 raciones

8 muslos de pollo (con hueso)

1 taza de caldo de huesos (caldo de huesos de pollo o de carne de pollo o casi cualquier caldo vegetal, de carne o de ave)

1 taza de vino blanco para cocinar (cualquiera que tengas a mano)

¼ de taza de vinagre de sidra de manzana

4 tazas de brécol, unas dos cabezas grandes desmenuzadas en cabezuelas

½–⅔ de taza de miel ecológica (si no te gustan las cosas tan dulces, empieza por ½ taza de miel y adáptalo a tus preferencias cuando el plato ya esté hecho)

2 cucharadas de mostaza de Dijon a la miel

2 cucharaditas de sal marina

1 cucharadita de cúrcuma

1 cucharadita de pimienta negra

½ cucharadita de comino

¼ de cucharadita de pimienta de Jamaica

Especias opcionales para dar sabor y equilibrar:

¼ de cucharadita de citronela

3 dientes de ajo

Pon los muslos de pollo en la olla de cocción lenta. Añade el caldo de huesos, vino blanco, vinagre de sidra de manzana y suficiente agua para cubrir el pollo. Programa la olla a temperatura máxima para que cueza 4 horas.

—*Opción para hacerla en la cocina eléctrica o de gas*: si no tienes olla de cocción lenta, pon el pollo, el vino y el vinagre en una olla para caldo o en una olla de hierro colado y échale agua hasta cubrirlo. Cuando hierva, baja el fuego al mínimo y deja que se cocine a fuego lento durante 3 horas. Cuando esté hecho el pollo, la carne casi se desprenderá de los huesos ella sola porque estará muy tierna.

—*Cocción en el horno*: precalienta el horno a 180 °C. Coloca el pollo, el caldo de huesos, el vino y el vinagre en una olla de hierro colado, y luego añade suficiente agua para cubrir el pollo. Cuécelo aproximadamente 25 minutos o hasta que la carne haya alcanzado la temperatura interna de 74 °C. También puedes usar una bandeja de Pyrex o una bandeja de horno profunda; adapta la cantidad de agua al recipiente que uses. El pollo saldrá buenísimo.

Mientras se hace el pollo, prepara el glaseado de mostaza a la miel. (Utiliza una olla de 6 litros o una cacerola con tapa grande para hacerlo, para que al final puedas añadir fácilmente el pollo y el brécol a la salsa.) Introduce la miel, la mostaza y todas las especias en la olla y ponla a fuego lento. Si usas ajo, pícalo y añádelo al glaseado. Caliéntalo a fuego lento de 5 a 7 minutos, luego sácalo del fuego y déjalo aparte.

Una vez que esté listo el glaseado, haz el brécol al vapor. Pon una olla o una sartén a fuego medio bajo,

añade un par de tazas de agua y echa las cabezuelas de brécol en una cesta para cocinar al vapor. Cuécelas al vapor de 5 a 10 minutos, y ve comprobando la textura de vez en cuando. Escurre el líquido y tíralo o guárdalo para hacer otra sopa.

Cuando el pollo esté hecho, escurre el líquido y ponlo en un recipiente de vidrio, guarda el caldo para otras recetas. (Consejo: puedes hacer una sopa con las sobras de este plato. A este caldo de huesos, ¡añádele sobras de pollo y un poco de sal marina y pimienta negra y ya tienes otra comida nueva!)

Deja que se enfríe un poco el pollo o usa unas pinzas de cocina, y saca la carne de los huesos (debería salir fácilmente; también puedes usar cuchillo y tenedor, si es necesario).

Si la mezcla de glaseado de miel está en una olla lo bastante grande, será perfecta para agregarle el pollo y el brécol y calentarlo todo junto a fuego lento durante unos minutos. Si la olla es demasiado pequeña, pon el pollo en una bandeja de servir, échale el glaseado de miel por encima y mézclalo bien.

Prueba el resultado final para ver si le has de añadir más miel, sal marina o pimienta o bien dejarlo tal cual.

Consejos para servir:

Sírvelo templado tal cual o sobre un lecho de arroz o de quinoa.

Sírvelo con una ensalada de acompañamiento o sobre un lecho de lechuga romana o de rúcula.

PECHUGA[1]
DE PAVO AL HORNO
Con limón

Para esta receta de la **Fundación Price-Pottenger Nutrition,** necesitas caldo de huesos de pollo, cualquier caldo de carne de ave o caldo de huesos o de carne neutro.

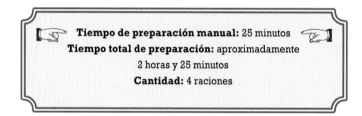

Tiempo de preparación manual: 25 minutos
Tiempo total de preparación: aproximadamente
2 horas y 25 minutos
Cantidad: 4 raciones

- ½ pechuga de pavo con piel (1,5-2 kg)
- 1 taza de caldo de huesos de pollo (o caldo de huesos de cualquier ave o caldo de verduras)
- 1 diente de ajo grande pelado y picado
- 1 limón mediano cortado a rodajas
- 1 cebolla mediana pelada y cortada a rodajas
- 1 cucharada de salvia fresca, troceada (o 1 cucharadita seca)
- 1 cucharada de albahaca fresca, troceada (o 1 cucharadita seca)
- 1 cucharadita de sal marina

Precalienta el horno a 160 ºC.

Pon el pavo en una bandeja de horno grande. Haz varios cortes sobre la piel de la pechuga e introduce el ajo. Coloca las rodajas de limón encima de la carne y rodéala por debajo con la cebolla.

Vierte el caldo y, si es necesario, añádele un poco más de agua para que la pechuga esté sobre un lecho de unos 2,5 centímetros de agua. Mezcla los aderezos en un bol y rocía la mezcla uniformemente sobre la pieza.

Hornéala 20 minutos por cada medio kilo, bañándola en su propio jugo de vez en cuando si es necesario.

Cuando el pavo esté dorado, cubre el recipiente con papel de aluminio o con una esterilla de silicona y sigue horneándolo de 30 a 50 minutos más. (También puedes comprobar si está hecho hundiendo un termómetro de cocina en el centro de la pechuga; tiene que estar a 75 ºC.)

Saca el pavo y ponlo en una tabla de cortar. Déjalo reposar durante unos minutos antes de cortarlo.

Consejos para servir:

Este plato combina bien con ensalada o con cualquiera de tus verduras favoritas.

Sírvelo con el *Puré de apionabo* y *Las mejores coles de Bruselas*.

Sírvelo con *Zanahorias con cardamomo* y *Cebollas caramelizadas*.

El *Jengibre encurtido* (con las zanahorias opcionales que aconsejamos para esta receta) también combinan bien con este plato, junto con algunas verduras crudas fermentadas, como el chucrut.

CUPCAKES SENCILLOS DE PAVO
CON COBERTURA DE PURÉ
De calabaza kabocha

Tu niña interior está esperando un premio! Estos maravillosos cupcakes de carne, con el puré de calabaza kabocha por encima, parecen un postre. Son una delicia sabrosa con la cantidad justa de dulce para lograr un equilibrio de sabores perfecto y satisfacer a tu paladar y a tu cuerpo. Para esta receta necesitas caldo de carne de ave neutro o sabroso, aunque puedes usar caldo de verduras o caldo de huesos o de carne neutro, y la receta del capítulo 8, *Puré de calabaza kabocha*.

Si has tenido un día ocupado y lo único que quieres es sentarte a cenar, ésta es una forma rápida y deliciosa de hacerlo. Puedes saltarte la cobertura de puré de calabaza, pero si la has horneado con antelación, la preparación es muy rápida.

Estos pastelitos son igual de deliciosos y apropiados para una comida informal que para una comida o una cena formal. Pero lo mejor de todo es que son divertidos. La primera vez que se los servimos a nuestras probadoras de recetas, La tribu del caldo de huesos, estuvieron exclamando durante toda la comida, diciendo que el remate de puré de calabaza le daba el toque de gracia, que era digno de un restaurante *gourmet*.

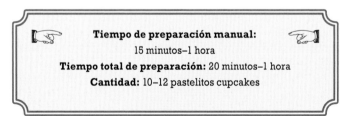

Tiempo de preparación manual:
15 minutos–1 hora
Tiempo total de preparación: 20 minutos–1 hora
Cantidad: 10–12 pastelitos cupcakes

- 1 taza de aceite de coco (puedes sustituirlo por mantequilla, ghee o nuestra mezcla favorita: ½ taza de aceite de coco y ½ taza de ghee)
- 2 tazas de cebolla roja cortada a dados (una grande o 2 medianas)
- 5 tallos de apio cortados finos
- 1 cucharada de tomillo
- 1 cucharada de albahaca
- 2 cucharaditas de romero molido
- 2 cucharaditas de pimienta negra
- 1 cucharadita de hinojo
- 1 cucharadita de fenogreco
- 1 taza de caldo de huesos (idealmente deberías usar caldo de huesos de ave neutro o sabroso o caldo de verduras)
- 2 cucharaditas de sal marina
- 1 taza de vino de Madeira (puedes sustituirlo por un jerez para cocinar o un vino tinto dulce. No lo incluyas en la receta si no quieres, pero recuerda que aporta un delicioso sabor *gourmet*)
- 6 tiras de beicon (cortadas a trocitos)
- 700g de carne picada de pavo (o de pollo)

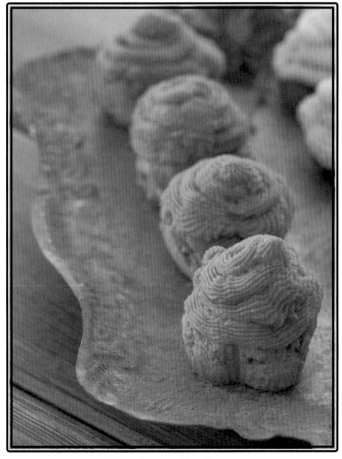

Cupcakes sencillos de pavo
con cobertura de puré de calabaza kabocha.

Te recomendamos que primero hagas la receta de *Puré de calabaza kabocha*. Si no tienes hecha la calabaza con antelación, puedes preparar los pastelitos de carne mientras se hace la calabaza. Puedes incluso cocinarla en la olla de cocción lenta la noche antes o la misma mañana que vas a servir este plato para que esté a punto cuando vuelvas a casa después del trabajo.

Para una opción superrápida, usa boniatos: córtalos a trocitos y hiérvelos de 10 a 15 minutos mientras se hace la carne. Esto reducirá un poco el tiempo, pero, aunque no la hayas planificado con antelación, todavía puedes disfrutar de esta deliciosa comida. Cuando los boniatos estén tiernos, escúrrelos y haz el puré con un aplastapatatas o en un robot de cocina.

Precalienta el horno a 180 °C.

Echa el aceite de coco, la cebolla, el apio y todas las especias (menos la sal marina) en una sartén honda para saltear y ponla a fuego medio bajo. Calienta las especias hasta que suelten su aroma. Saltéalas hasta que la cebolla esté traslúcida y añade el caldo de huesos y la sal marina. Deja que se hagan a fuego lento durante 5 minutos.

Añade el vino de Madeira y déjalo cocer a fuego lento otros 5 minutos.

Añade a la sartén el beicon cortado y el pavo picado y sigue con el fuego al mínimo mientras remueves bien la mezcla. Nosotras colocamos la masa en un robot de cocina con la cuchilla amasadora y pulsamos varias veces para que se mezcle todo bien. Otra opción es ponerla en un bol y removerla con una cuchara de madera.

Engrasa una bandeja de 12 unidades para hacer magdalenas con aceite de coco, mantequilla o ghee. Puedes usar un molde de silicona y colocarlo encima de una bandeja de horno (esto te permitirá meter y sacar la bandeja del horno con más facilidad). Ahora ya puedes rellenar la bandeja de magdalenas: pon la masa justa para llenar el espacio destinado a la magdalena. No es necesario llenarlo demasiado.

Pon los pastelitos de carne en el horno y deja que se hagan durante unos 10 minutos. Sabrás que están hechos porque se encogen de tamaño y se ven jugosos. Puedes tocar uno por el centro para ver si rebota un poco, como si fuera una esponja. También puedes usar un termómetro para la carne; sabrás que están hechos cuando tengan una temperatura de 68 a 71 °C.

Sácalos del horno para que se enfríen un poco. Luego, colócalos en los platos o en una bandeja de servir y ponles el puré de calabaza por encima. ¡Puedes hacerlo tan informal o artístico como gustes! Algunas personas utilizan una manga pastelera para que quede más artístico. También puedes poner el puré de calabaza justo al lado de los cupcakes para simplificar. ¡Nosotras somos más rudimentarias y hacemos lo que nos resulte más cómodo en ese momento!

Consejos para servir:

Sírvelos con *Espárragos sin más*, *Las mejores coles de Bruselas*, una ensalada o tu sopa favorita o caldo.

ESTOFADO DE CORDERO[2]
PARA DESAYUNAR

Para esta receta de la **Fundación Price-Pottenger Nutrition,** necesitarás caldo de huesos de cordero, aunque también puedes usar cualquier caldo de huesos o de carne roja.

Si te estás iniciando en el cordero, ¡prepárate para comer un manjar! Está cargado de nutrientes y muchas personas encuentran que es una carne roja fácil de digerir. Los cortes tiernos se pueden comer crudos, muy poco hechos o poco hechos; los cortes más duros se pueden cocer a fuego lento para hacer estofados. Come siempre el cordero como un alimento integral, es decir, con toda su grasa.

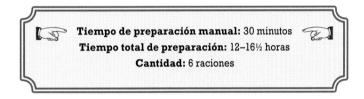

Tiempo de preparación manual: 30 minutos
Tiempo total de preparación: 12–16½ horas
Cantidad: 6 raciones

1 kg de carne de cordero para estofado, con su grasa

1 taza de vino tinto

3–4 tazas de caldo de huesos de cordero

1 cucharada de mantequilla

1 cucharada de aceite de oliva

1 lata de pasta de tomate concentrado (170 g aproximadamente)

Varias ramitas de romero y tomillo fresco atadas

2 dientes de ajo pelados y machacados

2–3 clavos de olor enteros (o ¼ de cucharadita molido)

1 cucharadita de granos de pimienta verde aplastados (puedes sustituirlos por alcaparras o ½ cucharadita de granos de pimienta negra)

2–3 trozos de piel de naranja fresca

5–6 patatas de piel roja (o sustitúyelas por 3 tazas de apionabo troceado si prefieres no tomar almidón)

6–8 zanahorias de tamaño mediano peladas y cortadas a tiras (unas 3 tazas)

2 cucharadas de arrurruz en polvo disuelto en 2 cucharadas de agua

Sal y pimienta al gusto

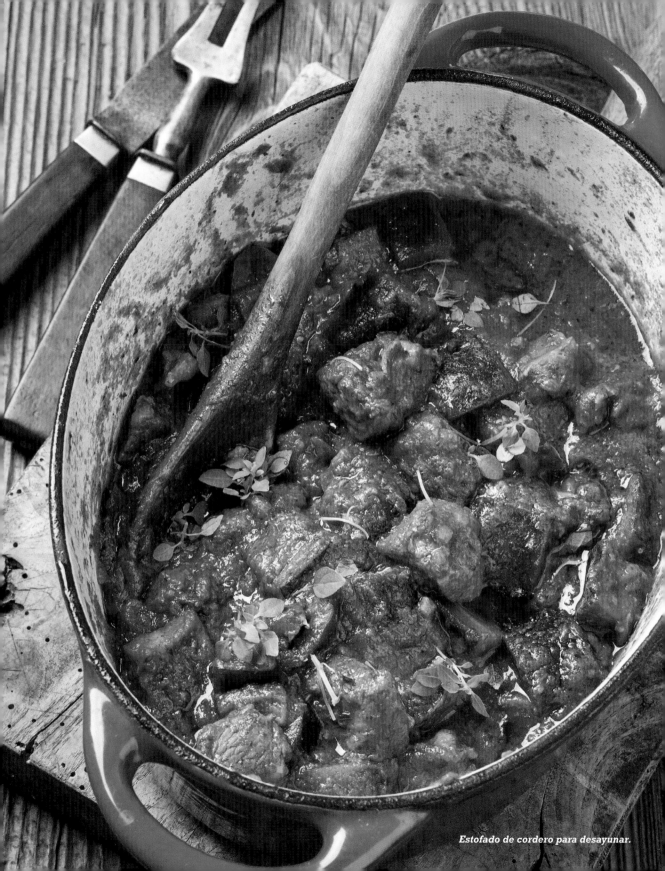

Estofado de cordero para desayunar.

Marina el cordero en vino en la nevera durante varias horas o toda la noche. Sácalo del vino y seca las piezas con papel de cocina absorbente. Guarda la marinada.

Echa mantequilla y aceite de oliva en una cacerola con tapa o en una olla de hierro colado con tapa. Ponla a fuego lento y deja que se derrita la mantequilla. Una vez derretida, añade la carne para el estofado y sube el fuego a temperatura media alta. La carne debe quedar repartida en una sola capa para que pueda dorarse, así que si la cacerola no es lo suficientemente grande hazlo por partes.

Dora bien la carne; ponla en una bandeja si no te ha cabido toda y tienes que dorar el resto.

Cuando la carne esté dorada, vierte la grasa en un bol, y luego añade el resto de la marinada y el caldo a la sartén. (Puedes guardar la grasa para otros fines culinarios.) Llévalo al punto de ebullición y saca la espuma que pueda subir a la superficie.

Baja el fuego y añade la carne dorada, el tomate concentrado, las hierbas, el ajo, los clavos, los granos de pimienta y la piel de naranja a la cacerola.

Pon el recipiente tapado en el horno a 160 °C y deja que se cocine de 3 a 4 horas (comprueba si está tierna cuando hayan pasado 3 horas).

Añade las patatas o el apionabo 1 hora antes de que termine de hacerse el estofado.

Echa las zanahorias 30 minutos antes de que termine de cocinarse el estofado; saca la tapa cuando queden 30 minutos. Puedes añadirle un poco de agua o de caldo si te parece que está seco.

Antes de servirlo, pon la cacerola en el fuego de la cocina a temperatura media y añádele el arrurruz para que espese la salsa.

Añade sal y pimienta al gusto.

Consejos para servir:

Sírvelo con tus verduras favoritas.

Acompáñalo con el *Pan de hierbas* o el *Pan de centeno finlandés de masa ácida de Maya.*

CONEJO EN SALSA
DE MOSTAZA
Al vino blanco

Si quieres servir una comida especial que sea muy fácil de hacer, ésta es la que deleitará a tus invitados. Puedes elaborarla con productos de proximidad al estilo rústico, o hacerla sofisticada y de calidad superior, dependiendo de los acompañamientos que elijas. El caldo de huesos o de carne de pollo es el más indicado, aunque cualquier caldo de huesos o de carne con sabor suave puede servir, y utiliza la receta *Salsa de mostaza al vino blanco* del capítulo 6.

Para esta receta necesitarás una olla de cocción lenta. Si no la tienes, puedes usar una cacerola con tapa. Sólo asegúrate de que se cumplen los siguientes requisitos: 1) la cacerola ha de ser lo bastante grande para que quepa el conejo (al menos de 30 centímetros); 2) ha de tener tapa y has de usarla cuando estés haciendo el conejo (tarda de 1 a 3 horas en cocinarse a fuego lento), y 3) para obtener el mejor resultado, el conejo deberá quedar casi cubierto del todo. El resto de los pasos son idénticos.

Louise: Fundé Hay House, Inc. en 1984. En 1988 se incorporó Reid Tracy, el actual presidente y director ejecutivo de Hay House. En todos estos años, hemos viajado juntos muchas veces para asistir a conferencias y tenemos muchos recuerdos maravillosos. Una vez estábamos en un acto en un pueblecito de Italia y siempre recordaré el restaurante que descubrimos allí. Reid estaba entusiasmado porque tenían en la carta conejo, que era su plato favorito. El primer día que fuimos a comer, Reid pidió conejo. El camarero, que no hablaba inglés, nos hizo entender como pudo mediante gestos y mímica que ¡el conejo era demasiado rápido para atraparlo! Nos reímos y comimos otra cosa. Todos los días de la semana que estuvimos allí, caminamos entre olivos para ir al mismo restaurante a ver si Reid podía comer conejo. Y todos los días el conejo había sido demasiado rápido como para poder atraparlo. Hoy dedico esta receta a Reid, porque sé que le encantaría. ¡Creo que a vosotras también!

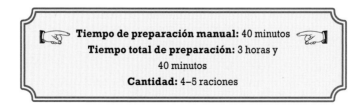

Tiempo de preparación manual: 40 minutos
Tiempo total de preparación: 3 horas y 40 minutos
Cantidad: 4–5 raciones

1 conejo (aproximadamente una pieza de 3 kg, o
   dos mitades de 1½ kg)
Sal marina gruesa (aproximadamente ¼ de taza)

3 cucharadas de mantequilla de coco (o
   mantequilla)

Salsa de mostaza al vino blanco

Por favor lee atentamente todas estas instrucciones antes de preparar el conejo:

Si el conejo no está eviscerado, sácale las vísceras y ponlas aparte. Puedes guardarlas para hacer un paté delicioso en otro momento.

Lava bien el conejo con agua y sécalo. Córtalo en raciones individuales. (En YouTube encontrarás varios vídeos excelentes sobre cómo trocear un conejo; te recomendamos que los mires, porque te facilitará mucho el proceso. También puedes pedirle a tu carnicero que te lo corte.)

Échale sal al conejo troceado frotando con sal gruesa cada pieza. Deja a un lado la carne de 30 minutos a 1 hora para que se ponga a temperatura ambiente.

Añade 3 cucharadas de mantequilla de coco a una sartén honda y ponla a fuego medio alto; luego, dora el conejo. Te llevará de 8 a 10 minutos dorarlo por los dos lados. Debe quedar de color marrón para que la carne conserve su sabor. Esto es muy importante para la carne de caza que tiene poca grasa.

Recuerda que puede que la sartén sea demasiado pequeña para dorar todos los trozos de conejo a la vez. No pasa nada, hazlo en dos tandas, o más, pero asegúrate de que está distribuido en una sola capa y que los trozos de carne no se tocan entre sí. Cuando hayas dorado todos los trozos, échalos en la olla de cocción lenta o en la cacerola.

Continúa dorando la carne a fuego medio hasta que esté hecho todo el conejo. Recuerda que, si la carne se te pega mientras la doras, es que necesita hacerse más tiempo por ese lado. No le des la vuelta a la carne demasiado a menudo; probablemente de 4 a 5 minutos por cada lado bastará.

Una vez dorado el conejo, déjalo aparte y prepara la salsa de vino de mostaza. Vierte la salsa sobre el conejo en la olla de cocción lenta. La salsa cubrirá casi todo el conejo, pero no pasa nada aunque no quede cubierto del todo. Añade agua si necesitas más líquido para cubrirlo. Cocínalo.

—*En la cocina de gas o eléctrica*: pon la cacerola tapada en el fuego a temperatura media alta hasta que empiece a hervir el conejo, luego baja el fuego al mínimo y cocínalo de 1 hora y media a 2 horas. Procura que la salsa no hierva o borbotee demasiado. Si te pasa eso, utiliza un difusor del calor o ponlo en otro fuego más pequeño. Cuando haya pasado 1 hora y media, échale un vistazo, y luego revísalo cada 15 minutos para ver cuándo puedes hundir el tenedor en la carne sin dificultad, pues esto significa que se puede atravesar fácilmente y deshuesar sin problemas con un tenedor o simplemente se sale del hueso de lo tierna que está. Algunas personas describen esta textura como «pollo aterciopelado». Esto es mucho más fácil de conseguir en una olla de cocción lenta, pero, si no la tienes, asegúrate de que no se recalienta demasiado.

—*En la olla de cocción lenta*: la carne puedes cocerla el tiempo que desees; puedes hacerlo a fuego lento de 6 a 8 horas. Nosotras hemos comprobado que está tierna y buena a las 6 horas.

Cuando se haya cocinado el conejo, sácalo en una fuente y pon la salsa en una salsera. Vierte un poco de salsa sobre el conejo y en la fuente y guarda el resto por si alguien quiere añadirse más.

Si te gusta el vino, este plato combina bien con un Burdeos blanco, un Pinot Grigio o un Chardonnay francés. También va bien con cerveza de estilo belga.

Consejos para servir:

Sírvelo con uno o dos de los siguientes platos: *Zanahorias con cardamomo*, *Cebollas caramelizadas*, *Espárragos sin más*, *Puré de calabaza kabocha* o *Pan de hierbas*.

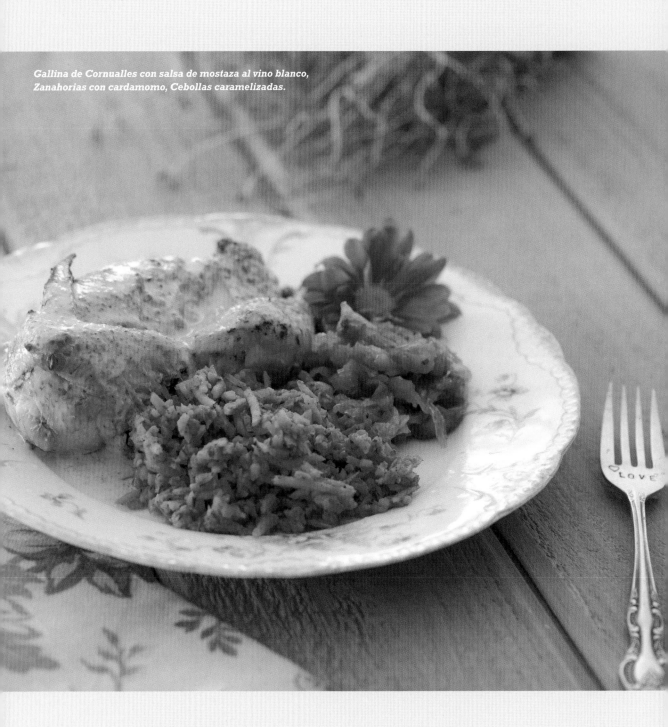

Gallina de Cornualles con salsa de mostaza al vino blanco, Zanahorias con cardamomo, Cebollas caramelizadas.

GALLINA DE CORNUALLES
CON SALSA DE MOSTAZA
Al vino blanco

Las gallinas de Cornualles son mucho más pequeñas que los pollos y pueden ser una novedad elegante para una cena. Son especialmente indicadas para una comida formal en la que te interese simplificar pero conseguir una presentación especial.

Es el tipo de plato que puedes preparar para una cena con invitados, después de un largo día de trabajo, porque no requiere mucha preparación. Puedes usar cualquier caldo de huesos o de carne, aunque el caldo de huesos de ave y el *Elixir curativo de caldo de verduras* son los mejores. Puedes preparar la gallina con un día de antelación, o bien hacerla en la olla de cocción lenta la misma mañana o tarde de la cena con invitados, pero recuerda que necesitas al menos 6 horas para cocinarla en la olla de cocción lenta. En el horno se hace mucho más rápido, que es una buena opción para cuando no te sobre el tiempo.

Te recomendamos que uses la receta *Salsa de mostaza al vino blanco* del capítulo 6 para acompañar este plato. Aunque la gallina está exquisita sin esta salsa y puedes presentarla tal cual, la salsa realza el sabor y le da mejor aspecto. Si te sobra salsa, puedes servirla como salsa para carne, verdura o ensalada, o utilizarla durante la semana para las sobras y sopas. Algunas personas prefieren hacer el doble de ración por este motivo. También puedes congelar la que te sobre.

Aunque en muchas recetas verás que una gallina de Cornualles sirve sólo para una ración, nosotras hemos comprobado que media gallina servida con acompañamiento de verduras suele ser una buena ración. Puede haber variaciones, según el tamaño de la gallina que hayas comprado (suelen ser de unos 600 a 900 g).

Tiempo de preparación: la salsa se puede preparar tres días antes de servirla si quieres planificar con antelación y ahorrar tiempo.
Tiempo de preparación manual: 35 minutos
Tiempo total de preparación: 1 hora y 25 minutos (en el horno); 6 horas y 35 minutos (en la olla de cocción lenta)
Cantidad: aproximadamente 6 raciones

6 dientes de ajo

½ cebolla

2 cucharadas de mantequilla

1 cucharada de romero molido

1 cucharadita de estragón

½ cucharadita de jengibre molido

1 cucharadita de pimienta negra

1 cucharadita de albahaca

2¼ tazas de caldo de huesos (aunque el más indicado sea el de huesos de ave, cualquier otro caldo de huesos o de carne puede servir)

1 cucharadita de sal marina

3 gallinas de Cornualles (también puedes usar aves jóvenes de corral que pesen de 600 a 900 g)

5 dientes de ajo

6 ramitas de tomillo fresco (o 2 cucharaditas de tomillo seco)

Salsa de mostaza al vino blanco

Si vas a hacerlas en el horno, precaliéntalo a 230 °C; sáltate este paso si usas una olla de cocción lenta.

Prepara la mezcla de mantequilla:

Pica 1 diente de ajo y corta a dados la cebolla. Esto se hace muy rápido con un robot de cocina. Pon el diente de ajo y la cebolla en el robot con la cuchilla amasadora y pulsa unas cuantas veces hasta que te queden trocitos muy pequeños. No es necesario que sean perfectos porque es para ponerlos en la mezcla de mantequilla que esparciremos debajo de la piel de la gallina; basta con que sean trocitos pequeños.

Pon la mantequilla en un cazo a fuego lento, echa el ajo y la cebolla y rehógalos 2 minutos.

Añade el romero, el estragón, el jengibre, la pimienta negra y la albahaca. Caliéntalo todo a fuego lento 1 minuto hasta que las especias desprendan su aroma.

Añade ¼ de taza de caldo de huesos y sal marina. Sube el fuego a medio alto hasta que empiece a hervir, luego apágalo y déjalo enfriar unos minutos. Pon la mezcla en un bol pequeño.

Sazona las gallinas de Cornualles:

Si tus gallinas venían con menudillos, sácalos y déjalos aparte para usarlos en otra comida. Lava las gallinas y sécalas.

Si las haces en el horno, ponlas en una fuente honda o en una olla de hierro colado. Si usas una olla de cocción lenta, ponlas dentro de ésta directamente.

Coloca las gallinas con la cavidad hacia arriba, y luego introduce los dedos por debajo de la piel de la pechuga para levantarla suavemente y crear un espacio. Esto ha de ser muy fácil.

Ahora que ya has creado espacio debajo de la piel, mete las manos en el bol de la mezcla de mantequilla y unta las pechugas, introduciendo los dedos en la cavidad subcutánea que has creado. También puedes usar un pincel de silicona o una jeringa de cocina. Vierte la mezcla sobrante en la cavidad de las gallinas y por encima de la piel.

Pon las ramitas de tomillo debajo de la piel en cada pechuga, 1 ramita en cada lado. Si usas tomillo seco, espárcelo uniformemente por debajo de la piel de cada pechuga.

Pon un diente de ajo en la cavidad de cada una de las gallinas y 2 dientes en la olla o cacerola o en la olla de cocción lenta donde las estás haciendo.

Añade dos tazas de caldo de huesos o de carne en la olla o recipiente donde las estés cocinando.

Cocina las gallinas de Cornualles:

—En el horno: baja la temperatura del horno a 180 °C. Mete las aves en el horno y déjalas ahí de 45 minutos a 1 hora. Si usas una olla de hierro colado, las gallinas saldrán más jugosas; si no tienes tapa, puedes bañarlas en su propio jugo cada 10 o 15 minutos con el caldo de huesos y el jugo que van desprendiendo y que cae en el recipiente. Comprueba si están hechas tomándoles la temperatura con un termómetro en la zona de las pechugas; cuando están hechas debe marcar 73 °C.

—En la olla de cocción lenta: hacerlas con cocción lenta te garantiza que estarán muy jugosas. Programa la olla de cocción lenta a 6 horas, o bien ponla a temperatura máxima durante 1 hora, luego baja el fuego y déjala 5 horas más al mínimo. La carne debería desprenderse de los huesos por sí sola.

Prepara la *Salsa de mostaza al vino blanco* mientras se hacen las gallinas.

Sirve las gallinas cortadas por la mitad y colocando la ración hacia abajo en el plato. Échales la salsa por encima; si te sobra salsa, ponla en una salsera por si alguien quiere servirse más en la mesa.

Consejos para servir:

Éste es un plato exquisito para servirlo con uno o dos de estos acompañamientos vegetales: *Cebollas caramelizadas*, *Espárragos sin más*, *Las mejores coles de Bruselas* o *Calabacines y zanahorias mágicos*.

Si andas mal de tiempo, también servirá una ensalada a base de hojas verdes (mezclum).

PARGO O FLETÁN
A LA SARTÉN

Puesto que el caldo de pescado se hace con pescado blanco, hemos creado esta receta para preparar una comida sabrosa con la carne de pescado que sacas de las espinas. Es una receta versátil y se puede usar con casi cualquier pescado blanco; se necesita caldo de espinas o de carne de pescado (o caldo dashi), pero también puedes usar un caldo de huesos o de carne neutro o el *Elixir curativo de caldo de verduras*.

Hemos servido esta receta en cenas y siempre nos da muy buen resultado porque sabe deliciosa y se hace muy rápido. Está especialmente indicada si quieres tener más tiempo para estar con tus invitados o si necesitas una comida rápida después de un largo día de trabajo.

> **Tiempo de preparación manual:** 10 minutos
> **Tiempo total de preparación:** 30 minutos–2 horas y 20 minutos
> **Cantidad:** 4–6 raciones

- 3 dientes de ajo
- 6 cucharadas de aceite de oliva
- 3 cucharadas de zumo de limón
- 1 cucharadita de jengibre molido (o, si es fresco, una rodajita de 1,5 centímetros pelada)
- 1 cucharadita de cúrcuma
- 2 cucharaditas de tomillo
- 1 cucharadita de sal marina
- 1 cucharadita de pimienta negra
- 900 g de fletán o pargo rojo
- 2 cucharadas de caldo de espinas o de pescado

Pica el ajo.

Echa el aceite de oliva, el zumo de limón y todas las especias en una bandeja rectangular profunda de vidrio para el horno o en otro recipiente similar y mézclalo bien. Añade el pescado y dale varias vueltas en la mezcla de aceite y especias para que se empape bien.

Deja reposar el pescado y marínalo en el aceite y las especias de 10 minutos a 2 horas (si lo vas a marinar más de 10 minutos, mételo en la nevera).

Echa el pescado con la mezcla de aceite y especias en la sartén, y luego añade el caldo. Cocínalo a fuego medio en tu cocina de gas o eléctrica de 2 a 4 minutos por cada lado (el fletán puede que se haga más rápido que el pargo). Sabrás que está hecho cuando el pescado se descame fácilmente con un tenedor. Siempre puedes cortarlo por la mitad y echarle un vistazo; si se ve húmedo y sólido en el centro es que todavía le falta un poco de cocción.

Añade sal marina y pimienta al gusto.

Consejos para servir:

Sírvelo con *Espárragos sin más* o *Las mejores coles de Bruselas*. Otra opción es servirlo con el *Elixir curativo de caldo de verduras*.

Acompáñalo con *Pan de hierbas*.

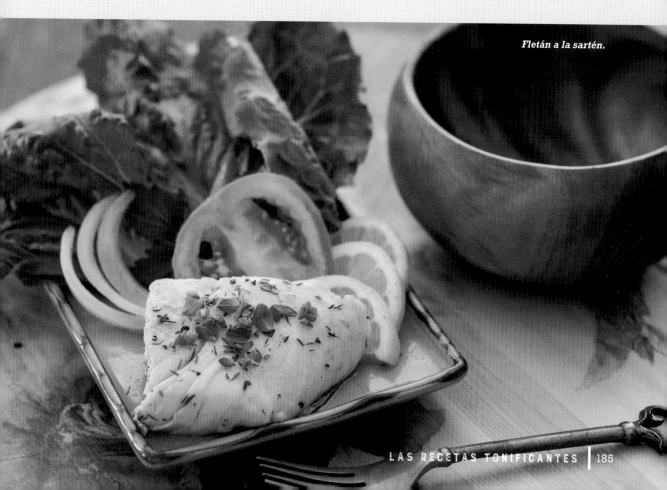

Fletán a la sartén.

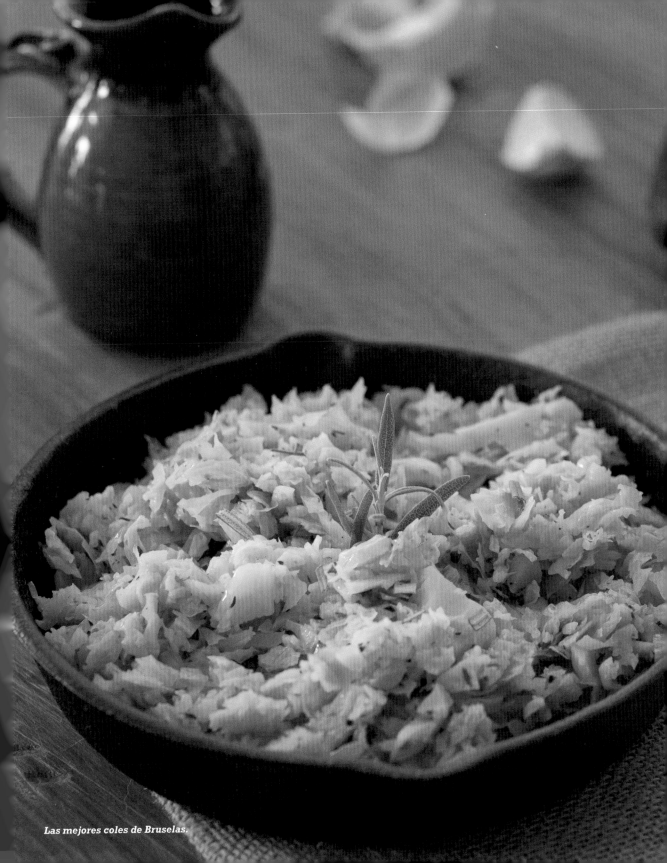

Las mejores coles de Bruselas.

CAPÍTULO 8

LAS RECETAS DEPURATIVAS:
Platos vegetarianos

LAS MEJORES
COLES
De Bruselas

Ésta es una de nuestras recetas polifacéticas favoritas. Es sencilla y rápida y combina con casi cualquier cosa. Además, ¡a todo el mundo le gusta! Las coles de Bruselas se hacen muy deprisa cuando están cortadas y siempre tienen un aspecto muy estético en el plato, ya sea como ensalada para cubrir la carne o el pescado o como acompañamiento.

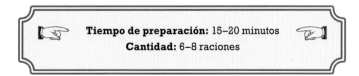

Tiempo de preparación: 15–20 minutos
Cantidad: 6–8 raciones

4 tazas de coles de Bruselas (450 g aproximadamente, cortadas a tiras)

3 dientes de ajo picado

½ taza de cebollas cortadas a dados

1 cucharada de grasa de pato, mantequilla o ghee

1 cucharadita de tomillo

1 cucharadita de albahaca

1 cucharadita de romero molido

1 cucharadita de pimienta negra

½ taza de vino de Madeira

½ taza de caldo de huesos o de carne (cualquier carne, ave o caldo de verduras)

1½ cucharaditas de sal marina

Lava las coles de Bruselas, córtales las bases (guárdalas para hacer algún caldo de huesos o de verduras) y quita las hojas externas que no estén en buen estado. Córtalas a tiras en tu robot de cocina con el accesorio correspondiente para este tipo de corte. Apártalas.

Echa la grasa de pato, la mantequilla o el ghee en una sartén, cacerola con tapa o wok (con tapa); ponla a fuego lento para que se derrita la grasa.

Añade el tomillo, la albahaca, el romero, la pimienta negra, el ajo y las cebollas.

Añade el vino de Madeira, el caldo de huesos y la sal marina, y cuécelo todo a fuego medio lento de 3 a 5 minutos.

Añade las coles de Bruselas y baja el fuego al mínimo. Tapa la sartén y deja que se hagan de 5 a 10 minutos más o hasta que adquieran la consistencia deseada. Cuando las coles de Bruselas estén hechas a tu gusto, sácalas del fuego.

Sazónalas al gusto con más grasa, sal marina o pimienta.

Consejos para servir:

Sírvelas solas, en ensalada o con tu plato principal favorito.

Esta receta es tan versátil que combina bien con casi todas las cosas. Pruébala con *Cupcakes de bisonte con cobertura de puré de apionabo* o con *Pargo o fletán a la sartén.*

cee

ZANAHORIAS CON CARDAMOMO

Esta receta supone un agradable cambio con un sabor dulce natural en comparación con las típicas zanahorias hervidas, puesto que el cardamomo enriquece su sabor. Son ideales para acompañar hamburguesas, carne, caza y casi cualquier entrante que quieras servir con un acompañamiento especial (véase foto de la página 180), pero están tan buenas solas que podrías comerlas como plato o aperitivo.

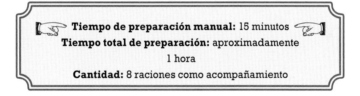

Tiempo de preparación manual: 15 minutos
Tiempo total de preparación: aproximadamente
1 hora
Cantidad: 8 raciones como acompañamiento

10-12 zanahorias (unas 3-4 tazas, en corte juliana)

2 cucharadas de mantequilla, ghee o aceite de coco

2 cucharaditas de cardamomo

1 cucharadita de canela

1 cucharadita de pimienta negra

2 cucharaditas de tomillo

1 cucharadita de albahaca

⅛ de taza de apio en polvo

1 taza de caldo de huesos (también puedes usar caldo de carne o el *Elixir curativo de caldo de verduras*

1½ cucharaditas de sal marina

Pela las zanahorias y córtalas al estilo juliana. Si tienes un robot de cocina, utiliza el accesorio para esta función, pues se hace en un momento. Si no tienes robot de cocina, una mandolina también cumplirá esta función.

Echa aceite de coco, mantequilla o ghee a una sartén con tapa (de al menos 3½ litros de capacidad) y ponla a fuego lento para que se derrita la grasa. Agrega el cardamomo, la canela, la pimienta negra, el tomillo, la albahaca y el apio en polvo y caliéntalo todo a fuego lento 3 minutos para que las especias liberen sus aromas y propiedades medicinales.

Añade el caldo de huesos y la sal marina. Sube el fuego a medio y hiérvelo 10 minutos y luego añade las zanahorias. Baja el fuego al mínimo y tapa la sartén; hiérvelas de 30 a 45 minutos o hasta que las zanahorias se ablanden. Salpimenta al gusto.

Consejos para servir:

Sírvelas solas o encima de hamburguesas o ensalada. También son deliciosas sobre lechuga romana con unas rodajitas de calabacín al vapor y calabaza amarilla con aliño de aceite de coco.

CEBOLLAS
CARAMELIZADAS

Las cebollas caramelizadas son excelentes para realzar el sabor de la carne, las aves y las verduras. Basta con un par de cucharadas en la sopa o el caldo para aportarle un sabor nuevo maravilloso. Le dan un sabor de lujo a casi cualquier plato (véase foto de la página 180), y para muchas personas son más fáciles de digerir que la cebolla cruda o semicruda.

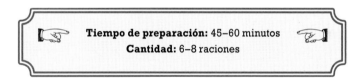

Tiempo de preparación: 45–60 minutos
Cantidad: 6–8 raciones

3 cebollas medianas rojas, amarillas o blancas, todas sirven

2 cucharadas de aceite de coco, mantequilla o grasa de vaca

¼ de taza de caldo de huesos (si es sabroso, elige algo que combine bien con el plato con el que vas a servir las cebollas caramelizadas, como caldo de huesos de pollo para las aves, o caldo de huesos de vaca o cerdo para los platos de carne roja)

Corta las cebollas finas (unos 3 milímetros). Si tienes un robot de cocina, usa el accesorio para cortar a rodajas, irás muy deprisa.

Echa el aceite de coco en una cacerola grande con tapa o en una sartén honda (que tenga tapa) y ponla en el fuego al mínimo. Reparte el aceite de coco por el fondo de la cacerola o de la sartén.

Añade el caldo de huesos y caliéntalo a fuego lento de 2 a 3 minutos. Echa las cebollas y repártelas uniformemente sobre el fondo de la cacerola o de la sartén.

Cuécelas a fuego lento con la tapa puesta de 45 minutos a 1 hora, o hasta que las cebollas estén blandas y traslúcidas. Sácalas del fuego cuando estén blandas, pero no demasiado desechas, si te gustan más bien estofadas, o bien caramelizarlas. Si haces esto último, cuécelas hasta que adquieran un color muy marrón.

Hacia el final de la cocción, a medida que las cebollas se van poniendo marrones, tendrás que ir despegándolas con una espátula del fondo de la sartén. Puede que tengas que ir añadiendo un poco más de caldo de huesos, aceite de coco o mantequilla para evitar que se peguen y se quemen.

Si lo deseas, añade un poco de vinagre balsámico para desglasear; esto también aporta un poco más de sabor.

Consejos para servir:

Aderézalas con sal y pimienta negra.

Las cebollas caramelizadas son un acompañamiento excelente para los platos de carne o de ave; pruébalas con la *Gallina de Cornualles* o el *Conejo en salsa de mostaza al vino blanco*.

Los *Calabacines y zanahorias mágicos* y los *Espárragos sin más* también combinan muy bien con este plato. Un acompañamiento de verduras fermentadas o kimchi con cebollas caramelizadas es una combinación sabrosa y perfecta.

Añádelas al caldo o a la sopa para realzar su sabor.

CALABACINES
Y ZANAHORIAS
Mágicos

Si quieres ser testigo de las exclamaciones de tus invitados (o si quieres darte un homenaje) en una comida o cena, este acompañamiento es el indicado. Es un plato que gusta a todo el mundo por su sabor ligero. ¡Es probable que te pidan la receta hasta las personas más exigentes!

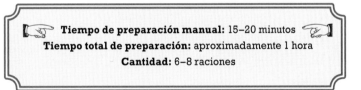

Tiempo de preparación manual: 15–20 minutos
Tiempo total de preparación: aproximadamente 1 hora
Cantidad: 6–8 raciones

4 zanahorias medianas

1 calabacín

1 calabaza amarilla de verano

1 taza de mirin (vino japonés de arroz dulce)

¼ de taza de aceite de oliva virgen extra

¼ de taza de caldo de huesos o de carne

1 cucharadita de sal marina

2 cucharaditas de eneldo (o ½ cucharada de eneldo fresco)

1 cucharadita de orégano

Precalienta el horno a 180 °C.

Puedes cortar las verduras como prefieras.

—Si tienes hambre y no te preocupa la presentación, hazlo a trozos grandes.

—Evita cortarlas a mano usando uno de los accesorios de tu robot de cocina y te quedarán como medias lunas o rodajas (un truco rápido y fácil).

—Puedes mejorar la presentación para una cena formal cortándolas al estilo juliana (tu robot de cocina es probable que tenga un accesorio para esto; ¡premio!).

—Córtalas a tiras planas (es decir, lonchas alargadas y finas) con el robot de cocina o mandolina.

—Una alternativa más creativa es cortarlas como espirales de espagueti con un espiralizador de verduras. (¡A los niños les encantará y quizás a tu niña interior!)

Echa todos los ingredientes en una cazuela sin tapar y mézclalo todo. Hornéalo 20 minutos (si lo has cortado como espirales largas o rodajas finas, hornéalo de 10 a 15 minutos). Las verduras estarán hechas cuando las atravieses fácilmente, aunque no demasiado, con un tenedor. Guarda el líquido sobrante para otra receta.

Consejos para servir:

Sírvelas como acompañamiento, tentempié o con una ensalada. El líquido sobrante es un gran aliño para la ensalada, si te gusta aliñarla.

Es un plato delicioso para ponerlo encima del *Puré de apionabo*, y el líquido sobrante hará las veces de salsa de carne.

Combina muy bien con el *Alioli* o la *Remoulade francesa de Louise*.

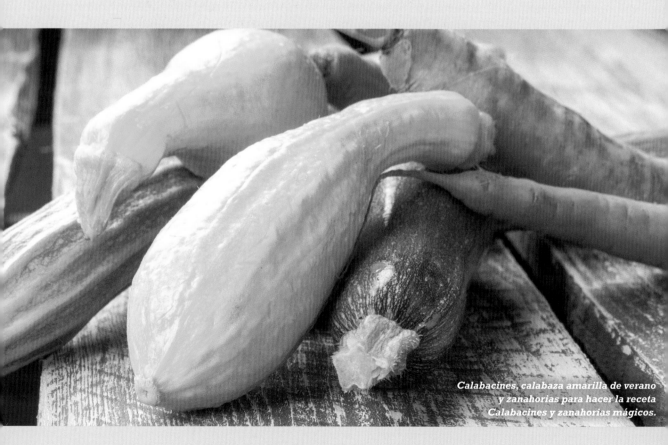

Calabacines, calabaza amarilla de verano y zanahorias para hacer la receta Calabacines y zanahorias mágicos.

PURÉ
DE APIONABO

Con esta receta puedes hacer en un momento un plato reconstituyente que sabe tan bien como el puré de patatas pero sin el almidón. (También puedes hacerla con nabos si no encuentras apionabo.)

El apionabo pertenece a la familia de las apiáceas, como las zanahorias, y lo encontrarás en la sección de verduras frescas en otoño e invierno. Muchas tiendas de productos naturales lo tienen, y en los supermercados también es normal encontrarlo envasado cerca de donde están los nabos. De hecho, es como un nabo nudoso, y no se considera realmente una verdura, pero esto es como todas las cosas: ¡las apariencias engañan!

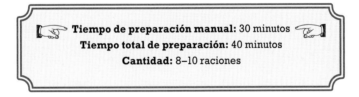

☞ **Tiempo de preparación manual:** 30 minutos ☜
Tiempo total de preparación: 40 minutos
Cantidad: 8–10 raciones

3 apionabos (de 450-900 g cada uno)

½ taza de mantequilla o aceite de coco

1 cucharada de romero

1 cucharada de albahaca

2 cucharaditas de pimienta

2 cucharaditas de ajo en polvo

½ taza de vino de Madeira

1 taza de caldo de huesos (cualquier caldo de huesos de carne roja o de ave o caldo vegetal servirá)

2 cucharaditas de sal marina

Pela el apionabo. Puedes usar un pelador o cortar la piel con un buen cuchillo.

Añade unas 3 tazas de agua a la olla y ponlo a fuego alto, hasta que hierva el agua, mientras vas cortando los apionabos. No es necesario que sea un corte fino, simplifica.

Echa los apionabos al agua y hiérvelos hasta que se ablanden, unos 10 minutos. Cuando estén hechos, deberías poderles clavar un tenedor o un cuchillo sin dificultad.

Mientras se hace el apionabo, pon otra olla a fuego lento, añade 1 cucharadita de mantequilla o aceite de coco y todas las hierbas y especias menos la sal. Deja que las especias se calienten de 2 a 5 minutos para que suelten su aroma y sus propiedades medicinales. Echa el vino de Madeira y déjalo 3 minutos más en el fuego, y luego apártalo del fuego y añade el caldo de huesos.

Cuando el apionabo esté hecho, sácalo del fuego y escúrrelo (guarda el caldo para hacer otro caldo u otra receta). Añade el apionabo a la olla donde están las especias y el caldo de huesos. Agrega el resto de la mantequilla o el aceite de coco y la sal marina, y caliéntalo todo a fuego lento.

Si tienes una batidora eléctrica de mano, úsala para hacer el puré en la misma olla. Si no tienes batidora, puedes usar un aplastapatatas manual o un tenedor, o bien ponerlo todo en un robot de cocina y batirlo.

¡Listo para comer! Sazónalo al gusto con un poco más de sal y pimienta.

Consejos para servir:

Sírvelo como acompañamiento para cualquier plato que combine bien con un puré de patatas.

Es ideal para desayunar con huevos y beicon.

Sírvelo con *Espárragos sin más*, *Las mejores coles de Bruselas* o tu sopa favorita.

Un poco de lechuga de hoja de roble roja y una pizca de aceite de oliva con un poco de este puré por encima es una gran comida vegana/vegetariana. El apionabo templa la lechuga y la convierte en un plato placentero.

¡Es una opción excelente para viajar, porque también está muy bueno frío!

Puré de apionabo.

PURÉ
DE CALABAZA
Kabocha

Esta receta queda mejor con un caldo de huesos o de carne neutro, o con el *Elixir curativo de caldo de verduras*. Puedes usar caldo de huesos o de carne sabroso, sólo te recomendamos que tengas en cuenta el sabor del caldo (verduras, especias que se han utilizado, etc.) porque ello influirá en el sabor del puré de calabaza. Si el caldo es muy sabroso, elimina algunas de las especias.

La calabaza de invierno japonesa (kabocha) es el alimento reconstituyente por excelencia. Es una calabaza de piel verde y de forma más aplanada, y tiene un sabor más dulce y una textura más carnosa y seca que la típica calabaza violín o cacahuete (butternut). Algunas saben casi a boniato. De hecho, puedes usar calabaza violín, boniato o alguna otra calabaza de invierno si no encuentras kabocha en el supermercado, en la tienda de productos naturales o en el mercado de agricultores.

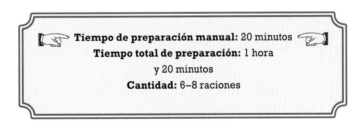

Tiempo de preparación manual: 20 minutos
Tiempo total de preparación: 1 hora
y 20 minutos
Cantidad: 6–8 raciones

1 calabaza kabocha grande

1 cebolla cortada a dados

1 taza de aceite de coco

2 cucharaditas de canela

1 cucharadita de pimienta de Jamaica

2 cucharaditas de tomillo

2 cucharaditas de pimienta negra

1 taza de caldo de huesos o de carne

1 cucharadita de miel de manuka (o 1 cucharadita de melaza)

2 cucharaditas de sal marina

Cocinar la calabaza:

—En *el horno*: precalienta el horno a 180 °C. Lava la calabaza, sécala y pincha varias veces la piel con un cuchillo afilado (esto facilita la salida de aire caliente cuando se está horneando). Ponla en el horno en una fuente de vidrio y hornéala de 45 minutos a 1 hora. Sabrás que está hecha cuando puedas clavarle un cuchillo afilado con facilidad. Tiene que estar blanda al tacto.

—En *la olla de cocción lenta*: lava la calabaza, pínchala varias veces con un cuchillo afilado y ponla a cocer en la olla de cocción lenta durante 8 horas. Sabrás que está hecha cuando puedas clavarle un cuchillo afilado con facilidad. Tiene que estar blanda al tacto.

Echa la cebolla, 2 cucharadas de aceite de coco y todas las especias (salvo la sal marina) en una sartén honda para saltear. Ponla a fuego lento y saltea la cebolla hasta que esté traslúcida. Añade el caldo de huesos, la miel y la sal marina a esta mezcla, y sigue salteando 2 minutos más. Apaga el fuego y guarda la mezcla hasta que la calabaza termine de hacerse.

Cuando la calabaza esté bien hecha, quítala del fuego y déjala enfriar un poco, y luego córtala por la mitad con un cuchillo. Saca las pepitas (hay quien las guarda; si quieres hacerlo, lávalas y luego ponlas en remojo y ásalas).

Separa la carne de la calabaza de la piel y pon la carne en un bol. Luego, añade la mezcla de cebolla y el resto del aceite de coco, y mézclalo a conciencia. Si deseas obtener una textura cremosa, utiliza un aplastapatatas o un robot de cocina con cuchilla amasadora.

Consejos para servir:

Es la cobertura perfecta para los *Cupcakes sencillos de pavo*. Combina perfectamente con platos de cereales, carne, ave o pescado.

Sírvelo con *Espárragos sin más*, *Las mejores coles de Bruselas*, una ensalada o tu sopa o caldo favoritos.

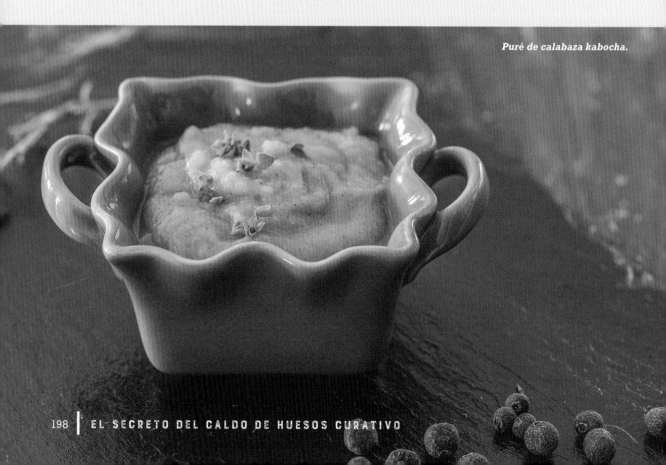

Puré de calabaza kabocha.

ESPÁRRAGOS
SIN MÁS

Esta receta es rápida, simple y deliciosa. ¡Seguro que será un éxito en cualquier ocasión! Los espárragos tienen mucho glutatión, un antioxidante desintoxicante, y también son ricos en vitaminas y minerales importantes, además de tener propiedades antiinflamatorias. Es la comida rápida perfecta para cuando llegas a casa después del trabajo y deseas tomar algo rápido, reconstituyente y fácil de digerir. Esta receta es versátil porque combina bien con casi todo y da un toque elegante al plato.

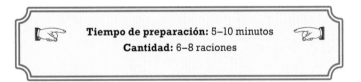

Tiempo de preparación: 5–10 minutos
Cantidad: 6–8 raciones

2 manojos de espárragos

2 tazas de caldo de huesos (o de cualquier caldo de huesos o de carne o caldo vegetal)

2 cucharadas de mantequilla o grasa de pato

1 cucharada de romero molido

1 cucharada de albahaca

1 cucharadita de pimienta negra

1 cucharadita de sal marina

Corta las puntas duras de los tallos de los espárragos (guárdalos para un caldo de huesos o de verduras).

Llena una olla de 6 litros o una cazuela de 3 litros y medio con el caldo de huesos o de carne. Si prefieres hacerlos al vapor en vez de hervidos, introduce una cesta para cocer al vapor en la olla. Añade agua si es necesario, la suficiente como para que los espárragos queden cubiertos (si hierven) o hasta que el nivel del agua quede justo por debajo de la cesta para cocción al vapor.

Pon el fuego al máximo y lleva el caldo al punto de ebullición. Echa los espárragos y baja el fuego, y deja que se hagan a fuego lento de 4 a 7 minutos o hasta que los espárragos estén a tu gusto. Cada persona tiene sus preferencias; a algunas les gustan al dente y otras los prefieren blandos.

Cuando los espárragos estén a tu gusto, cuela el agua (guárdala para tu próximo lote de caldo de huesos o de carne o para otros usos culinarios). Deja aparte los espárragos en un bol, por el momento.

Añade la mantequilla o la grasa de pato a tu olla vacía. Ponla a fuego lento y derrite la grasa; luego añade todas las especias y caliéntalas 2 minutos. Vuelve a echar los espárragos y mézclalos con la grasa y las especias durante 2 o 3 minutos.

Sazónalos al gusto con más grasa, sal marina o pimienta.

Consejos para servir:

Sírvelos solos, sobre ensalada o con tu plato principal favorito.

Esta receta es tan versátil que combina bien con casi cualquier cosa. Pruébala con los *Cupcakes de bisonte con cobertura de puré de apionabo* para una cena informal pero deliciosa.

SALTEADO DE VERDURAS
REHOGADAS
Balanced & Bright

ara esta receta de **Quinn Wilson,** propietaria de Balanced & Bright Bone Broth, necesitas un caldo de huesos de vaca y grasa de vaca. No obstante, también puedes utilizar cualquier tipo de caldo de huesos, de carne o el *Elixir curativo de caldo de verduras.*

Este sencillo y sabroso plato de verduras es perfecto para preparar una comida nutritiva en pocos minutos.

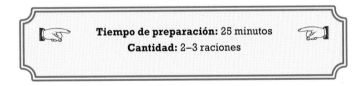

Tiempo de preparación: 25 minutos
Cantidad: 2–3 raciones

1 cucharada de grasa de vaca (véase el capítulo 2 para más información sobre cómo sacar la capa de grasa que se forma encima del caldo de huesos. Puedes utilizar mantequilla o ghee si no tienes grasa de vaca a mano.)

1 cabeza de brécol (sin el tallo, pelado y cortado longitudinalmente; corta las cabezuelas del brécol a lo largo, en cuartos o por la mitad, según su tamaño)

2 zanahorias medianas cortadas a rodajas alargadas (1 taza)

1 cucharada de jengibre

6 dientes de ajo

¼ de taza de caldo de huesos de vaca

Sal marina al gusto

Aceite de oliva o de sésamo para aliñar

Calienta la grasa de vaca en una sartén honda para saltear a fuego medio alto (hasta justo antes de que empiece a humear). Si la grasa empieza a sacar humo, baja el fuego.

Cuando se haya derretido la grasa, puedes echar el brécol y las zanahorias. Rehoga las verduras en una parte de la sartén. Cuando se empiecen a tostar, remuévelas suavemente; han de estar en la sartén de 3 a 5 minutos en total. Pica el ajo y el jengibre muy finos y añádelos junto con el caldo de huesos; deja que salga el vapor hasta que se evapore el líquido.

Apaga el fuego. Remueve suavemente las verduras para que el ajo y el jengibre queden bien distribuidos; echa sal marina en abundancia (empieza por 2 cucharaditas y pruébalo para ver el punto de sal).

Pon las verduras en una bandeja de servir. Alíñalas con aceite de oliva o de sésamo, lo que prefieras.

Sírvelas inmediatamente. (También se pueden comer frías.)

Consejos para servir:

Disponlas con tus cereales, carne, ave o pescado favoritos.

Sírvelas sobre un lecho de lechuga para obtener una fabulosa ensalada templada.

Acompáñalas con el *Pan de hierbas* o con el *Pan de centeno finlandés de masa ácida de Maya* y *Alioli*.

JENGIBRE
ENCURTIDO

Este plato de acompañamiento es perfecto para cuando te apetezca un sabor agridulce. Está especialmente indicado para acompañar platos orientales o un *Caldero mongol*. También es un excelente sustituto de las verduras fermentadas, la salsa de soja, el tamari sin gluten y el Bragg Liquid Aminos, en el caso de que estos alimentos te provoquen alguna reacción alérgica.

Para esta receta necesitarás un caldo de huesos o de carne neutro o con muy poco sabor (pero no caldo de pescado). Puedes batirlo y convertirlo en una salsa más espesa o dejarlo tal cual como acompañamiento para hamburguesas, ensaladas o cualquier otra cosa que desees.

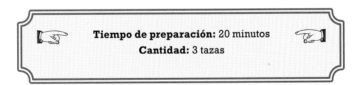

Tiempo de preparación: 20 minutos
Cantidad: 3 tazas

3 tazas de jengibre fresco pelado (o 2 tazas de jengibre y 1 taza de zanahorias en el caso de que quieras preparar un plato de jengibre y zanahoria, que siempre es una buena alternativa)

½ taza de caldo de huesos (con un poco de sabor o caldo neutro de huesos o de carne)

1½ cucharaditas de sal marina

1 taza de vinagre de sidra de manzana no filtrado o vinagre de vino de arroz sin azúcar

⅓ de taza de miel cruda

Pela el jengibre al estilo juliana o a rodajas muy finas. Puedes cortarlo en el robot de cocina o con una mandolina, esto facilita bastante la tarea (si decides usar zanahorias, córtalas del mismo modo).

Pon el jengibre (y las zanahorias si las usas) y el caldo de huesos en una olla hasta que se ablande el jengibre (de 5 a 7 minutos). Echa la sal marina, el vinagre y la miel; remuévelo bien para mezclarlo.

Déjalo enfriar y luego guárdalo en un frasco de cristal.

Se puede servir caliente o frío.

Consejos para servir:

Sírvelo en una fiesta en la que hagas un *Caldero mongol*.

Utilízalo de acompañamiento para hamburguesas, pescado, otro tipo de carne o aves.

Utilízalo en sustitución de las verduras cultivadas en cualquier plato.

Ponlo encima de una ensalada o añádelo a las sopas o como aderezo de ensalada en su versión puré.

⌁ CAPÍTULO 9 ⌁

EL PAN DE LA VIDA:

Cereales, panes y crepes

Antes de llegar a las recetas de este capítulo, nos gustaría hablar de la importancia de poner en remojo los frutos secos, las semillas y los cereales. Ponerlos en remojo elimina el antinutriente denominado «ácido fítico», que atrapa los minerales y, básicamente, se los roba a nuestro organismo. Nuestro cuerpo necesita minerales para cumplir todas sus funciones enzimáticas, ¡son nuestros enchufes a la energía y nos hacen atractivas! Así que, para digerirlos correctamente, asegúrate de dedicar un tiempo a este paso.

Cómo poner en remojo los frutos secos y las semillas

- Pon los frutos secos o las semillas en un bol de acero inoxidable o de vidrio. (Nota: es aconsejable poner de 2 a 3 tazas de frutos secos o semillas en remojo para las recetas, mientras que para los tentempiés de 1 a 2 tazas es suficiente. Si quieres hacer más y congelarlos, pon hasta 6 tazas a remojar a la vez.)

- Echa suficiente agua para que queden cubiertos.

- Agrega aproximadamente 1 cucharadita de sal marina por taza de frutos secos y remuévelo bien.

- Ponles una tapa si tienes (o cúbrelos con un plato) y déjalos en remojo de 8 a 12 horas. Puedes hacerlo antes de irte a la cama.

- Transcurrido ese tiempo, escurre el agua, aclara las semillas y los frutos secos y métalos en la nevera (de tres días a una semana) o en el congelador (se conservan hasta dos meses).

- *Opcional*: también puedes secarlos o tostarlos. Para secarlos, métalos en el horno a la temperatura más baja y caliéntalos hasta que se sequen (de 10 a 20 minutos). Si tienes un deshidratador de alimentos, ponlo a 46 °C y deshidrátalos de 2 a 5 horas o hasta que estén secos. En la nevera se conservan un par de semanas o varios meses en el congelador.

Cómo poner en remojo los cereales y las legumbres

- Pon los cereales en un bol de acero inoxidable o de vidrio (sigue las mismas instrucciones en cuanto a las cantidades que hemos mencionado previamente para los frutos secos y las semillas).

- Echa suficiente agua para que queden cubiertos.

- Añade 1 cucharada sopera de vinagre de sidra de manzana y remuévelo en el agua.

- Cúbrelos con una tapa o con un plato y déjalos en remojo de 8 a 12 horas en el caso de los cereales y de 12 a 24 horas para las legumbres.

- Transcurrido ese tiempo, escurre o aclara los cereales o las legumbres con un colador de malla fina. Este tipo de colador es especialmente importante para los cereales pequeños, como el mijo.

- Puedes cocinarlos inmediatamente, guardarlos remojados en la nevera durante unos días antes de cocinarlos o conservarlos en el congelador hasta un mes antes de hacerlos.

* crw*

CÓMO PREPARAR
TU PROPIA HARINA
De almendra

En este capítulo y en algunas recetas de postres del capítulo 11, entre los ingredientes utilizados encontramos la harina de almendra. Esta harina, como la de coco y otras que no son de cereales, son aptas para personas que tienen problemas intestinales, ya que les permite disfrutar de panes y postres que son más fáciles de digerir.

La harina de almendra ecológica puede ser muy cara. Por esta razón, es una buena idea hacerla tú misma. Te ahorrarás tiempo si encuentras almendras ecológicas sin piel, pero aun así te recomendamos que las pongas en remojo toda la noche para que sean más digestivas (salvo que ya hayan sido remojadas o germinadas).

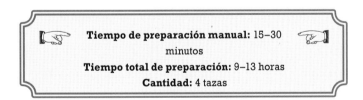

☞ **Tiempo de preparación manual:** 15–30
minutos
Tiempo total de preparación: 9–13 horas
Cantidad: 4 tazas ☞

4 tazas de almendras
ecológicas
1 cucharada de sal marina

Pon en remojo las almendras siguiendo las instrucciones que hemos dado al principio de este capítulo. Una vez remojadas, escúrrelas y sécalas con papel de cocina, y luego procede a sacarles la piel. Bastará con que las aprietes y la piel saltará sola. No obstante, ¡ve con cuidado porque las almendras salen disparadas! (También puedes pelarlas sin apretarlas.)

Ahora ya puedes pasar a la fase de deshidratación. Ponlas en el deshidratador a 46 °C de 2 a 4 horas hasta que estén completamente secas. Si no tienes deshidratador, mételas en el horno a la temperatura mínima hasta que se sequen (de 10 a 20 minutos).

Una vez deshidratadas, ponlas en el robot de cocina con la cuchilla amasadora o en una batidora de alta velocidad, pero no las dejes moliéndose porque las almendras pueden convertirse en mantequilla cuando se muelen demasiado. Dale al pulsador tantas veces como sea necesario para obtener una textura granulosa, que parezca harina de almendra, ¡y ya lo habrás conseguido!

Utiliza la harina de almendra para tus recetas favoritas, pues es una buena sustituta de la harina de coco. Sin embargo, si hay una receta que requiere harina normal, quizá tengas que adaptarla; por ejemplo, puede que tengas que añadir más líquido o modificar las especias para darle sabor.

Recuerda que la harina de almendra no actúa como las harinas con gluten, por lo que no tendrá la misma flexibilidad ni creará las mismas bolsas de aire que hacen los panes normales. Esta harina tiende a crear panes rápidos más compactos que los panes esponjosos que se hinchan.

Almacenamiento: en la nevera se conserva unas semanas y en el congelador hasta seis meses.

PAN DE HIERBAS

(Sin cereales)

Para esta receta puedes utilizar cualquier tipo de caldo de huesos (sabroso o neutro). El caldo debería estar bastante denso al enfriarse; si no es así, al calentarlo añádele 1-1½ cucharadas de gelatina de vaca en polvo neutra.

Es un pan húmedo y sabroso que te llenará y satisfará. Lleva especias medicinales, antioxidantes y antiinflamatorias; de hecho, ha recibido excelentes comentarios de nuestras probadoras de recetas, La tribu del caldo de huesos. Es rico en proteínas y tiene grasas saludables que lo convierten en un excelente tentempié, aperitivo o acompañamiento de un plato principal.

La mayoría de los panes sin cereales no son muy aptos para hacer bocadillos y éste no es una excepción. Es fácil de digerir, por lo que vale la pena cambiar de hábitos. Corta este pan en rodajas gruesas y tómalo como acompañamiento de ensaladas, para mojarlo en sopas, untarlo con alioli, mantequilla o paté, o ¡para cualquier otra cosa que se te ocurra!

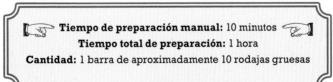

Tiempo de preparación manual: 10 minutos
Tiempo total de preparación: 1 hora
Cantidad: 1 barra de aproximadamente 10 rodajas gruesas

½ taza de caldo de huesos (el caldo de huesos de pollo es el más indicado, pero también puedes usar cualquier otro caldo gelificado)

2 huevos

3 cucharadas de harina de linaza (semillas de lino en polvo)

1½ cucharaditas de romero molido

1½ cucharaditas de albahaca

1 cucharadita de sal marina

1 cucharadita de pimienta negra

1 taza de mantequilla de coco

2 cucharadas de aceite de coco

2 cucharadas de mantequilla

¼ de taza de harina de almendra

1 cucharadita de levadura en polvo

Opcional: los siguientes ingredientes aligeran el sabor y le dan un toque agradable:

2 cucharaditas de miel

½ cucharadita de cúrcuma

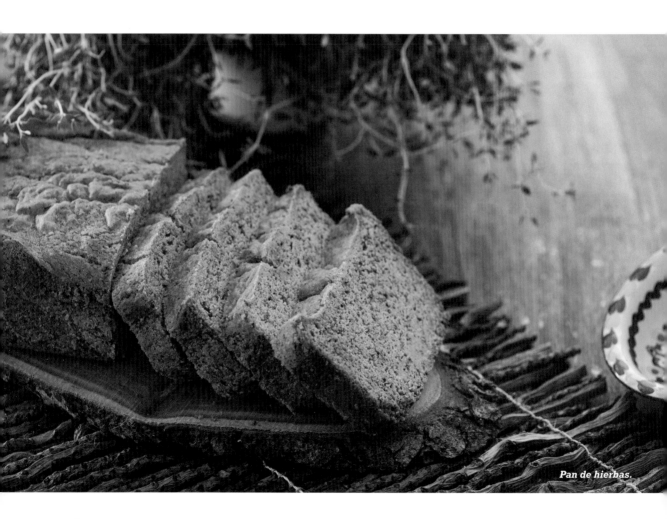

Pan de hierbas.

Precalienta el horno a 160 °C.

Engrasa el molde con mantequilla o aceite de coco. Nos gusta usar moldes de silicona porque son flexibles y con ellos es más fácil sacar el pan cuando está hecho. Si usas uno de estos moldes, colócalo sobre una bandeja de horno para que te resulte más fácil meterlo y sacarlo.

Pon todos los ingredientes en un bol para mezclarlos, o bien en el robot de cocina con la cuchilla amasadora y bátelo a conciencia. Vierte la mezcla en un molde engrasado y hornéala de 35 a 50 minutos, sin olvidar echarle un vistazo a los 35 minutos.

Nota: los panes sin cereales no suben tanto y suelen quedarse al mismo nivel que cuando los has puesto en el molde. Este pan tendrá un aspecto un poco húmedo, incluso cuando esté hecho. Puede parecer bastante húmedo y no rebotará como otros panes cuando esté totalmente cocido. Esto es porque, en realidad, tiene muy poca «harina» y es muy rico en proteínas y grasas. Cuando toques el centro para ver su grado de cocción, rebotará un poco, lo notarás ligeramente firme, pero estará muy húmedo. Sabrás que está hecho porque adquiere un color dorado por encima y se nota un poco firme al ejercer presión sobre él.

Sácalo del horno cuando se haya dorado un poco, aunque todavía lo veas húmedo por los aceites. Déjalo enfriar por completo sobre la encimera de la cocina antes de desmoldarlo a fin de evitar que se rompa. Cuando se haya enfriado del todo, pasa un cuchillo de punta roma por los bordes, entre el pan y el molde, para despegarlo. Sácalo del molde con cuidado.

Guárdalo en la nevera; ahí se pondrá más firme porque los aceites se endurecerán. Sácalo de la nevera 20 o 30 minutos antes de servirlo para que esté a temperatura ambiente (o caliéntalo en el horno a temperatura mínima para que se temple antes de servirlo).

Este pan se congela bien, así que te recomendamos que hagas el doble y que lo guardes en el congelador para tener siempre a mano un tentempié rápido o un pan para una cena con invitados. Te aconsejamos que lo cortes antes de guardarlo, así podrás sacar la cantidad que desees cada vez.

Consejos para servir:

Sírvelo con Paté extra, ¡El mejor paté de hígado!, o con cualquiera de las ensaladas o áspic del capítulo 10.

Úntalo con Alioli, *Remoulade francesa de Louise*, mantequilla o aceite de coco.

Mójalo en tu caldo, sopa o estofado favoritos

DELICIOSAS MIGAS
DE PAN
(Sin cereales)

Este pan es fruto de un error. No por su sabor, que es fantástico. Fue un error porque era una masa difícil de trabajar. Pero, aunque a nuestras probadoras de recetas les encantó el sabor tanto como a nosotras, nos pareció que era demasiado complicado porque puede deshacerse en un momento si lo sacas del molde antes de que se haya enfriado por completo.

Entonces sucedió algo. Como no queríamos desechar una receta de un buen pan, probamos saltear las migas en grasa de vaca con un poco de pollo picado para nuestra *Ensalada de hamburguesa de pollo*. Nos quedó tan bueno que no paramos de exclamar extasiadas durante toda la comida.

Nos parece que os haríamos un flaco favor no compartiendo esta receta, aunque no sea un «pan» perfecto. Si tienes la suerte de que no se te rompa, es un pan increíble. Si se te hace migajas, no pasa nada porque te saldrán unas migas estupendas. Es ideal para sustituir las típicas bolas de harina de maíz (*hush puppies*), como migas de relleno para guisos, como espesante de sopa o como complemento de cualquier plato con el que quieras saltearlo.

Tiempo de preparación manual: 10 minutos
Tiempo total de preparación: 1 hora
Cantidad: 1 barra de aproximadamente 10 rodajas gruesas

- 1 taza de caldo de huesos (se recomienda de pollo, pero puedes usar cualquier caldo sabroso o neutro)
- 1 huevo
- 1 cucharadita de romero molido
- 1 cucharadita de albahaca
- 1 cucharadita de sal marina
- 1 cucharadita de pimienta negra

- 1 taza de mantequilla de coco
- 2 cucharadas de aceite de coco
- 2 cucharadas de mantequilla
- ¼ de taza de harina de coco
- 2 cucharaditas de miel
- ½ cucharadita de cúrcuma
- 1 cucharadita de levadura en polvo

Precalienta el horno a 160 °C.

Engrasa el molde con mantequilla o aceite de coco. Nos gusta usar moldes de silicona porque son flexibles y con ellos es más fácil sacar el pan cuando está hecho. Si usas uno de estos moldes, colócalo sobre una bandeja de horno para que te resulte más fácil meterlo y sacarlo.

Pon todos los ingredientes en un bol para mezclarlos, o bien en el robot de cocina con la cuchilla amasadora y bátelo a conciencia. Vierte la mezcla en un molde engrasado y hornéala de 35 a 50 minutos, sin olvidar echarle un vistazo a los 35 minutos.

Nota: los panes sin cereales no suben tanto y suelen quedarse al mismo nivel que cuando los has puesto en el molde. Este pan tendrá un aspecto un poco húmedo, incluso cuando esté hecho. Puede parecer bastante húmedo y no rebotará como otros panes cuando esté totalmente hecho. Esto es porque, en realidad, tiene muy poca «harina» y es muy rico en proteínas y grasas. Cuando toques el centro para ver su grado de cocción, rebotará un poco y lo notarás ligeramente firme, pero estará muy húmedo. Sabrás que está hecho porque adquiere un color dorado por encima y se nota un poco firme al ejercer presión sobre él.

Sácalo del horno cuando se haya dorado un poco, aunque todavía lo veas húmedo por los aceites. Déjalo enfriar por completo sobre la encimera de la cocina antes de desmoldarlo a fin de evitar que se rompa. Ahora bien, como este pan se rompe muy fácilmente, se romperá de todos modos. Recuerda que vas a usarlo para hacer migas salteadas, como relleno o espesante de sopa o como sustituto de las típicas bolas de harina de maíz (*hush puppies*).

Cuando se haya enfriado del todo, pasa un cuchillo de punta roma por los bordes, entre el pan y el molde, para despegarlo. Desmóldalo con cuidado.

Guárdalo en la nevera; ahí se volverá más firme porque los aceites se endurecerán. Sácalo de la nevera 20 o 30 minutos antes de servirlo para que esté a temperatura ambiente (o caliéntalo en el horno a temperatura mínima para que se temple antes de servirlo).

Este pan se congela bien, así que te recomendamos que hagas el doble y que lo guardes en el congelador para tener siempre a mano un tentempié rápido o un pan para una cena con invitados. Te aconsejamos que lo cortes o que congeles las migas en paquetitos separados antes de guardarlo, pues así podrás sacar la cantidad de migas o de pan que desees cada vez sin tener que descongelar todo el lote.

Consejos para servir:

Saltéalo en una sartén con mantequilla, aceite de coco o grasa animal, y añade especias si lo deseas. Puede servir de relleno en algunos guisos o las puedes servir como bolas de harina de maíz en una ensalada, como en la *Hamburguesa de pollo con ensalada*.

Saltéalas con beicon para que absorban su grasa. Sírvelas con huevos y beicon para el desayuno.

Añádelas a las sopas, estofados o caldos como espesantes.

TRIGO SARRACENO
CON VERDURAS CURATIVO

Para esta receta de la terapeuta intuitiva **Rhonda Lenair**, necesitas el *Elixir curativo de caldo de verduras*. A menos que quieras hacer una comida totalmente vegana, también puedes usar algún caldo de huesos o de carne de ave o de carne roja que tengas a mano.

Este plato en particular te permite tomar una buena dosis de verduras con una pequeña cantidad de granos de trigo sarraceno, que pueden ser excelentes para una limpieza o desintoxicación suave. También es perfecto para cenar, especialmente cuando pretendes tonificar tu estómago, páncreas y adrenales. Un plato de cereales sin gluten con muchas verduras te ayuda a tranquilizarte mentalmente y a relajarte físicamente para conseguir un sueño más apacible.

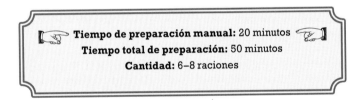

☞ **Tiempo de preparación manual:** 20 minutos ☞
Tiempo total de preparación: 50 minutos
Cantidad: 6–8 raciones

3-4 tazas de *Elixir curativo de caldo de verduras*

10-12 tazas de verduras cortadas a tiras (elige lo que tengas a mano: puerros, col lombarda, cebollas, berza, col rizada kale con sus tallos, coliflor, zanahorias, etc.)

1 taza entera de trigo sarraceno de granos finos o medianos

Opcional: este plato no lleva especias, pero, si lo prefieres, échale sal marina y pimienta al gusto; y quizás un poco de tomillo, romero, albahaca y cilantro fresco o seco y cúrcuma. Empieza con ½ cucharadita de cada, y luego échale más si lo deseas.

Opcional: aceite de sésamo para aliñar una vez servido

Echa el caldo y todos los vegetales en una olla grande y ponla a hervir.

Agrega el trigo sarraceno y déjalo hervir 5 minutos, y luego baja el fuego al mínimo, de modo que el agua hierva a fuego lento. Añade las hierbas, las especias y la sal marina si vas a usarlas.

Hiérvelo de 20 a 30 minutos o hasta que se haya absorbido el agua.

Consejos para servir:

Aderézalo con aceite de sésamo una vez servido.

Sírvelo con el *Puré de calabaza kabocha*.

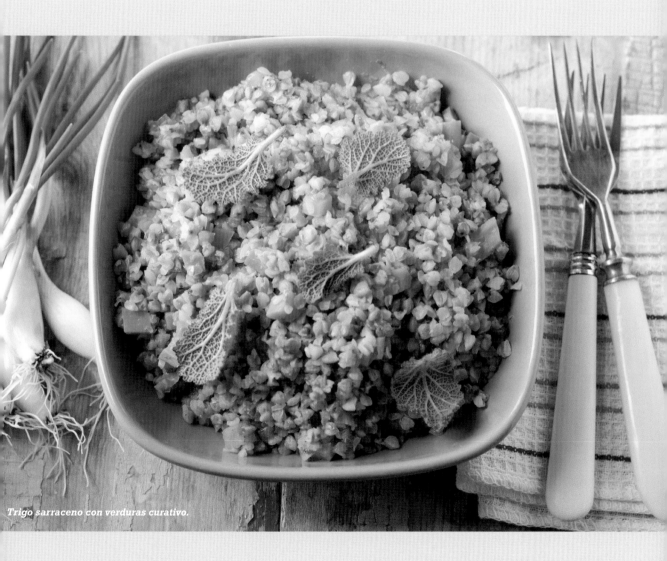

Trigo sarraceno con verduras curativo.

PILAF DE QUINOA, BRÉCOL
Y puerros

Esta receta es tan versátil que puedes usar cualquier caldo de huesos, de carne o de verduras (cualquier caldo, menos el de pescado); no obstante, si practicas la compatibilidad alimentaria, te recomendamos que uses un caldo de verduras.

Servido templado, este plato es perfecto para el desayuno, la comida o la cena. Para muchas personas, lo de comer verduras para desayunar es un concepto totalmente nuevo; las opciones más populares son los huevos y el beicon, la avena, los donuts o los cereales. Esta receta es una buena transición a comer verduras para desayunar, porque te conduce hacia ese nuevo concepto con los cereales como embajadores.

Está concebida como una comida sabrosa si debes irte de viaje porque está igual de buena fría que caliente. Aunque las comidas frías para un viaje no siempre son agradables, ¡ésta es realmente algo especial y estarás deseando comértela! En los viajes largos o en los vuelos, puedes añadirle más aguacate para que aporte sabor y una grasa saludable.

> **Tiempo de preparación manual:** 15 minutos
> **Tiempo total de preparación:** 35-45 minutos
> (súmale de 8 a 12 horas si decides poner en remojo la quinoa)
> **Cantidad:** 6 raciones

2 tazas de quinoa (roja o blanca)

2 cucharadas de aceite de coco o mantequilla

2 cucharaditas de curry en polvo (o cúrcuma)

2 cucharaditas de pimienta negra

1 taza de puerros a rodajitas

1-2 tazas de agua

2 tazas de caldo de huesos o de carne

2 tazas de brécol cortado fino

½ cucharadita de sal marina

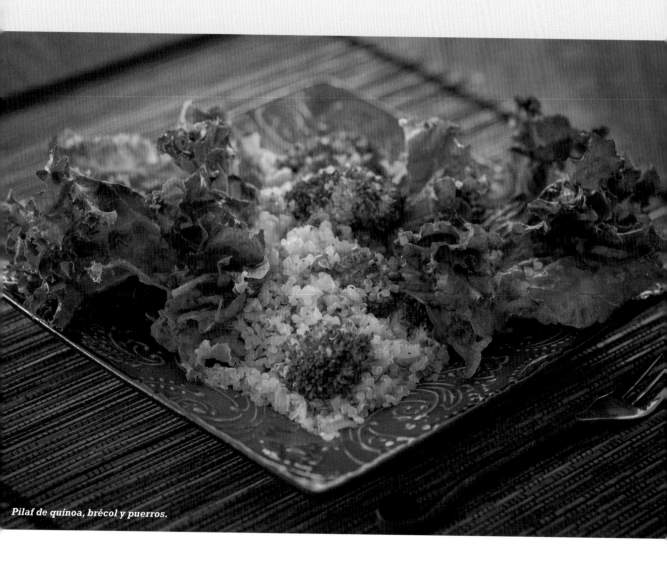

Pilaf de quinoa, brécol y puerros.

Para una digestión óptima, pon en remojo la quinoa siguiendo las instrucciones que hemos dado al principio de este capítulo, y luego escúrrela y lávala. Si no la pones en remojo, colócala en un colador de malla fina y pásala por debajo del grifo para aclararla bien y quitarle el amargor, así tendrá mejor sabor.

Echa el aceite de coco, el curry, la pimienta y los puerros en una sartén grande para saltear y ponla a fuego lento. Saltéalo todo 5 minutos.

Ahora añade el agua (2 tazas si no la has puesto en remojo y sólo 1 si la has remojado), el caldo de huesos o de carne y la sal marina, y pon el fuego al máximo hasta que hierva el líquido.

Cuando empiece a hervir, baja el fuego a medio lento y echa la quinoa. El agua deberá hervir a fuego lento, así que baja la temperatura hasta controlar el grado de hervor deseado. Hierve la quinoa a fuego lento 10 minutos. Es un buen momento para cortar el brécol, si todavía no lo has hecho.

A los 10 minutos de hervor, vuelve a bajar el fuego y añade el brécol. Tapa la sartén y cuece la quinoa y el brécol 10 minutos más o hasta que el brécol se ablande y la quinoa esté traslúcida. Tienes que ver los anillitos de la quinoa que se desprenden de la misma y no tiene que haber ningún punto blanco y duro. Si usas quinoa roja, el efecto es similar: observarás que el rojo pasa de estar duro y seco a blando, acuoso y traslúcido.

Sigue cociéndolo todo a fuego lento o hasta que se haya absorbido el líquido en la quinoa. Si por alguna razón la quinoa no se ha terminado de hacer y se ha absorbido todo el líquido, no pasa nada, añade otro ¼ de taza de agua y que hierva a fuego lento, y añade más si lo consideras necesario.

Si has remojado la quinoa durante muchas horas (12 o más), puede que se haga antes, pero el líquido no se absorberá por completo. Si te sucede eso, usa un colador de malla fina para colar el agua y ponlo sobre un bol para guardarla para otro uso. Esto suele pasar si le has dado demasiada temperatura al hervirla. Si la hierves a fuego lento, el agua se irá absorbiendo de manera lenta y uniforme. ¡Puedes hacerlo como gustes!

Cuando la quinoa esté hecha, apártala del fuego y sírvela. Puedes poner aceite de coco, mantequilla, ghee o aceite de linaza en la mesa para que cada cual se la aliñe a su gusto.

Añade sal marina y pimienta al gusto.

Consejos para servir:

Sírvela con tu caldo o sopa favoritos.

Ponla sobre un lecho de lechuga y alíñala con aceite o algún aderezo de ensalada. El cereal templará la lechuga y le dará un toque reconstituyente.

Sírvela con Las mejores coles de Bruselas o Espárragos sin más.

Para viajar:

Muchas personas tienen problemas digestivos cuando viajan, así que llevarse algo de comida saludable es una buena forma de calmar el cuerpo, la mente y el espíritu.

Ponla en un recipiente para llevar y en una bolsa térmica con unos acumuladores de frío. Si quieres alegrar un poco las verduras, añade lechuga romana al recipiente. Echa también unos trozos de aguacate y sazónalo con sal marina.

Si tienes un termo de boca ancha, puedes mantener caliente la quinoa durante el viaje. Las normas de la Agencia de Seguridad en el Transporte permiten pasar alimentos sólidos por los controles de seguridad siempre y cuando la comida no esté llena de líquido. Es posible que los agentes quieran echarle un vistazo, pero no suelen poner problemas. Esto puede ser muy conveniente si tienes prisa y no quieres recorrer todas las tiendas del aeropuerto a la caza de comida saludable antes de dirigirte a la puerta de embarque.

El cereal dura hasta cuatro días en la nevera, así que, si te vas de viaje, pide al hotel donde te alojas que te den una habitación con nevera y llevarte tu quinoa de viaje como tentempié, desayuno o comida principal para evitar todo lo posible los restaurantes.

ARROZ JAZMÍN
CON VERDURAS DE TEMPORADA, UVAS PASAS
Y pistachos Balanced & Bright

Esta receta de **Quinn Wilson**, propietaria de Balanced & Bright Bone Broth, se puede hacer con cualquier caldo de huesos o de carne que prefieras. Una buena idea es usar caldo de huesos o de carne neutro o con un poco de sabor (o el *Elixir curativo de caldo de verduras*) para realzar los sabores naturales de este plato.

Es una receta ideal para desayunar, comer o cenar, y es un plato único, salado y dulce, que aporta sabores nuevos y variedad a tu día. Te proporciona todos los beneficios de las verduras crudas de temporada que puedes disfrutar en una ensalada, sumados al arroz caliente cocinado en caldo de huesos y aderezado con un aliño vegetal que conciliará todos los sabores.

Tiempo de preparación manual: 30 minutos
Tiempo total de preparación: 50 minutos si no pones el arroz en remojo (súmale de 8 a 12 horas si decides poner en remojo el arroz)
Cantidad: 2–4 raciones

Nota sobre los ingredientes: esta receta se compone de tres partes que se reúnen para crear una estupenda ensalada de arroz.

Ingredientes para el arroz:

1 taza de arroz jazmín sin cocer

2 tazas de caldo de huesos o de carne a elegir

Ingredientes para el aderezo:

1 chalota pequeña

1 diente de ajo

2 cucharadas de perejil de hoja plana

2 cucharadas de vinagre balsámico tinto

2 cucharaditas de orégano fresco

2 cucharaditas de albahaca

⅓ de taza de aceite de oliva virgen extra

1 cucharadita de sal marina

1 cucharadita de pimienta negra

Ingredientes para la ensalada:

2 tazas de verduras variadas de temporada cortadas a trocitos (a tu elección: pepino, tomates, judías secas, calabacines, guisantes, repollo, remolacha, zanahoria, rábanos, brécol, etc.)

¾ de taza de lechugas de temporada variadas, germinados y hierbas

⅓ de taza de cebolla troceada roja, amarilla o blanca o cebolleta

¼ de taza de pistachos tostados, troceados (las pipas de girasol y los piñones son una opción excelente)

¼ de taza de uvas pasas

Empieza el día antes poniendo el arroz en remojo (véase las instrucciones al principio del capítulo).

Cuece el arroz según las instrucciones del paquete, pero usando caldo de huesos en vez de agua (con 1 taza de arroz por 2 tazas de caldo de huesos obtendrás 2 tazas de arroz cocido).

Instrucciones para el aderezo:

Pon la chalota, el ajo, las hierbas y el vinagre en una batidora o robot de cocina, y bátelo hasta que esté bien mezclado. Añade sal y pimienta.

Ve echando lentamente el aceite en la batidora o en el robot de cocina, y bátelo hasta que la mezcla se haya hecho bien.

Instrucciones para la ensalada:

Pon los ingredientes para la ensalada en un bol grande para servir.

Montar el plato:

Aliña las verduras en el bol en el que las sevirás con 3 cucharadas de aliño y remuévelo para que se mezcle bien.

Sirve las verduras sobre un lecho de arroz hervido. Echa más aliño en cada plato, a tu gusto.

PAN DE CENTENO
FINLANDÉS
De masa ácida de Maya

Para hacer este pan puedes usar cualquier caldo de huesos o de carne.

Heather: Hace varios años viajé con Louise a Escocia para asistir a un acto realizado por Hay House. Estábamos muy ilusionadas porque íbamos a ver a nuestra querida amiga Maya Labos. Maya es finlandesa. Es guapa, divertida y está llena de vida. También tiene un temperamento explosivo: te dice las cosas tal como son, y, aunque a veces su sinceridad sea brutal, eso mismo es lo que la hace adorable. ¡Con ella siempre te puedes esperar escuchar una historia disparatada y reírte un montón!

Maya compró en Escocia cinco panes integrales de soda irlandesa de molde para llevárselos a un crucero. A las dos semanas, me llamó.

—No me lo puedo creer, envolví el pan en papel, y cuando me iba al crucero, cinco días después, estaba todo enmohecido —me dijo.

—¿Qué te hizo pensar que no se enmohecería después de estar cinco días envuelto en papel? —le pregunté. Entonces caí en la cuenta de que ella pensó que el pan de soda que había comprado era como el pan de soda que conocía desde su infancia.

Había estado investigando un poco sobre este tema y descubrí que en otros países las personas habían crecido comiendo pan de masa fermentada que colgaban de un palo y se mantenía perfecto todo un mes. La masa ácida está viva, así es como nuestros antepasados elaboraban un pan lleno de probióticos que podía aguantar sin refrigeración o congelado.

—Muy bien, te voy a hacer un pan de masa ácida —me dijo Maya.

Después de investigar un poco más, descubrí una levadura seca y experimenté con una receta hasta que me salió perfecta. Éste es el resultado de esa receta, que ahora ha sido modificada al añadirle el caldo de huesos, porque ¡todas nos merecemos tener un pelo, una piel y unas uñas más bonitas y mejorar nuestra digestión comiendo pan!

Maya me ha confirmado que este pan le recuerda al de su infancia. A ella le gusta hornearlo hasta que está seco y lo unta bien con mantequilla. Pero ella no es la única fan del club, sino que este pan gusta a todas las personas que lo prueban, y he compartido parte de mi levadura activada con personas de todo el país. Cuando has activado la levadura, no hay que amasar el pan, es muy fácil de hacer. Vale la pena aprender a elaborarlo, porque es ideal para viajar y como tentempié. Utilizas un cereal con muy poco gluten y lo activas con probióticos, y entonces se convierte en un pan vivo que produce probióticos en tu cuerpo. Basta con que le añadas caldo de huesos para conseguir algo verdaderamente especial.

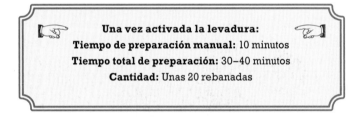

> **Tiempo de preparación:**
> empieza a planificarlo con ocho días de antelación
> si usas levadura seca. Empieza a planificar
> con tres días de antelación si ya has activado
> la levadura en la nevera.

—*Levadura seca*: tarda siete días en activarse. Activarla significa que sigues haciendo una masa de harina y agua hasta que sube como es debido según las instrucciones que vienen a continuación.

—*Levadura activada*: cuando ya has activado la levadura, hacer el pan es relativamente rápido. Si acabas de sacar tu levadura activada de la nevera, tendrás que reactivarla antes de hacer el pan. Los pasos que hay que seguir para este proceso pueden durar de uno a tres días, dependiendo de cuándo haya sido la última vez que has alimentado la levadura viva. Reactivarla consiste en asegurarte de que la levadura está subiendo como debe, posiblemente alimentándola con harina y agua durante un día o más y luego mezclando la masa, dejándola subir y horneando el pan.

> **Una vez activada la levadura:**
> **Tiempo de preparación manual:** 10 minutos
> **Tiempo total de preparación:** 30–40 minutos
> **Cantidad:** Unas 20 rebanadas

Observaciones para la preparación, antes de hacer el pan

Compra levadura seca para pan de centeno finlandés. Recomendamos la de Ed Wood's Sourdoughs International porque contiene muchos cultivos de levadura auténticos de todo el mundo. Puedes comprarla en www.sourdo.com/cultures/finland/.

Mientras esperas recibir la levadura, puedes ir viendo vídeos sobre cómo hacer este pan (en YouTube hay un montón de tutoriales). Observa cómo hacer los dos tipos de panes, el de masa ácida y el de masa ácida sin amasar; esta receta es «sin amasar», lo cual la convierte en superfácil. Lo más difícil es entender los pasos. Cuando los hayas entendido, todo el proceso es muy sencillo; no es tan delicado como pretenden hacerte creer los vídeos. La masa ácida de centeno es dura y puede quedar muy desigual al manejarla.

En cuanto recibas la levadura, sigue las instrucciones para activarla. Has de alimentarla durante unos siete días, lo cual consiste en llenar un frasco con harina y agua y verla subir. Es fácil, no te llevará más de 10 minutos al día.

Cuando hayas activado la levadura, guárdala en un frasco de vidrio de boca ancha de un litro sin apretar la tapa, para que pueda circular el aire. La guardarás en la nevera hasta que vayas a hacer el pan.

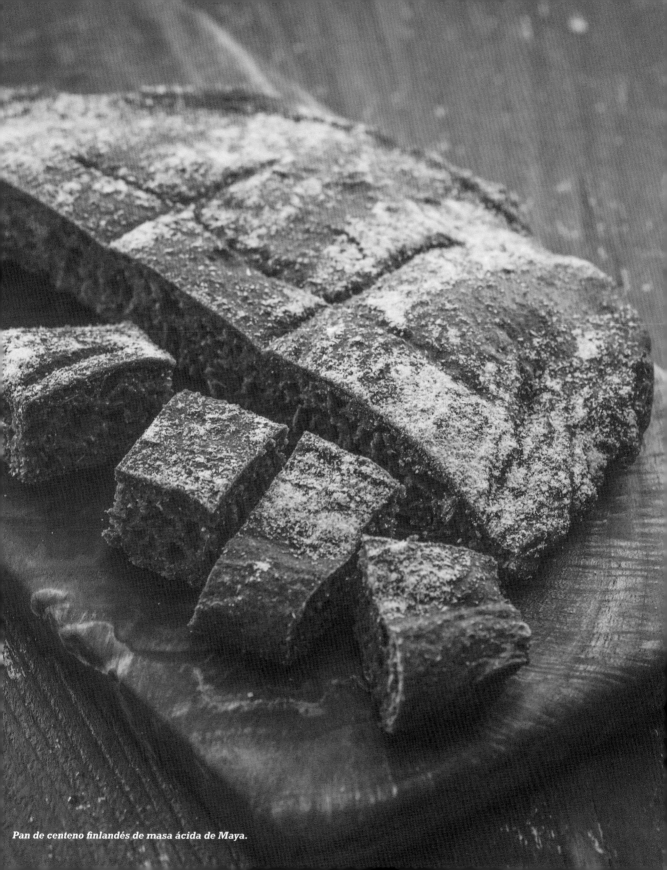

Pan de centeno finlandés de masa ácida de Maya.

«Alimentarás» la levadura una vez a la semana para mantenerla viva y en forma. Para ello, abre el frasco y añade una taza de harina ecológica de centeno molida en molino de piedra y ¾ de taza de agua. Mézclalo bien; debes asegurarte de que toda la harina está bien mezclada. La levadura es bastante resistente, así que, si te saltas una semana, todavía puedes volver a usarla (véase las instrucciones para reactivar la levadura más abajo).

Una vez que hayas decidido cuándo vas a hacer el pan, planifícalo con dos o cuatro días de antelación (de uno a tres días alimentando la levadura y 1 día para que suba el pan). Puedes abreviar y hacerlo con uno o dos días de antelación, pero te recomendamos que lo hagas en tres (si tu levadura reactivada dobla su tamaño en una noche, puedes hacer el pan al día siguiente).

Así es cómo puedes reactivar tu levadura:

—Sácala de la nevera. Si hace tiempo que no la alimentas y ves líquido marrón (llamado «aguardiente»), retíralo o bien mézclalo de nuevo con la masa. No es malo; sólo ha estado latente.

—Alimenta la levadura con 1 taza de harina y ¾ de taza de agua y remueve bien la mezcla. Déjala reposar sobre la encimera de la cocina con la tapa puesta en el frasco pero sin apretar, para que corra el aire. (Nosotras alimentamos nuestra levadura una vez al día. Al ser alimentada, crecerá, posiblemente doblará su tamaño y podrás apreciar algunas burbujas.) Tras dejarla reposar de 12 a 24 horas, evaluamos si hemos de volver a alimentarla. Si la masa de harina ha doblado su tamaño en el frasco, es que se ha reactivado y está lista para su uso. Si hace mucho tiempo que no la alimentas y ha estado en la nevera, es probable que tengas que alimentarla al menos un par de veces más antes de que duplique su tamaño y esté lista para su uso.

—Al cabo de 12 o 24 horas, si la levadura en reactivación no ha duplicado su tamaño, vuelve a alimentarla. Puedes sacar un poco de levadura para que tenga espacio para crecer. Nosotras te recomendamos que la saques del frasco y la pongas en otro nuevo, pues así tendrás una base, y que alimentes las dos. ¡Puedes hacerlo las veces que desees y al final acabarás con un montón de frascos! Así que, a menos que tus amigas quieran un poco, úsala en tus recetas o tira la que te sobre cuando vuelvas a alimentarla. Ésta seguirá creciendo.

—Si la levadura reactivada todavía no ha duplicado su tamaño al cabo de 24 horas más, vuelve a alimentarla por tercera vez (¡a la tercera va la vencida!). Déjala crecer durante 12 o 24 horas y ya la tendrás lista para hacer pan.

Tanto si has de alimentarla 1 como 3 veces, cuando hayas alimentado la levadura ácida y ésta haya duplicado su tamaño, la tendrás lista para usar como sigue. El pan necesita de 5 a 24 horas para fermentar y subir.

Aquí tienes algunos consejos:

—¡Ver un vídeo ayuda! Ésta son algunas opciones: http://www.culturesforhealth.com/how-to-videos#sourdought_videos. Los que necesitas ver son los que tratan de cómo hacer el pan de masa ácida y cómo cuidar y alimentar la levadura. Recuerda que ya la has activado y que para que esté a punto para usarla tendrás que alimentarla, pero no será necesario que empieces de cero como cuando está seca.

—El centeno tiene mucho menos gluten que los panes de trigo o similares, y por consiguiente no subirá tanto como los otros (no subirá mucho si usas harina ecológica molida a piedra). Es un pan más plano, y, según nos ha dicho Maya, el pan plano es justamente lo que ella estaba acostumbrada a comer en Finlandia de pequeña.

—Esta masa es pegajosa, así que tendrás que lavar bien e inmediatamente todo lo que utilices para hacer el pan. Nosotras usamos una esponja fina sin estropajo, para limpiarnos la masa de las manos y de los utensilios, y funciona de maravilla.

—Al hornear el pan, utiliza el aceite de coco o la mantequilla y espolvorea un poco de harina y semillas de alcaravea; esto creará una superficie no pegajosa para el pan.

—Deja enfriar el pan durante al menos 3 horas sobre una rejilla antes de cortarlo. Algunos dejan «curar» o reposar el pan dos días antes de comerlo, porque es cuando realmente se asienta su sabor. (¡Nosotras rara vez podemos esperar tanto!)

—Los finlandeses guardan el pan en bolsas de papel; Maya nos dice que es porque a ellos les gusta seco y crujiente. Puede que tú te decantes por guardarlo en una bolsa de plástico para que se mantenga blando. Prueba ambas cosas y decide qué es lo que prefieres.

—El pan debería durar más de una semana fuera de la nevera o del congelador sin perder su sabor. En Finlandia lo dejan fuera hasta un mes sin que le salga moho porque es un pan vivo. Con el tiempo se seca, y, por eso, nosotras lo dejamos fuera una semana y, si todavía nos queda, lo cortamos y lo congelamos. Puedes poner una o dos rebanadas en la tostadora para descongelarlo en cualquier momento.

2 tazas de harina de centeno ecológica germinada (la harina de grano germinado hace que el pan sea más digestivo, pero esto es opcional)

2 cucharadas de miel de caña de azúcar

1½ cucharadas de semillas de alcaravea

1 cucharada de sal marina

1 taza de caldo de huesos (cualquier otro caldo sabroso o neutro servirá)

¼ de taza de agua

1¼ tazas de levadura preparada para harina de centeno

Mezcla todos los ingredientes en un bol de vidrio. Nosotras los mezclamos con una cuchara de madera; le damos al menos 50 vueltas o estamos de 2 a 4 minutos removiendo. Te quedará una masa suave y pegajosa. No es necesario amasar (¡hurra!).

Tapa el bol y deja reposar la masa 5 horas o toda la noche. La masa casi ha de duplicar su tamaño. (Si no crece, tendrás que volver a iniciar el proceso de activar la levadura.)

Una vez duplicado su tamaño, ya está lista para hornear, así que coloca la masa sobre una superficie bien recubierta de harina. La masa estará bastante húmeda y pegajosa; ten a mano suficiente harina y agua para que te facilite el trabajo. Déjala reposar de 15 a 30 minutos. Mientras reposa la masa, precalienta el horno a 220 °C.

Engrasa el molde con aceite de coco o mantequilla y espolvoréalo con harina, después esparce semillas de alcaravea sobre la harina. Esto se convierte en una superficie no pegajosa.

Puedes usar un molde de pan ya sea de vidrio o de silicona, pero evita los de metal. Puesto que el pan de masa ácida está fermentado, es ácido y al entrar en contacto con el metal (especialmente, cualquier metal que no sea el acero inoxidable) durante todo el tiempo que se necesita para hornearlo puede provocar una reacción que lo decoloraría. Un contacto más breve, como usar utensilios de acero inoxidable para mezclar, no presenta ningún problema. Muchas usuarias de la masa ácida utilizan la cazuela de barro para hacer pan de La Cloche (que pue-

des comprar por Internet o en una tienda de menaje de cocina). Nosotras también usamos moldes de silicona y de vidrio, que funcionan francamente bien.

Ahora pon la masa en el molde y espolvoréate las manos con harina, así evitarás que se te quede enganchada. Puede que esté muy mojada, pero puedes añadirle más harina a la masa mientras la trabajas con las manos para colocarla en el molde (añadir harina por encima y por los lados ayuda a evitar que se pegue).

Cuando pongas la masa en el molde, coge un cuchillo afilado y hazle algunos cortes (como si fuera un tablero para jugar al tres en línea) por encima. Esto permitirá que salgan los vapores durante la cocción y le dará un bonito aspecto una vez hecho.

Hornéalo 30 minutos y ve revisando el pan, presionando el centro para ver si está firme y si rebota un poco. Es muy probable que todavía necesites hornearlo otros 10 o 15 minutos. Baja la temperatura del horno a 200 °C para los siguientes 10 o 15 minutos (y, si usas la olla de LaCloche o algún otro recipiente de arcilla con tapa, sácale la tapa estos últimos 10 o 15 minutos de cocción). Revisa si está hecho introduciendo un termómetro de cocina; cuando la temperatura en el centro del pan sea de 105 °C, es que ya está hecho. La superficie ha de tener un aspecto un poco marrón y seco.

Deja enfriar el pan antes de sacarlo del molde. Asegúrate de que se ha enfriado del todo antes de cortarlo a rodajas, pues de lo contrario podría quedar gomoso.

CREPES
O GOFRES
(Sin cereales)

Ésta es la receta perfecta para un fin de semana en que sólo quieres levantarte y tener listas unas tortitas! Después de muchos experimentos, un día tuvimos la suerte de dar con la receta perfecta de las crepes sin cereales. Puedes hacer varias crepes a la vez en el horno o una a una en la cocina. Con esta receta también puedes preparar gofres.

Aderézalos con sirope de arce, fruta, miel, mantequilla o lo que te guste. Nosotras hemos comprobado que, si no le pones miel a la receta (o sólo usas ½ cucharadita), también puedes hacer unos sabrosos blinis (crepes rusos) como aperitivo. Estas crepes se congelan bien, así que, si quieres hacer de más, es una buena forma de tener a mano un tentempié o una comida.

¡Dale un gusto a tu niña interior!

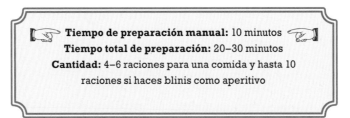

Tiempo de preparación manual: 10 minutos
Tiempo total de preparación: 20–30 minutos
Cantidad: 4–6 raciones para una comida y hasta 10 raciones si haces blinis como aperitivo

¼ de taza de aceite de coco

½ taza de leche de coco (puedes hacer tu propia leche de coco con ½ taza de agua y 1 ½ cucharada de mantequilla de coco, batiéndolo todo bien con la batidora)

¼ de cucharadita de sal marina

2 tazas de harina de almendra

3 cucharadas de mantequilla

1½ cucharadas de gelatina de vaca en polvo neutra

1½ cucharadas de miel

2 tazas de agua

2 huevos

Observaciones: decide si quieres hacer crepes o gofres en el horno. Puedes comprar moldes de silicona para gofres y hacer varios a la vez. Si optas por este sistema, precalienta el horno a 180 °C.

Calienta 2 tazas de agua hasta que casi empiece a hervir y déjala enfriar unos minutos. Añade la gelatina al agua y mézclala; déjala reposar 5 minutos mientras se disuelve.

Añade todos los ingredientes incluida la gelatina y el agua al bol para mezclar o al robot de cocina con la cuchilla amasadora y bate bien la masa. Ha de quedar una masa espesa; puedes añadir más agua si la prefieres más fina.

Método del horno:

Con mantequilla o aceite de coco, engrasa el molde de silicona para gofres, o, si prefieres crepes, una bandeja de horno (una estándar de 23 × 33 centímetros o más grande servirá). Pon la masa en los moldes o en la bandeja. Te resultará más fácil poner los moldes de gofres en la bandeja, porque los de silicona son más flexibles y más fáciles de manejar si están sobre una superficie rígida, como una bandeja de horno. Puedes rellenar los moldes hasta el borde porque la masa sin cereales no sube.

Pon las crepes o los gofres en el horno y hornéalos a 180 °C de 10 a 15 minutos. Echa un vistazo a los 10 minutos. El color de la corteza se verá blanco seco, no dorado, y los bordes se empezarán a despegar del borde del molde. Cuando presiones la corteza, rebotará un poco.

Cuando estén hechos, saca las crepes o los gofres del horno y deja enfriar los moldes 10 minutos antes de hacer nada con ellos. Cuando se hayan enfriado, dales suavemente la vuelta para sacar los gofres o usa una espátula para levantar suavemente las crepes.

Método en la cocina:

La forma más popular de hacer crepes es en la placa de la cocina con una sartén. No obstante, creemos que es más fácil hacer esta receta en el horno porque la masa es un poco difícil de trabajar cuando toca darle la vuelta. Si lo haces en el horno, no tendrás que darle la vuelta a la crepe y tus posibilidades de que te salga perfecta aumentan. No obstante, si vas con cuidado, también puedes hacerlo en la cocina de gas o eléctrica.

Echa aceite de coco en una sartén grande y derrítelo a fuego medio lento. Pon un poco de masa; empieza con una crepe pequeña, pues así aprenderás a manejar las crepes mientras se hacen. Si nunca has hecho crepes sin cereales, observarás que se elaboran de un modo distinto a las que haces con cereales y tienen gluten, puesto que estas últimas son más flexibles y no se rompen tanto.

Como ya he dicho, las crepes sin cereales salen mejor si se hacen a fuego lento y dejándolas cocer. Cuando empiezan a verse más blancas y los bordes se despegan un poco, están a punto para darles la vuelta con una espátula. Cocínalas hasta que estén crujientes a tu gusto. Mantén la sartén engrasada todo el tiempo.

Consejos para servir:

Sírvelas con frutos del bosque, rodajitas de plátano o rodajas de manzana caliente con una pizca de canela.

Rocíalas con miel, mermelada o sirope de arce.

Tómalas tal cual como tentempié rápido.

Úntalas con mantequilla de frutos secos o de semillas y con confitura, miel o sirope de arce, y luego enróllalas y ya tienes un tentempié.

Prepara la misma receta sin miel (o con sólo ½ cucharadita de miel) y sírvelas al estilo de las tortitas eslavas blini con ¡El mejor paté de hígado!, salmón ahumado y aguacate, o con la Tentadora ensalada de atún, Alioli o cualquiera de las recetas de áspic.

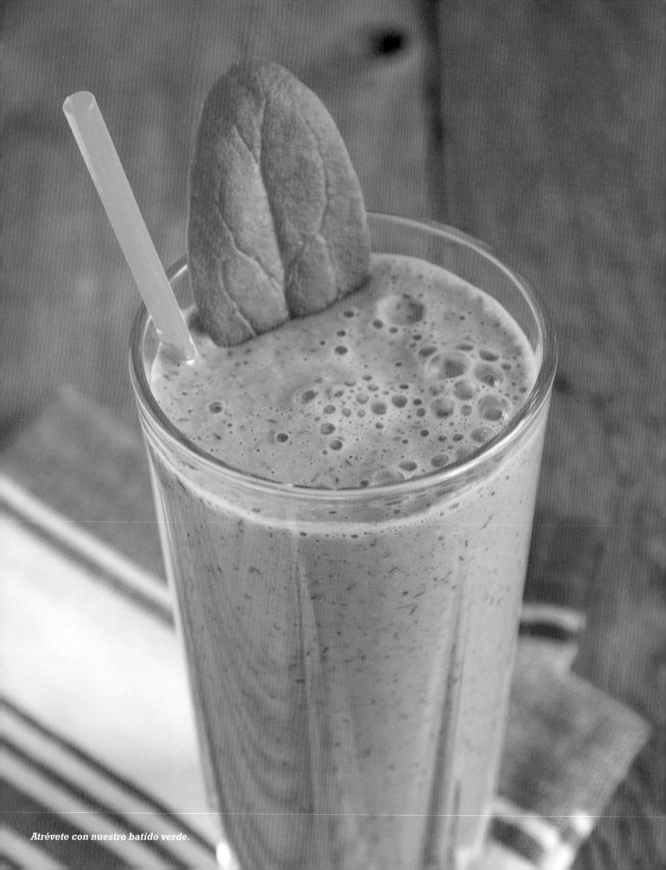

Atrévete con nuestro batido verde.

CAPÍTULO 10

LAS RECETAS MÁS LIGERAS:

Ensaladas, patés, áspic y batidos

///

ENSALADA DE

HAMBURGUESA

De pollo

E ste plato, que se hace en 5 minutos, puede ser una maravillosa comida o cena. Está bueno incluso frío, así que es apropiado para llevar.

Además, se convierte en un superéxito cuando lo acompañas de *Deliciosas migas de pan* (véase la receta del capítulo 9). No es imprescindible, pero le va muy bien. Te daremos algunos consejos sobre cómo incorporarlo en la receta si lo tienes a mano.

¡Este sencillo plato te va a encantar!

1 cucharada de mantequilla o aceite de coco

1 cucharadita de tomillo seco

½ cucharadita de cúrcuma

1 cucharadita de pimienta negra

¼ de cucharadita de pimienta de Jamaica (*opcional*)

½ taza de chalotas a dados

½ taza de caldo de huesos de pollo (cualquier caldo de huesos o de carne de ave servirá, aunque también puedes hacerlo con caldo vegetal o con cualquier caldo neutro)

1,4 kg de carne picada de pollo (puedes sustituirla por carne picada de ternera o de pavo si lo prefieres)

1 cogollo de lechuga romana troceada o 4 tazas de mezcla de hojas verdes (mezclum)

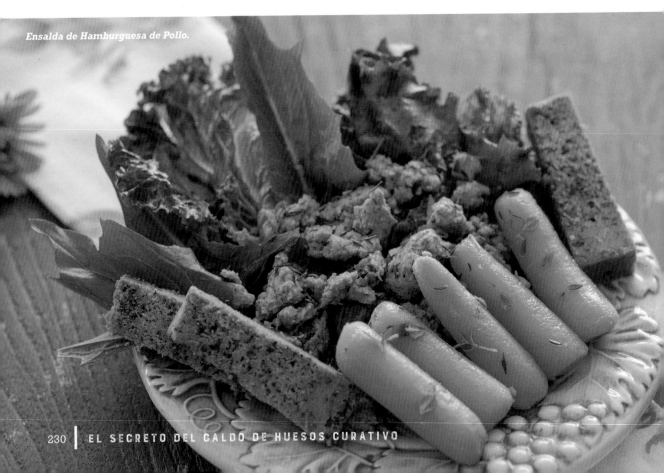

Ensalda de Hamburguesa de Pollo.

Derrite la mantequilla o el aceite de coco en una sartén a fuego lento.

Añade las especias y las chalotas, y caliéntalas hasta que las chalotas estén traslúcidas. Si tienes un poco de *Deliciosas migas de pan*, añádelas a la sartén y caliéntalo todo, para que éstas absorban la grasa y las especias. Sácalo del fuego y déjalo a un lado (puedes retirar las chalotas cuando hagas esto).

Echa el caldo de huesos y la sal marina en otro recipiente, ponlo a fuego medio para que hierva despacio hasta que el caldo se haya reducido a la mitad. Añade la carne picada a la sartén, y ponla a fuego medio. Separa la carne picada para que quede a trozos. Esto ayudará a que se haga más rápido, probablemente sólo tarde de 3 a 5 minutos.

Mientras se hace la carne, lava y trocea la lechuga.

Prepara un lecho de lechuga en cada plato. Cuando la carne esté hecha, quítala del fuego y pon una ración en cada plato de lechuga. (Añade las *Deliciosas migas de pan* recalentadas si has seguido el paso anterior.)

Consejos para servir:

Cómetelo tal cual. Si quieres puedes añadirle otras verduras a la ensalada, rodajitas de rábanos, tomatitos cherry y pepinos o zanahorias cortados a rodajitas, aunque no es necesario para esta sabrosa ensalada.

El Alioli, la *Remoulade francesa de Louise* y el *Aderezo de ensalada a tu manera* combinan bien con este plato, aunque el caldo de la sartén puede que te baste para aliñarla.

Este plato es una maravilla con *Zanahorias con cardamomo* y con *Las mejores coles de Bruselas*.

ENSALADA
DE HUEVO
A gusto de todos

Si hace tiempo que no comes ensalada de huevo, prepárate para algo bueno. Es estupenda porque está cargada de proteínas buenas y grasas saludables y es una excelente fuente de vitaminas A, D, E, del complejo B y del nutriente esencial colina. Para esta ensalada necesitarás la receta de *Alioli* del capítulo 6, que se hace con caldo de huesos o de carne neutro.

Tanto si la sirves como plato principal o como aperitivo, disfrutarás del delicioso y rico sabor de esta ensalada de huevo. También es una excelente opción si necesitas una comida para llevarte de viaje y no te importa transportarla en una bolsa térmica con un acumulador de frío. Nosotras solemos llevar bolsas térmicas en nuestro equipaje de mano cuando queremos llevarnos comida para viajes largos.

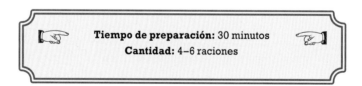

Tiempo de preparación: 30 minutos
Cantidad: 4–6 raciones

3 cucharaditas de sal marina

1 cucharada de vinagre de sidra de manzana

6 huevos

½-1 taza de *Alioli*

2 cucharaditas de pimentón

1 cucharadita de pimienta negra

Echa 6 tazas de agua en una olla de 3 litros y ponla a hervir. Agrega 2 cucharaditas de sal marina y el vinagre de sidra de manzana.

Cuando hierva el agua, añade los huevos: ponlos con cuidado en el fondo de la olla con una cuchara grande. Hiérvelos con la cáscara y sin tapar la olla durante 1 minuto.

Sácalos del fuego y tapa la olla, y luego deja reposar los huevos en el agua caliente durante 10 o 15 minutos.

Mientras los huevos están en el agua caliente, prepara el *Alioli*.

Ahora vuelve a los huevos: transcurridos los 10 o 15 minutos de reposo, escurre el agua caliente de la olla, colócalos en un bol y cúbrelos con agua fría. Puedes poner el bol con los huevos y el agua fría en la nevera si quieres que se enfríen antes.

Cuando se hayan enfriado, dales un golpecito suave a cada uno sobre una superficie plana y hazlos rodar; así se romperá toda la cáscara y te resultará más fácil pelarlos. Pélalos y tira las cáscaras o guárdalas para hacer algún caldo.

Pon los huevos en un robot de cocina o aplástalos con un aplastapatatas, batiéndolos con el pimentón, la pimienta y el alioli, hasta que adquieran la consistencia deseada para una ensalada de huevo. Te recomendamos que uses la opción «pulsar» en el robot de cocina para que no se deshagan demasiado. Pruébalos y salpiméntalos a tu gusto.

Consejos para servir:

Sírvelos en copas de Martini o en boles pequeños como aperitivo con el *Pan de centeno finlandés de masa ácida de Maya* o el *Pan de hierbas*.

Sírvelos con un plato de verduras crudas cortadas.

Come cada ración como tentempié.

Enrolla la ensalada de huevo en hojas de lechuga o sírvela encima de hojas de lechuga verde.

Sírvelo con *Calabacines y zanahorias mágicos*.

cu

ENSALADA
DE SALMÓN
Sencillamente deliciosa

El salmón es la superestrella en el ámbito de la salud por su perfil nutricional y su delicioso sabor. Contiene muchos ácidos grasos Omega 3, vitaminas B y vitaminas A, D y E. El salmón es rico en proteínas y péptidos bioactivos, que poseen propiedades antioxidantes y protectoras para el corazón, y también inhibe el cáncer, la diabetes de tipo 2 y la inflamación.[1]

Para esta ensalada necesitarás la receta *Alioli* del capítulo 6, que se hace con caldo de huesos o de carne neutro. Si has de preparar un nuevo lote para esta receta, puedes usar caldo neutro de espinas de pescado o de pescado. Si has hecho una saludable mayonesa y prefieres usarla en vez del alioli, no hay ningún problema. También puedes usar la *Remoulade francesa de Louise* del capítulo 6 si la tienes hecha.

Si usas salmón en lata, ahorrarás tiempo. Busca salmón salvaje, y, para hacerlo aún mejor, busca uno enlatado que esté libre de la toxina bisfenol A (BPA).

Una observación respecto a consumir pescado sostenible: en el momento en que escribimos este libro, el salmón rojo era una opción sostenible, pero hay que consultar www.fishwatch.gov para estar al día de lo que sucede con el salmón.

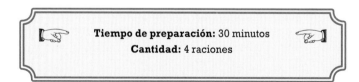

Tiempo de preparación: 30 minutos
Cantidad: 4 raciones

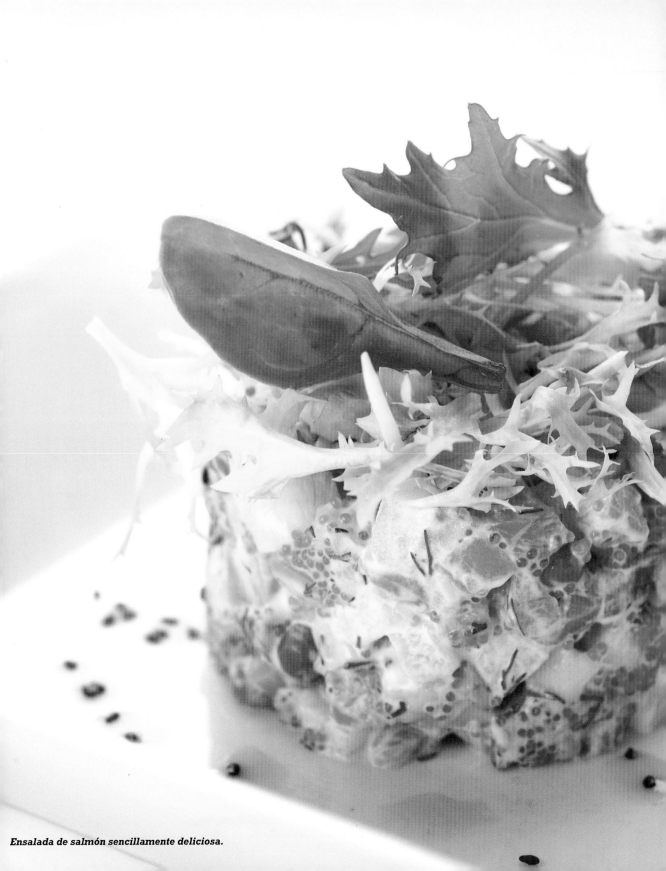

Ensalada de salmón sencillamente deliciosa.

2   cucharadas de aceite de coco

1½-2 kg de salmón fresco salvaje (si lo usas de lata, necesitarás aproximadamente 2 latas y media)

½-1 taza de *Alioli*

3   tallos de apio, cortados a daditos (aproximadamente ½ taza)

½ taza de cebolla roja a dados

½ cucharadita de sal marina

1   cucharadita de pimienta negra

Especias opcionales:

2   cucharaditas de romero molido (o 1 cucharada de romero fresco)

1   cucharadita de tomillo seco

1   cucharadita de albahaca seca (o 1 cucharada de albahaca fresca)

Lava los trozos de salmón bajo el agua y sécalos.

Echa el aceite de coco en una sartén y ponlo a fuego lento para que se derrita. Añade el apio, las cebollas, la pimienta negra y todas las especias que quieras ponerle. Caliéntalas 2 minutos o hasta que desprendan su aroma, esto hace que liberen sus propiedades medicinales.

Coloca el salmón en una sartén y ponlo a fuego medio lento. Hazlo 5 minutos de un lado, y luego de 3 a 4 minutos del otro (o hasta que esté hecho a tu gusto). Baja el fuego al mínimo si está demasiado caliente.

Cuando el salmón esté hecho, deberías poder partirlo fácilmente con un tenedor. Siempre puedes cortarlo por la mitad y mirar cómo está por dentro: si todavía está sólido y la carne se ve acuosa, puede que prefieras hacerlo un poco más, salvo que te guste el pescado más bien crudo. Pero procura no hacerlo demasiado o quedará muy seco y no sabrá igual.

Coloca el salmón en un bol, échale sal marina y alioli y mézclalo bien, aplastándolo con un tenedor grande. Empieza por ½ taza de alioli y ve añadiendo según la textura que te guste. Si quieres hacerlo con el robot de cocina, utiliza la cuchilla amasadora y pulsa de 5 a 10 veces el pulsador para que el pescado, la sal marina y el alioli adquieran la consistencia deseada. No lo dejes mucho tiempo en el robot de cocina porque si no te quedará como un paté.

Consejos para servir:

Sírvelo envuelto en una hoja de lechuga francesa o romana, o ponlo encima de la ensalada.

Degústalo con un trozo de *Pan de hierbas*.

Toma una ración como aperitivo.

TENTADORA
ENSALADA
De atún

Esta ensalada es una opción perfecta para comidas rápidas o para llevar.

Para esta ensalada necesitarás la receta *Alioli* del capítulo 6, que se hace con caldo de huesos o de carne neutro. Si has de preparar un nuevo lote para esta receta, puedes usar caldo neutro de espinas de pescado o de pescado. Si has hecho una saludable mayonesa y prefieres usarla en vez del alioli, no hay ningún problema. Puedes hacerla más al estilo ensalada Niçoise usando el *Aderezo de ensalada a tu manera* o la *Remoulade francesa de Louise*.

Para esta receta usa atún fresco o de lata. Cuando elijas atún sostenible, fresco o de lata, es importante que busques los de los sistemas de pesca de caña y línea o al curricán o trolling, porque son los que causan menos impacto en otras formas de vida marina.[2] Hay algunas opciones envasadas en las que garantizan que el atún procede de pesca sostenible y salvaje y que la lata no contiene la toxina bisfenol A (BPA). Greenpeace recomendó la marca Wild Planet para el atún blanco enlatado salvaje como una de las mejores en cuanto a sostenibilidad.[3]

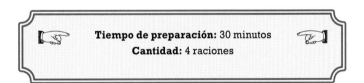

Tiempo de preparación: 30 minutos
Cantidad: 4 raciones

2 cucharadas de aceite de coco

1½-2 kg de atún fresco (si lo usas enlatado, necesitarás unas 2 latas y media)

½-1 taza de *Alioli*

3 tallos de apio cortados a daditos (aproximadamente ½ taza)

4 cebolletas a rodajitas

½ cucharadita de sal marina

½ cucharadita de pimienta negra

Especias opcionales:

1 cucharadita de albahaca seca (o 1 cucharada de albahaca fresca)

1 cucharadita de tomillo seco

¼ de cucharadita de apio en polvo

Lava el atún en agua fría y sécalo.

Echa el aceite de coco en una sartén y ponla a fuego lento para que se derrita. Echa las cebolletas, el apio, la pimienta negra y el resto de las especias que quieras usar. Caliéntalas 2 minutos o hasta que desprendan su aroma, pues esto hace que liberen sus propiedades medicinales.

Coloca el atún en una sartén y ponlo a fuego medio lento. Hazlo 5 minutos de un lado, y luego de 3 a 4 minutos del otro (o hasta que esté hecho a tu gusto). Baja el fuego al mínimo si está demasiado caliente.

Cuando el atún esté hecho, deberías poder partirlo fácilmente con un tenedor. Siempre puedes cortarlo por la mitad y mirar si está hecho por dentro: si todavía está sólido y la carne se ve acuosa, puede que prefieras hacerlo un poco más, salvo que te guste el pescado más bien crudo. Pero procura no hacerlo demasiado o quedará muy seco y no sabrá igual.

Pon el atún en un bol, échale sal marina y alioli y mézclalo bien, aplastándolo con un tenedor grande. Empieza por ½ taza de alioli y ve añadiendo según la textura que te guste. Si quieres hacerlo con el robot de cocina, utiliza la cuchilla amasadora y pulsa de 5 a 10 veces el pulsador para que el pescado, la sal marina y el alioli adquieran la consistencia deseada. No lo dejes mucho tiempo en el robot de cocina, porque si no te quedará como un paté.

Consejos para servir:

Sírvelo envuelto en una hoja de lechuga francesa o romana, o ponlo encima de la ensalada.

Degústalo con un trozo de *Pan de hierbas*.

Toma una ración como aperitivo.

ESPECTACULAR
ENSALADA
De langosta

La ensalada de langosta es el plato por excelencia cuando realmente quieres premiarte o premiar a tus seres queridos. Es un festín para el paladar…, ¡algo verdaderamente espectacular! Esta receta sirve tanto para una comida informal como para un aperitivo de lujo. (Necesitarás la receta *Alioli* del capítulo 6, que se hace con caldo de huesos o de carne neutro. La *Remoulade francesa de Louise* o tu mayonesa saludable favorita también combinan bien con este plato.)

Heather: Louise y yo pasamos una semana en Savannah, Georgia, y fuimos a un restaurante que se llamaba Maxwell's. Fuimos tres noches seguidas a cenar porque nos enamoramos de su comida, de su personal y de su dueña, Catherine. Incluso conocimos al chef. Lo más divertido es que éste no quería cocinar con mantequilla porque ¡la cocina era demasiado pequeña! Nos reímos un montón cuando nos lo dijo, así que las dos noches siguientes nos llevamos nuestra mantequilla.

Louise enseñó a Catherine a hacer el trabajo del espejo, y en el último e-mail que recibimos de ella nos dijo que ¡todavía lo está haciendo y que le ha aportado muchos beneficios!

Uno de los entrantes que tomamos en Maxwell's fue la ensalada de langosta. Estaba tan deliciosa que en cuanto llegamos a casa nos pusimos a confeccionar nuestra propia versión de este exquisito plato. Estamos deseando compartirla contigo.

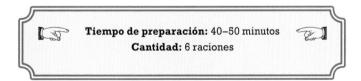

Tiempo de preparación: 40–50 minutos
Cantidad: 6 raciones

8 colas de langosta de unos 200 g cada una (unos 1,6 kg de langosta en total)

2 tomates

5 tallos de apio cortados a dados (aproximadamente 1 taza)

¼ de taza de cebolla roja a dados

2 cucharadas de mantequilla

2 cucharaditas de tomillo

1 cucharadita de cúrcuma

1 cucharadita de albahaca

1 cucharadita de pimienta negra

1 cucharada de sal marina

¼-½ de taza de *Alioli*

1 cucharadita de estragón seco (o 1 cucharada de estragón fresco)

2 cucharadas de cebollinos frescos o cebolletas troceados finos

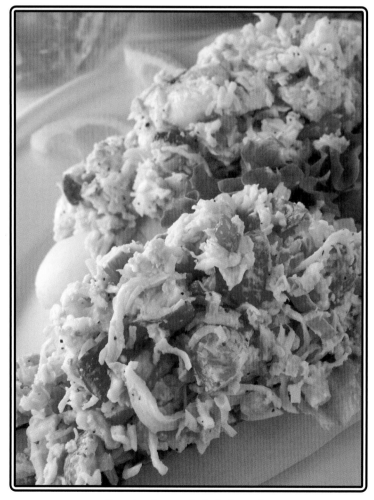

Espectacular ensalada de langosta.

Cuece las colas de langosta (si es que no las has comprado cocidas):

Si están congeladas, ponlas en la nevera toda la noche para que se descongelen. Cuando están crudas son de color marrón verdoso.

Una vez descongeladas y listas para cocer, echa 6 tazas de agua con 1 cucharada de sal marina en una olla y ponla a hervir. Pon las colas de langosta y hiérvelas de 8 a 10 minutos (sin tapar) o hasta que las colas adquieran un color rojo brillante; la carne tiene que estar tierna al atravesarla con un tenedor. Una vez cocidas, sácalas del agua o escúrrelas con un colador. Déjalas enfriar para que se pongan a temperatura ambiente.

Cuece los tomates y sácales la piel:

Echa 2 tazas de agua en una olla y ponla a hervir.

Pon 2 tazas de agua fría en un bol grande.

Haz un corte en equis en la base de cada tomate (esto facilita sacarle la piel). Pon los tomates en el agua hirviendo y escáldalos hasta que empiece a saltarles la piel (aproximadamente 1 minuto).

Cuando empiece a desprenderse la piel, sácalos del agua hirviendo con una cuchara de servir con agujeros e introdúcelos en el agua fría. Una vez que se hayan enfriado, quítales la piel y exprímelos para que salgan las semillas.

Pon los tomates aparte y déjalos enfriar por completo.

Saltea el apio, las cebollas y las especias:

Pon mantequilla en una sartén a fuego lento hasta que se derrita.

Echa el apio, la cebolla roja, el tomillo, la cúrcuma, la albahaca y la pimienta, y caliéntalo todo 5 minutos o hasta que las cebollas estén traslúcidas. Agrega la sal marina y calienta 1 minuto más, mezclándolo bien, y luego apártalo.

Mientras se enfría la mezcla, haz el alioli, salvo que ya lo tengas hecho.

Prepara la ensalada de langosta:

Trocea las colas de langosta en piezas finas. Si te parece que están un poco gomosas, puedes solucionarlo en el robot de cocina con la cuchilla amasadora. Le das al pulsador de 8 a 9 veces para triturarlas y listos.

Añade el alioli, el apio, la cebolla, la mezcla de especias, el estragón, los cebollinos y los tomates a la langosta en un bol grande para mezclar y remuévelo todo bien. Está lista para servir. Si lo deseas, también puedes enfriarla en la nevera.

Consejos para servir:

Sírvela a temperatura ambiente o fría de la nevera, donde se conservará bien hasta dos días.

También puedes servirla como entrante en una copa de Martini o en cualquier otro recipiente pequeño.

Conviértela en el plato principal añadiéndole unas hojas de lechuga.

¡EL MEJOR
PATÉ
De hígado!

Los higaditos de pollo tienen propiedades espectaculares para nuestro cuerpo: nos aportan todas las vitaminas B_{12} que necesitamos (y más) para reforzar la salud de nuestro cerebro y sistema nervioso. Combaten la anemia por déficit de hierro y nos aportan la dosis diaria que necesitamos de vitamina A y folato. También tienen cobre y zinc; este último es un ingrediente básico para todas las células de nuestro organismo, refuerza el sistema inmunitario y nos ayuda a combatir las bacterias patógenas y los virus (¡que tomen nota las personas con problemas de sobrecrecimiento bacteriano intestinal y cándidas!).

Ahora viene la parte más peliaguda: los higaditos de pollo no son especialmente atractivos y tienen un sabor que hay que aprender a apreciar. A las personas a las que les gusta el hígado les encantan, pero a las que no intentarán evitarlos a toda costa. Sin embargo, en una de las cenas con nuestras probadoras de recetas, La tribu del caldo de huesos, dos de las que odiaban el hígado probaron este plato y les gustó.

Para esta receta se utiliza caldo de huesos o de carne. (Aunque es mejor hacerlo con caldo neutro, puedes usar caldo sabroso o el *Elixir curativo de caldo de verduras*.) Lo que nos gusta de esta receta, y lo que les gustó a las que odiaban el hígado, es que no sabe demasiado a hígado. La mezcla de especias le da un toque marroquí, pero diferente. Las especias le dan un sabor exquisito y potencia sus propiedades medicinales. Revisa la sección «Cómo usar las hierbas y las especias» del Apéndice para conocer las propiedades curativas de las especias que usamos en esta receta. ¡A tu cuerpo le encantará!

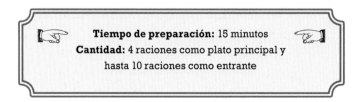

Tiempo de preparación: 15 minutos
Cantidad: 4 raciones como plato principal y
hasta 10 raciones como entrante

1 cucharada de ghee o mantequilla

½ taza de cebolla cortada a rodajitas (si vas a cortarla en tu robot de cocina, no te preocupes del grosor de las rodajas)

½ taza de vino de Madeira

½ taza de caldo de huesos (caldo neutro o cualquier caldo de huesos o de carne roja)

1 cucharada de romero molido

2 cucharaditas de citronela

2 cucharaditas de pimienta de Jamaica

2 cucharaditas de pimentón

1 cucharadita de pimienta negra

1 cucharadita de sal marina

7–8 higaditos de pollo ecológico

Echa el ghee y la cebolla en una olla de tamaño mediano y ponla a fuego lento. Calienta la cebolla durante 1 o 2 minutos.

Añade el caldo de huesos y el vino de Madeira. Sube el fuego a medio. Deja que hierva sin prisas de 5 a 10 minutos y remueve de vez en cuando, hasta que el líquido se haya reducido a la mitad. Echa la sal y las especias y déjalo en el fuego 2 minutos más.

Añade los higaditos de pollo y déjalos que se hagan a fuego lento hasta que estén de color marrón; tardan de 5 a 7 minutos en cambiar de color. Puedes cortar un higadito por la mitad para ver si todavía está rojo por dentro. También puedes usar un termómetro de cocina y, si ves que está a unos 73 ºC, es que están hechos.

Utiliza una batidora de mano eléctrica o ponlos en la batidora o robot de cocina con la cuchilla amasadora y pulsa unas cuantas veces hasta que veas que adquieren la consistencia que a ti te gusta.

Consejos para servir:

Sírvelos al estilo húngaro gulash y caliéntalos encima de rodajas de calabacín, o acompáñalos con *Las mejores coles de Bruselas*, berzas o sobre un lecho de lechuga romana.

También puedes servir este paté con crudités.

Combina muy bien con el *Pan de hierbas* y con el *Pan de centeno finlandés de masa ácida de Maya*.

Sírvelo con verduras fermentadas como chucrut o kimchi.

PÂTÉ
EXTRA

Para esta receta de **Caroline Barringer**, instructora de la Nutritional Therapy Association y especialista diplomada en alimentos curativos, se necesita caldo de huesos de pollo.

Heather: Cuando Caroline me habló de esta receta, supe que ¡tenía que incluirla en el libro! Reúne lo mejor del áspic, del paté y del caldo de huesos en un delicioso y tonificante plato. El hígado es excelente para equilibrar los minerales, que es algo que, actualmente, recomiendo a muchos clientes debido al estrés que padecen y que muchas veces es la causa de patologías como infertilidad, hipotiroidismo, fatiga adrenal, sobrepeso, anemia, insomnio, adicciones y depresión.

El hígado es uno de los alimentos curativos del que nuestros antepasados sabían mucho más que nosotros. Y puedo decirte que, cuando mis clientes empiezan a consumirlo, empiezo a recibir llamadas y e-mails para comunicarme su alegría y entusiasmo por la energía, la calma y la mejoría en el sueño que les proporciona.

Caroline sabe realmente hacer platos curativos. ¡Éste te va a encantar!

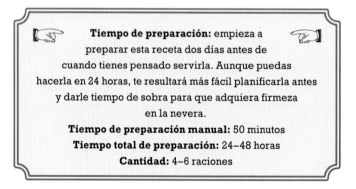

☞ **Tiempo de preparación:** empieza a preparar esta receta dos días antes de cuando tienes pensado servirla. Aunque puedas hacerla en 24 horas, te resultará más fácil planificarla antes y darle tiempo de sobra para que adquiera firmeza en la nevera.
Tiempo de preparación manual: 50 minutos
Tiempo total de preparación: 24–48 horas
Cantidad: 4–6 raciones

4–6 tiras de beicon ecológico

2 tazas de caldo de huesos de pollo

3 cucharadas de gelatina de vaca en polvo neutra

½ cucharadita de sal marina

¡El *mejor paté de hígado*! (véase receta anterior)

¼ taza de grasa de pato (o mantequilla, ghee o aceite de coco)

1 cucharada de perejil fresco troceado

Instrucciones para el día 1: prepara el caldo, el beicon y el paté

Precalienta el horno a 200 ºC.

Hornea las tiras de beicon en el horno hasta que estén crujientes. Córtalas a trocitos y ponlas en un recipiente en la nevera toda la noche.

Calienta 2 tazas de caldo de huesos de pollo y añádele la gelatina en polvo lentamente para evitar que se formen grumos.

Reparte el caldo con la gelatina en 4 ramequines (un tipo de bol de bordes rectos). Si no tienes este tipo de bol, puedes utilizar frascos pequeños o cualquier otro tipo de bol de ración individual, o ponerlo en un recipiente único rectangular de vidrio y servirlo así. Coloca los ramequines en la nevera y deja que el caldo se asiente y gelifique durante la noche.

Ahora prepara ¡El mejor paté de hígado! Ponlo en la batidora o robot de cocina con la cuchilla amasadora y dale al pulsador varias veces hasta que tenga una consistencia suave. Los ingredientes estarán más licuados si están más calientes, pero se solidificarán cuando se enfríen.

Instrucciones para el día 1: prepara el Paté extra

Antes de hacer nada más, comprueba lo siguiente: que tu caldo esté totalmente gelificado (denso y relativamente sólido). El paté ha de estar frío y algo cuajado. El beicon ha de estar bien frío después de pasar toda la noche en la nevera.

A continuación, calienta la grasa de pato (o mantequilla, ghee o aceite de coco) a fuego muy lento hasta que se derrita. Sácala enseguida del fuego.

Saca los ramequines, el paté y el beicon de la nevera. Encima de la capa cuajada del caldo esparce una capa de poco más de un centímetro de paté. Deja espacio para poner la última capa.

Vierte 1 cucharada de grasa de pato líquida en cada ramequín y rocíala con los trocitos de beicon. Vuelve a colocar el ramequín en la nevera durante 4 o 6 horas para que se enfríe y asiente. Justo antes de servirlo, aderézalo con perejil troceado.

Este plato es un buen entrante o tentempié rico en nutrientes. Se puede guardar en un recipiente hermético y se conserva de cinco a siete días en la nevera a una temperatura estable de 3 ºC.

Consejos para servir:

Saca el Paté extra de los ramequines y coloca esta deliciosa combinación encima de hojas de lechuga, o úntalo en el Pan de hierbas o el Pan de centeno finlandés de masa ácida de Maya.

Acompáñalo con estos condimentos: verduras crudas fermentadas, remolacha o cebolla roja ecológica troceada.

Degústalo con tu ensalada verde favorita o sírvelo con Espárragos sin más.

PATÉ DE RABO
DE BUEY

Algunas personas no saben qué hacer con la carne del rabo de buey que han usado para el caldo de huesos. Esta receta es perfecta, sencilla y limpia para elaborar ¡un gran plato o entrante! Si acabas de preparar caldo de carne o de huesos de rabo de buey, como la de *Heather y su sencilla receta de rabo de buey*, es perfecto, pero cualquier otro caldo de huesos o de carne (neutro o sabroso) servirá.

En muchas culturas los trozos duros de la carne (como la carne del jarrete de vaca) se cuecen en vino, caldo o agua a fuego lento durante 24 horas para que estén totalmente tiernos y saquen todo su sabor. Lo mismo sucede con esta receta, cuya carne es tierna y deliciosa.

Los patés son carnes con algo de grasa añadida, lo que es perfecto porque los rabos de buey ya cuentan con una buena cantidad de grasa saludable (especialmente si el animal ha sido alimentado de manera ecológica y si ha pastado). No necesitarás añadirle ninguna grasa, ¡basta con que lo adereces y lo batas en tu robot de cocina! Sale un paté cremoso y suave que además se congela muy bien.

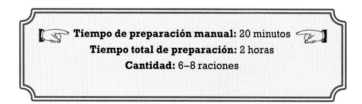

☞ **Tiempo de preparación manual:** 20 minutos ☜
Tiempo total de preparación: 2 horas
Cantidad: 6–8 raciones

1 taza de carne y grasa de rabo de buey

1–3 cucharadas de caldo de huesos

Los aderezos van a gusto del consumidor (puedes echarle sal marina y pimienta al gusto, pero también puedes probar el pimentón y la pimienta de Jamaica, que son realmente deliciosos):

- 1 cucharadita de pimienta negra
- ½ cucharadita de sal marina
- 2 cucharaditas de pimentón
- 1 cucharadita de pimienta de Jamaica

Otras opciones para aderezar por cada taza de carne y grasa de rabo de buey:

Si optas por cambiarle el gusto a este paté, te permite ser tan creativa como gustes. El tomillo, el romero y la albahaca son excelentes opciones; puede que te apetezca echarle ajo o cebollas salteadas. ¡Escucha a tu intuición y diviértete! Aquí tienes otra combinación de especias que a nosotras nos gusta

- ¼ de cucharadita de hinojo
- ¼ de cucharadita de mezcla de cinco especias
- ¼ de cucharadita de cúrcuma

Separa toda la carne y la grasa del rabo de buey de los huesos. Guarda los huesos para volver a echarlos al caldo o para hacer otra tanda de caldo de huesos o de carne. (Muchas personas usan varias veces los huesos; véase el capítulo 2 para más información.)

¡Cerciórate de que sacas todos los huesos! Siente la carne entre tus dedos para comprobar que también has eliminado las partes de cartílago que recubren los huesos.

Echa la carne y la grasa del rabo de buey, el caldo de huesos y los aderezos que hayas elegido en tu robot de cocina con la cuchilla amasadora o en la batidora de alta velocidad. Bátelo hasta que adquiera la consistencia deseada. A nosotras nos gusta un paté cremoso sin trozos, así que dejamos trabajar un buen rato al robot de cocina. Pruébalo para ver si necesita más sal; en caso afirmativo, añádele ¼ de cucharadita cada vez. ¡Y ya está!

Consejos para servir:

Sírvelo con verduras crudas cortadas, enróllalo en hojas de lechuga o sírvelo solo con la cuchara como entrante o tentempié.

Úntalo en el *Pan de hierbas* o en el *Pan de centeno finlandés de masa ácida de Maya.*

Sírvelo con verduras fermentadas, como chucrut o kimchi, que favorecen la digestión y aportan un maravilloso y equilibrado sabor ácido.

Paté de rabo de buey.

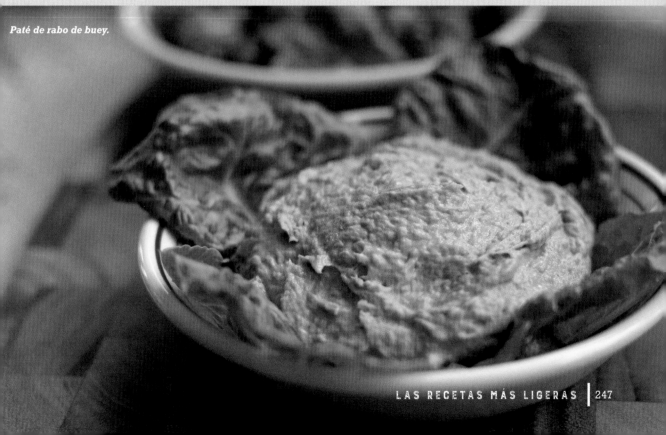

EXQUISITO PATÉ
DE JARRETE
De cordero

Para esta receta tendrás que usar el caldo de huesos de haber cocinado los jarretes de cordero, lo cual simplifica las cosas. Obtendrás todos los beneficios de su carne rica en nutrientes y su saludable grasa en un delicioso paté fácil de comer y de digerir.

Es un tentempié o entrante ideal para una cena con amigos, y es un estupendo paté básico con un delicioso sabor suave. Hemos incluido algunas ideas para realzar el sabor que aguzarán tu creatividad y te permitirán personalizar esta receta para que agrade a tu paladar.

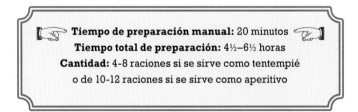

Tiempo de preparación manual: 20 minutos
Tiempo total de preparación: 4½–6½ horas
Cantidad: 4-8 raciones si se sirve como tentempié
o de 10-12 raciones si se sirve como aperitivo

Ingredientes para los jarretes de cordero:

2 jarretes de cordero

2 tazas de agua filtrada

1 cucharada de romero molido

1 cucharada de tomillo

1 cucharada de albahaca

2 cucharaditas de sal marina

1 cucharadita de pimienta negra

Ingredientes para el paté:

Carne de 2 jarretes de cordero

½ taza de *Alioli* (o puedes usar ½ taza de *Salsa de mostaza al vino blanco* o *Remoulade francesa de Louise*; o bien 2 cucharadas de mantequilla y algunas de las especias opcionales que hemos recomendado)

1½ cucharaditas de sal marina

1½ cucharaditas de pimienta negra

1½ cucharaditas de albahaca

2 cucharaditas de tomillo

2 cucharadas de caldo de carne de cordero de tu olla de cocción lenta

Sabores añadidos opcionales; puedes añadir uno o una combinación de los siguientes ingredientes para experimentar con nuevos sabores:

¼ de taza de cebolla roja a dados

1 cucharadita de ajo en polvo o 1 diente de ajo fresco (prensado o picado)

1 cucharadita de cúrcuma

1 cucharadita de comino

Sal marina y pimienta negra al gusto

Instrucciones para hacer los jarretes de cordero:

Pon todos los ingredientes en la olla de cocción lenta. (Si no tienes una olla de cocción lenta, puedes elaborar este plato en una cacerola con tapa o en una olla de hierro colado a fuego lento.)

Planifica cuándo quieres que estén tus jarretes listos para consumir: si es por la mañana y los quieres para comer, programa la olla de cocción lenta a temperatura alta o medio alta o bien usa la función de 4 horas de cocción. (Revisa las instrucciones de la olla para programar los tiempos.) Si es por la noche y quieres tener el cordero listo para llevártelo al trabajo al día siguiente (o si es por la mañana y quieres tenerlo preparado para la cena), ponla a temperatura mínima o en el programa de 8 a 10 horas.

Cuando estén hechos los jarretes de cordero (deberían desprenderse del hueso fácilmente y estar muy tiernos), sácalos y déjalos enfriar.

También te sobrarán (¡premio!) 2 tazas de caldo para usar en otras recetas. Para el paté sólo necesitarás 2 cucharadas y puedes guardar el resto para otro uso. No te saldrá gelatina, pero siempre puedes añadir ½ cucharada de gelatina de vaca en polvo neutra para conseguir el efecto gelatinoso si es necesario.

Consejos para ahorrar tiempo: mientras se estén cocinando los jarretes de cordero, puedes hacer el alioli, salvo que ya lo tengas preparado. La *Salsa de mostaza al vino blanco* y la *Remoulade francesa de Louise* combinan bien con este paté, así que, si tienes alguna de las dos a mano, úsalas para ahorrar tiempo. O bien pon 2 cucharadas de mantequilla y algunas de las especias que hemos sugerido para realzar el sabor.

Instrucciones para hacer el paté:

Pon todos los ingredientes en tu robot de cocina con la cuchilla amasadora o en una batidora de alta velocidad y bátelo bien.

Prueba el paté y decide si quieres añadir uno o más de los sabores adicionales. En tal caso, añade uno o más ingredientes adicionales y vuelve a batirlo hasta que esté todo bien mezclado.

Sírvelo frío.

Este paté se puede congelar, así que pon el que te sobre en el congelador y sácalo cuando necesites una comida, tentempié o entrante rápido para una cena con invitados.

Consejos para servir:

Sírvelo con *Pan de centeno finlandés de masa ácida de Maya*, *Pan de hierbas*, rodajas de calabacines o enrollado en una hoja de lechuga romana.

También puedes servirlo sobre un lecho de lechuga como ensalada o con tus verduras cocidas favoritas.

CUBITOS
DE GELATINA
De caldo

Para esta receta de **Caroline Barringer,** instructora de la Nutritional Therapy Association y especialista diplomada en alimentos curativos, puedes usar cualquier caldo de huesos.

Aunque el áspic se hizo popular en la década de 1960, luego perdió su fama (como les sucedió a muchos platos tradicionales) en la generación de los que cenaban delante de la tele. El nutritivo áspic tuvo una muerte lenta y temblorosa mientras la gelatina Jell-O se erigía como protagonista. (La gelatina Jell-O es un áspic con azúcar.) No obstante, queremos invitarte a que le des un voto de confianza y pruebes el áspic, pues es económico, está cargado de nutrientes y además es apetitoso. Hay una buena razón por la que todavía sigue estando presente en las mesas de los mejores restaurantes franceses.

Lo maravilloso de esta receta es que proporciona una forma de convertir el caldo de huesos en una comida rápida para llevar. Aquí proporcionamos dos versiones: en la primera, consigues cubitos de caldo ricos en gelatina para tentempiés y comidas rápidas. En la segunda, obtienes cubitos de caldo congelados muy sabrosos para usarlos en salteados, sopas, estofados y otros platos que quieras enriquecer con caldo de huesos y especias.

Cuando Caroline nos habló de estos cubitos, nosotras enseguida vimos todos sus beneficios. En primer lugar, son una excelente fuente de proteínas y colágenos fáciles de digerir, así como eficaces para regular el azúcar en sangre. Puesto que los desequilibrios del azúcar en sangre son los responsables de muchos aspectos de nuestra salud, desde la salud del cerebro hasta nuestro peso, voluntad y capacidad para tomar decisiones, es fantástico tener un tentempié rápido que pueda mantenerla a raya. Algunas personas nos han dicho que se toman el cubito de gelatina de caldo antes de acostarse y que les ayuda a dormir mejor gracias a los minerales que contiene el caldo. Caroline, a veces, coge un cubito de gelatina, incluso congelado, y se lo toma con rodajas de aguacate cuando tiene que asistir a largas teleconferencias en su trabajo.

Diviértete con esta receta y usa tu creatividad utilizando distintas especias y sabores. Si usas caldo de huesos neutro, hasta puedes endulzar los cubitos para tomarlos como postre, ¡como si fueran gominolas!

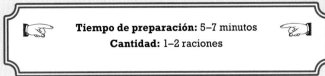

2   tazas de caldo de huesos al gusto

Sal marina al gusto

1   cucharada de mantequilla o ghee

1   cucharada de aceite de coco

Variaciones (véanse las instrucciones para más información sobre esto):

Opción 1. Rico en proteínas y gelatina:

1   cucharada de gelatina de vaca en polvo neutra

Opcion 2. Congelados y sabrosos: añade tus especias favoritas para que cocinar con caldo de huesos sea rápido y fácil. Por ejemplo, puedes usar cualquiera de estas especias o todas:

- 1 cucharadita de tomillo
- 1 cucharadita de cúrcuma
- ½ cucharadita de romero molido
- ½ cucharadita de pimienta negra
- ½ cucharadita de pimienta de Jamaica

Mezcla el caldo (calentado si lo sacas de la nevera), la sal marina, la mantequilla y el aceite de coco en una batidora y bátelo de 1 a 2 minutos. La mezcla ha de quedar un poco espumosa y emulsionada.

Opción 1. Cubitos de caldo ricos en proteína y gelatina:

Disuelve completamente la gelatina en el caldo y pon la mezcla en moldes de silicona (los que se suelen utilizar para hacer caramelos de goma), bandejas de cubitos de silicona o en una bandeja de horno. Si usas las bandejas de silicona, tendrás que poner el caldo en un recipiente de vidrio o fiambrera más grande para almacenarlo.

Si quieres hacer más de 2 tazas a la vez, sigue estas instrucciones: por cada 2 tazas de caldo, echa 1 cucharada de gelatina.

Ponlas en la nevera al menos 5 horas o hasta que gelifiquen. Si has usado una bandeja de horno, simplemente corta la masa en cubitos. Si la has puesto en moldes (de los que gustan a los niños) o en bandejas de cubitos, basta con que las desenmoldes. Los cubitos (o de la forma que sea el molde que hayas usado) se conservarán en la nevera durante al menos una semana.

Opción 2. Cubitos de caldo congelados y sabrosos:

Echa todas tus especias, hierbas, sal y pimienta al caldo emulsionado, y luego mezcla bien. (Ten en cuenta que para esta versión no vas a añadir más gelatina extra.)

Deja enfriar el caldo y viértelo en bandejas de cubitos. Coloca las bandejas en el congelador hasta que los cubitos estén congelados. Una vez congelados puedes desmoldarlos y guardarlos en el congelador en un envase hermético o poner la bandeja de cubitos dentro de un recipiente hermético. Utiliza los cubitos de caldo para tus platos de wok, salteados, sopas y estofados o para dar sabor y aportar nutrientes a cualquier plato.

Consejos para servir:

Utiliza los cubitos ricos en gelatina y proteína como tentempié cuando estás en casa, para llevártelos cuando sales o para mantener a raya el azúcar en sangre.

Sírvelos como comida rápida con paté, huevos, ensalada o cualquier sobra que tengas en la nevera.

Utiliza los cubitos de caldo congelados para dar sabor a cualquier plato que quieras hacer rápido, o si se te ha acabado el caldo de huesos y quieres disfrutar de su sabor y de sus beneficios en el plato que estás preparando.

ENSALADA DE LACÓN,
LENTEJAS ROJAS, Y
Calabaza amarilla

Esta ensalada, templada, deliciosa y reconstituyente, está salpicada con trozos rojos de jamón. **Kaalya T. Daniel**, autora de *Nourishing Broth: An Old-Fashioned Remedy for the Modern World* [El caldo nutritivo: un remedio pasado de moda para el mundo moderno], creó una receta como ésta en la década de 1980, cuando era vegetariana, pero sin los trozos de jamón, por supuesto. Ahora es omnívora y le encanta el sabor salado del jamón, así como las proteínas y propiedades para la salud añadidas del caldo gelatinoso.

Con esta receta creas tu propio caldo de huesos con el jarrete del jamón. Los jarretes son los codillos del cerdo, justo cerca de donde se une a la pezuña. No tienen mucha carne, pero sí mucho colágeno. También puedes usar lacón ahumado para dar más sabor.

La familia de Kaayla y sus amistades adoran esta ensalada. Cuando le pilles el tranquillo, verás que es fácil de hacer y a prueba de paladares.

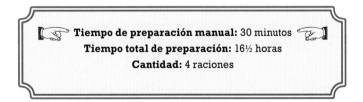

Tiempo de preparación manual: 30 minutos
Tiempo total de preparación: 16½ horas
Cantidad: 4 raciones

1 taza de lentejas rojas

1 cucharadita de vinagre de sidra de manzana

450 g de lacón

2 cebollas amarillas medianas a dados (unas 2 tazas)

2 tronquitos de apio a dados

3 calabazas de verano amarillas de tamaño mediano troceadas a dados de unos 2 centímetros

¼ de taza de mantequilla o ghee

Sal marina y pimienta negra al gusto

1 cabeza de lechuga romana o de lechuga de hoja de roble roja (unas 4-6 tazas de hojas de lechuga partidas)

Aceite de oliva o aderezo de ensalada a tu elección

Pon a remojar las lentejas en un bol de vidrio, con agua suficiente para que queden cubiertas. Añade el vinagre de sidra de manzana y cúbrelas con una tapadera o un plato. Déjalas en remojo de 4 a 5 horas, y luego escurre el agua, lávalas y ponlas en la nevera hasta que vayas a cocerlas.

Mientras las lentejas están en remojo, añade 1½ litros de agua, el lacón, la mitad de las cebollas y el apio en una olla para caldo o en una olla de cocción lenta. Pon el fuego al máximo hasta que hierva el agua y retira la espuma que se vaya haciendo en la superficie. Déjalo hervir 3 minutos, luego baja el fuego al mínimo y deja que se haga a fuego lento de 4 a 8 horas.

Cuela el líquido y viértelo en tarros o en un bol de cristal grande y déjalo enfriar. Deja aparte el lacón, pero tira las verduras. (Después de hervir a fuego lento, todos los nutrientes de las verduras se han quedado en el caldo y puede que no tengan muy buen sabor. Algunas personas las guardan y las incluyen en otras comidas para que aporten fibra.)

Cuando el jamón esté frío, corta la carne en tiras o trocitos pequeños y guarda el hueso para otros caldos. Pon la carne y el caldo frío en un recipiente y guárdalos en la nevera.

Al día siguiente, echa las lentejas que han estado en remojo en una olla. No enciendas el fuego todavía.

Saca el caldo de la nevera y quítale la capa de grasa de la superficie (véase capítulo 2 para las instrucciones sobre cómo guardar y utilizar la grasa). Añade caldo suficiente a la olla para cubrir las lentejas (como 1½ tazas) y ponla a fuego medio hasta que el líquido empiece a hervir lentamente. Cuece las lentejas a fuego lento durante 10 minutos o hasta que notes que todavía están firmes por fuera pero blandas por dentro. (Guarda este sabroso caldo para otras recetas o para bebértelo.)

Mientras se hacen las lentejas, derrite la mantequilla o el ghee en una sartén a fuego lento y añade el resto de la cebolla troceada. Saltéala de 3 a 5 minutos, hasta que la cebolla se ablande y quede traslúcida, y entonces agrega la calabaza. Sigue salteando hasta que la calabaza esté a tu gusto.

Añade las lentejas cocidas y el jamón a la mezcla de cebolla y calabaza, y luego echa sal y pimienta al gusto. Sigue salteando hasta que el líquido se haya reducido por completo, mezclándolo bien.

Prepara un lecho de lechuga en cuatro platos y reparte equitativamente la mezcla en cada uno de ellos. Alíñala con aceite de oliva virgen extra, con nuestro *Alioli*, *Aderezo de ensalada a tu manera* o *Remoulade francesa de Louise*.

Consejos para servir:

Sírvela con una rodaja de *Pan de hierbas*.

ÁSPIC DE LA GRANJA
A LA MESA

El resultado de esta receta es un sabroso caldo de huesos que, una vez frío, sirve de base para hacer un delicioso áspic.

Nos encanta el áspic, y, aunque muchas personas insisten en que el caldo ha de ser claro, ¡a nosotras nos encanta romper las reglas! En esta receta te ofrecemos un plato rápido y fácil de preparar que aporta todos los nutrientes y el sabor que consigues en un áspic sin tener que seguir los pasos adicionales para aclarar el caldo. A las que os gusta el áspic realmente claro, podéis seguir las instrucciones para aclararlo que encontraréis en nuestras otras recetas de áspic antes de repartir el caldo en los recipientes.

Este sencillo áspic nos recuerda lo que más nos gusta de la comida sin complicaciones y de proximidad.

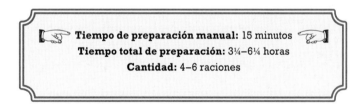

☞ Tiempo de preparación manual: 15 minutos ☜
Tiempo total de preparación: 3¼–6¼ horas
Cantidad: 4–6 raciones

2 cebollas medianas cortadas a dados (unas 2 tazas)

4 patas de pollo o 1 cucharada de gelatina en polvo (ambas nos ayudarán a conseguir un áspic rico en gelatina)

4 patas de pavo

2 cucharaditas de sal

2 cucharaditas de pimienta negra

2 cucharaditas de romero molido

2 cucharaditas de tomillo seco

1 cucharadita de cúrcuma

Si vas a hacerlo en el horno, precaliéntalo a 160 °C.

Echa 1 taza de agua y la cebolla a dados en una olla de cocción lenta, o en una cazuela para el horno con tapadera o en una olla de hierro colado.

Añade las patas de pollo previamente lavadas. Si usas gelatina, mezcla el polvo en el agua con las cebollas.

Lava las patas de pato, sécalas y ponlas en la olla boca arriba, encima de las cebollas. Mezcla bien los aderezos y rocíalos por la olla sobre las patas del pato.

Programa la olla de cocción lenta a 6 horas a temperatura mínima. Si haces la receta en el horno, tapa la cazuela o la olla de hierro colado y hornéalo de 2 a 3 horas o hasta que la carne esté tierna al pincharla con el tenedor.

Deja enfriar el caldo, saca las patas de pato y ponlas en un plato o sobre una tabla de cortar. Cuela el caldo a través de un colador fino y vierte el líquido en un bol grande de vidrio o de acero inoxidable. Tira las cebollas. Prueba el caldo y sazónalo con más sal y pimienta si es necesario.

Desmenuza la carne y la piel de los huesos, y trocéala bien fina. (Puedes guardar la piel para otra receta o usarla en el áspic.)

Decide cómo quieres servir el áspic. Si quieres hacer raciones individuales, mejor que uses boles pequeños o ramequines (de 170 g o 1 taza).

Pon el caldo en los boles o ramequines, y luego añade la misma cantidad de carne de pato (y la piel si la vas a utilizar) en cada ración. Cubre los recipientes con una tapa, con cierres de silicona o envuélvelos con film transparente y ponlos en la nevera, asegurándote de que estén planos.

Déjalos en la nevera al menos 24 horas; el caldo ha de haberse gelificado por completo. El áspic está listo para servir cuando se ha gelificado.

Consejos para servir:

Sírvelo con tu ensalada verde favorita o con verduras cocidas.

Sírvelos con *Pan de centeno finlandés de masa ácida de Maya* o el *Pan de hierbas* y Alioli.

cu

MANITAS DE CERDO
CON CÁSCARAS DE HUEVO

Con esta receta de **Brian Merkel**, carnicero jefe de Belcampo Meat Co. de San Francisco, conseguirás un caldo neutro y clarificado que se puede usar para postres o para hacer deliciosos áspic, con grandes opciones para aderezarlo.

Las manitas o pies de cerdo se cocinan en todo el mundo. Actualmente, se están haciendo muy populares, en especial entre los entusiastas del caldo de huesos. Si no las encuentras en tu supermercado habitual, ve a una carnicería o al mercado.

Este plato es divertido y tiene la versatilidad de convertirse en un áspic neutro, dulce o salado. El caldo es estupendo frío y servido en vasos de chupito, así que puedes tomarte un chupito saludable cuando hace demasiado calor para tomar caldo pero necesitas colágenos y minerales. También es estupendo como tentempié para llevar. ¡Revisa las opciones para darle sabor y diviértete experimentando!

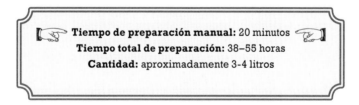

☞ **Tiempo de preparación manual:** 20 minutos ☜
Tiempo total de preparación: 38–55 horas
Cantidad: aproximadamente 3-4 litros

Nota: para los ingredientes sin cantidades, experimenta a tu gusto con cantidades de hasta 1 taza.

Piel de cerdo (sin la grasa)

Recorte de cerdo magro (tendinoso) (encontrarás recortes de cerdo en la carnicería)

4 manitas de cerdo cortadas por la mitad

Cáscaras de huevo

Sabores aromáticos opcionales:

Ligeramente dulce: 1 cucharada de lavanda y ¼ de taza de miel

Sabroso: 2 dientes de ajo asado, ¼ de cucharadita de semillas de enebro molidas, 1 cucharadita de algunas hierbas frescas y vinagre de sidra de manzana

Precalienta el horno a 200 ºC.

Pon la piel, el recorte y las manitas de cerdo formando una capa fina en una bandeja para asar en el horno. Ásalo todo durante 30 o 40 minutos hasta que esté ligeramente tostado.

Si vas a usar cáscaras de huevos ecológicos, puede que estén un poco sucias porque no han recibido el baño de clorina. Lávalas en vinagre de sidra de manzana y agua o cuécelas durante 5 minutos en un cazo con agua hirviendo.

Coloca la carne asada y las cáscaras de huevo en una olla de cocción lenta o en una olla de caldo y cúbrelas con agua. Ponlo a fuego muy lento, ¡no debe hervir! Retira la espuma de vez en cuando. Cuécelo a fuego muy lento durante 24 o incluso 48 horas.

Pásalo por un colador de malla fina de 1 a 3 veces hasta que obtengas un líquido de color ámbar y no queden partículas de carne flotando. Vuelve a poner el caldo en la olla y que hierva con fuerza.

Bate 2 o 4 claras de huevo (según la cantidad de caldo que hayas preparado) y échalas a la olla. Apaga el fuego. Las claras de huevo flotarán creando como una «balsa», aclarando tu caldo. Saca esta «balsa» y filtra el caldo a través de un colador de malla fina. Vuelve a echar el caldo en la olla.

Una vez que hemos llegado a este punto, puedes añadir sal, esencias aromáticas y sabores para adaptarlo a tu gusto.

Mantenlo hirviendo a fuego lento durante aproximadamente una hora para que absorba los sabores. Si usas flores de lavanda, sácalas a los 20 minutos. Desecha todos los demás sólidos si lo prefieres.

Guárdalo en la nevera al menos 6 horas (preferiblemente toda la noche). El caldo se enfriará y se solidificará hasta convertirse en un tembloroso áspic. Ya está listo para comer.

Consejos para servir:

Toma chupitos de áspic ligeramente dulces como tentempié por la tarde, cuando necesites un chute de energía y de azúcar en sangre, pero sin perderte la cena.

Disfrútalo como tentempié en el trabajo o en los viajes.

Sirve la opción sabrosa o neutra con tu ensalada, paté o verduras cocidas favoritas.

Sírvelo como entrante con una tabla de embutidos y aguacate cortado.

HUEVOS EN ÁSPIC
(OEUFS EN GELÉE)

Esta receta es para un genuino áspic francés al estilo campestre. Para elaborarla necesitas caldo de huesos de pollo o cualquier otro caldo neutro (véanse los ingredientes para consejos sobre usar gelatina neutra en polvo si es necesario). El caldo sabe estupendo frío y servido en pequeños boles de vidrio, pues de este modo puedes apreciar lo bonito que es el áspic. También lo puedes poner en frascos pequeños de boca ancha para darle ese toque francés rústico.

Heather: Cuando yo era pequeña ya no se servía áspic en las fiestas, sino ensaladas con gelatina azucarada. A muchas personas el áspic les recuerda a esos flanes de gelatina Jell-O de distintas formas. Una de mis amigas me dijo que su madre tenía 20 moldes diferentes, y otra, que había oído hablar de un áspic de gelatina con caramelos Red Hot sobre un trozo de lechuga iceberg. ¡Vaya, pues no! Esta receta es una variación de la que hacía Louise cuando estaba casada y tenía invitados a cenar. Cuando hace años me habló de cómo hacía los huevos en áspic, me intrigó tanto que lo único que se me ocurrió pensar fue: «¿Cómo se produce esta química mágica?» Pues bien, es mucho más fácil de lo que piensas, cuando tienes por la mano hacer caldo de huesos que gelifica (o bien potencias ese proceso con gelatina en polvo).

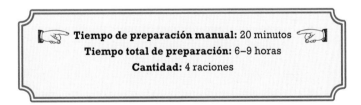

Tiempo de preparación manual: 20 minutos
Tiempo total de preparación: 6–9 horas
Cantidad: 4 raciones

Ingredientes:

- 1 cucharada de mantequilla o de aceite de coco
- 1 cucharadita de romero molido
- 1 cucharadita de tomillo
- ½ cucharadita de pimienta negra
- ½ taza de rodajitas de zanahoria
- ½ taza de cebolla cortada a dados
- ½ taza de vino de Madeira repartido
- 2 tazas de caldo de huesos de pollo o neutro gelificado. (El caldo debería estar bastante sólido cuando se haya enfriado. Si no lo está, añade 1½-2 cucharadas de gelatina de vaca en polvo neutra cuando lo calientes.)

Ingredientes para aclarar el caldo:

- 3 claras de huevo (guarda las yemas para otra comida o sopa)

Las cáscaras de los 3 huevos

- 2 cucharaditas de zumo de limón fresco
- ½ cucharadita de sal marina
- 1 taza de rodajitas de calabacín cortadas por la mitad
- ½ taza de rodajitas de calabaza amarilla cortadas por la mitad

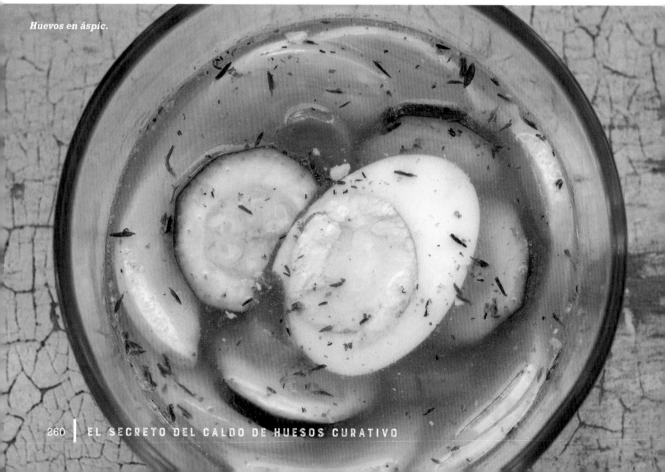

Huevos en áspic.

Echa 1 cucharada de mantequilla o de aceite de coco en una cacerola con tapa y ponla a fuego lento para derretirla. Añade el romero, el tomillo y la pimienta negra para que se calienten durante 1 minuto y liberen su aroma. Añade las zanahorias y las cebollas a dados, y saltéalo todo durante 4 minutos.

Añade ¼ de taza de vino de Madeira y cuécelo a fuego lento hasta que se reduzca. Cuando el vino se haya reducido a la mitad, añade una taza de agua junto con los calabacines, la calabaza amarilla y la sal marina. Mézclalo suavemente y tapa la cacerola para que la calabaza y los calabacines se cocinen a fuego lento hasta que se ablanden un poco (de 4 a 5 minutos).

Entretanto, puedes poner el caldo de huesos en un cazo a fuego medio alto para que hierva burbujeando, pero sin llegar al hervor máximo.

Aclara tu caldo: bate 3 claras de huevo con un batidor de varillas manual. Machaca las cáscaras de huevo y mézclalas con las claras. Ahora echa el ¼ de taza restante de vino de Madeira y 2 cucharaditas de zumo de limón fresco y bátelo todo bien. Añade esta mezcla al caldo y baja el fuego al mínimo. Las claras de huevo y las cáscaras flotarán y formarán como una «balsa» que aclarará tu caldo. Caliéntalo todo durante 5 minutos.

Utiliza un colador de malla fina con una estameña por encima para filtrar la balsa y cualquier otra materia sólida que pueda quedar en el caldo.

El caldo debería ser claro. Si no lo es, puedes volver a calentarlo, hacer la balsa de nuevo y volverlo a colar. Eso sólo si a ti te importa que esté claro; no tiene por qué ser un caldo totalmente transparente, ¡es sólo una cuestión estética!

Prueba el caldo y añádele sal al gusto. Déjalo reposar 10 minutos y luego ponlo en frascos pequeños de boca ancha, boles o ramequines con tapa. Pon ½ huevo duro y algunas de las verduras en cada ración, presentadas como más te guste; puedes ponerlas tal cual o disponerlas de un modo artístico.

Guárdalo en la nevera durante al menos 2 horas para que se asiente la gelatina. Cuando se haya gelificado por completo, ¡está listo para comer! Puedes comerlo directamente de los platos o sumergir la base de cada recipiente o bol en agua caliente y darle la vuelta con cuidado para colocar el áspic sobre un plato frío a modo de flan.

Resérvalo en la nevera hasta que vayas a servirlo.

Consejos para servir:

Sírvelo como plato principal o tentempié o con una ensalada de acompañamiento.

Acompáñalo con ¡El *mejor paté de hígado*!

Sírvelo como entrante.

BATIDO DE
FRUTAS
Rico en colágeno

Si eres nueva en esto de los batidos, quizá te resulte extraño poner un puñado de verduras en una batidora y bebértelas, pero la fruta te ayudará a introducirte en esta práctica. Es estupendo para estaciones cálidas, cuando hay mucha fruta y es de temporada.

Para esta receta usamos colágeno hidrolizado (péptidos de colágeno). Puedes prescindir de él o usar caldo de huesos neutro si no lo tienes a mano. También puedes personalizar este batido: añádele los frutos del bosque que te gustan, cambia el aguacate por un plátano, cambia las especias o ¡sé creativa y haz lo que te haga más feliz!

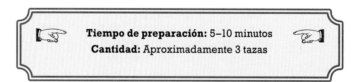

Tiempo de preparación: 5-10 minutos
Cantidad: Aproximadamente 3 tazas

1 plátano

1½ tazas de arándanos (frescos o congelados)

2 cucharadas de colágeno hidrolizado (péptidos de colágeno)

2–4 cucharadas de mantequilla de frutos secos o de semillas (como mantequilla de almendra, tahini, mantequilla de semillas de girasol o de calabaza, etc.)

Verduras opcionales:

Está bien añadir una de las siguientes verduras a tu batido:

- 1–2 cucharadas de tu suplemento favorito de verduras en polvo. Zumo de Hierba del trigo ecológico de NOW Foods (la hierba del trigo no es gluten de trigo, es una hierba), Premier Greens de Premier Research Labs y Ormus Greens son algunas de las variadas opciones que puedes conseguir en Amazon.com o en otros proveedores de la red.

- ½ taza de hojas de lechuga romana

Especias opcionales:

Incluimos estas especias porque ayudan a equilibrar el dulzor de las frutas de este batido, así que te sentirás satisfecha sin que se te desaten las ganas de picar. Además, favorecen la digestión. La canela calienta el organismo y equilibra la naturaleza fría de este batido. La sal marina enraíza y aporta microminerales:

- 1 cucharadita de canela
- ¼ de cucharadita de cardamomo
- ¼ de cucharadita de sal marina
- ⅛ de cucharadita de hinojo
- ⅛ de cucharadita de nuez moscada

Si quieres experimentar con las especias, echa todos los ingredientes en la batidora menos las especias y la sal marina. Bátelos bien y prueba el batido. ¿Qué tal? ¿Cómo sabe? ¿Te gusta el sabor? ¿Notas que los ingredientes están bien tal cual? Si es así, pasa de las especias y observa cómo te sientes las horas siguientes de haber tomado el batido. Anótalo en tu diario de comidas; estás aprendiendo a reconocer tus patrones y lo que te ayuda a asentarte, tranquilizarte y centrarte.

Si notas que le «falta algo», añádele la canela, bátelo y vuelve a probar. Repite el proceso con cada una de las especias hasta que consigas el sabor que a ti te gusta.

Sírvelo en vasos y ¡a disfrutarlo! Guarda lo que te sobre en la nevera; se conserva bien hasta tres días.

ATRÉVETE
CON NUESTRO BATIDO
Verde

Este batido ligero y un poco dulce está muy indicado para nuestro sistema digestivo. Es perfecto para cuando necesitas tomar algo y salir corriendo sin que te llene demasiado. Para esta receta necesitarás colágeno hidrolizado (péptidos de colágeno) o caldo de huesos neutro. Las especias van bien para regular el azúcar en sangre, mejorar la digestión, adelgazar, para la salud ocular, para combatir los hongos y las infecciones bacterianas, la salud cardíaca, regular el colesterol y reducir la inflamación. Si necesitas más energía y fuerza terrenal, puedes usar una mantequilla de frutos secos o de semillas en vez de la mantequilla de coco.

Este batido es un desayuno excelente cuando no tienes mucho apetito y no quieres tomar nada pesado para tu organismo. También es ideal como tentempié a última hora de la tarde, cuando tienes hambre y necesitas algo para calmar tu estómago hasta la hora de cenar, pero sin que te quite el apetito. Es decir, es un excelente regulador del azúcar en sangre que sacia, aporta nutrientes a través de las verduras y te da energía sin que te sientas pesada. ¡Bébetelo y te sentirás muy en forma para vivir las aventuras que te esperan durante el día!

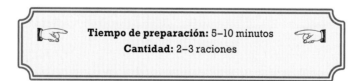

Tiempo de preparación: 5–10 minutos
Cantidad: 2–3 raciones

2 tazas de lechuga (como lechuga romana o lechuga de hoja de roble roja)

¼–½ de taza de perejil de hoja plana

1 manzana Granny Smith

¼ de taza de mantequilla de coco (puedes sustituirla por mantequilla de almendras o tahini, aunque la mantequilla de coco suele ser más ligera para el aparato digestivo. Si tienes mucha hambre y necesitas una opción más fuerte, prueba con una mantequilla de frutos secos.)

2 cucharadas de colágeno hidrolizado de vaca neutro en polvo (también puedes usar 2 cucharadas de caldo de huesos o de carne de vacuno neutro)

2 cucharadas bien llenas de bayas de goji (si no tienes, no pasa nada, en su lugar puedes añadirle más manzana, 1 cucharada de zumo concentrado de cerezas ácidas o 1 cucharada de camu camu en polvo o de granada en polvo)

1 cucharada de canela

1 cucharadita de hinojo

1 cucharadita de fenogreco

½ cucharadita de sal marina

Opcional:

¼ de cucharadita de clavo de olor para ayudar a la digestión

Edulcorantes opcionales:

2 cucharaditas o 1 cucharada de miel

1 cucharada de miel de caña de azúcar (si quieres más potasio)

1–4 gotas de estevia líquida en cada vaso al servirlo (empieza con una gota, remueve, prueba y echa más gotas, de una en una, hasta que esté a tu gusto)

Pon todos los ingredientes, excepto los edulcorantes opcionales, en la batidora y bátelos bien. Prueba el batido para ver si quieres añadir alguno de los edulcorantes. Mézclalo todo bien y sírvelo.

Guarda el resto en la nevera y consúmelo en uno o dos días.

Consejos para servir:

¡Sírvelo tal cual, no necesita adornos!

Si quieres puedes exprimir unas gotas de zumo de limón fresco o un par de gotas de Urban Moonshine Organic Citrus Digestive Bitters en tu vaso para favorecer la digestión.

BATIDO DE ENSALADA
DE LULÚ
En un vaso

Para esta receta usarás colágeno hidrolizado (péptidos de colágeno). Si no tienes colágeno hidrolizado, puedes utilizar caldo de huesos neutro.

Louise: ¡A mi papilla verde de la mañana la llamo «batido» porque es deliciosa! En realidad, es como una ensalada pero en un vaso. Utilizo todo lo que encuentro en la nevera y cada vez es un poco diferente. Te voy a dar algunas ideas estupendas para hacer tu propia ensalada en un vaso. ¡A tu cuerpo le encantará!

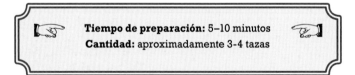

Tiempo de preparación: 5–10 minutos
Cantidad: aproximadamente 3-4 tazas

2 tazas de líquido; nosotras vamos variando y a veces usamos una mezcla de los siguientes:

- Agua de coco verde
- Zumo verde
- Zumo concentrado de cerezas ácidas
- Zumo de granada
- Zumo de piña
- Leche de almendras
- Leche de coco

Verduras; miramos en la nevera para encontrar una taza de verduras crudas, especialmente verdes, que puede incluir una mezcla de las siguientes:

- 1 cucharada de verduras fermentadas, como chucrut
- espárragos
- apio
- berza
- judías verdes
- col rizada kale
- lechuga
- acelga
- calabacines

Una fuente de proteína de tu agrado:

- 2 cucharadas de colágeno hidrolizado (péptidos de colágeno)
- 1 cucharada de calostro (es la «primera leche de la madre» después del nacimiento de un ternero y tiene muchas propiedades para el sistema inmunitario y para favorecer la digestión)
- 1–2 cucharadas de tu proteína en polvo favorita
- 1 cucharada de semillas de chía en polvo

- 1 cucharada de semillas de cáñamo en polvo
- 1 cucharada de harina de linaza (semillas de lino en polvo)

Verduras en polvo para aportar más vitaminas y minerales:

- 1–2 cucharadas de tu marca favorita de suplemento dietético a base de verduras en polvo (green powder)

Grasa proteíca para afianzar la energía:

- 2 cucharadas de mantequilla de frutos secos o semillas, como mantequilla de almendras, tahini (mantequilla de semillas de sésamo), mantequilla de semillas de girasol o de calabaza
- Mantequilla de coco
- 1 yema de huevo cruda

Opciones para dar más sabor y aportar propiedades medicinales:

- 1 cucharada de aderezo de ensalada, como la *Remoulade francesa de Louise* o el *Aderezo de ensalada a tu manera*
- 1 cucharada de camu camu para incluir la vitamina C

Las especias son ricas en antioxidantes y tienen muchas propiedades para la salud. Además aportan sabor y equilibran los sabores. Aquí tienes algunas de las que nos gustan:

- 2 cucharaditas de canela
- ¼ de cucharadita de cardamomo
- ¼ de cucharadita de sal rosa del Himalaya o de alga dulse (tienen muchos minerales)
- ¼ de cucharadita de hinojo
- ¼ de cucharadita de fenogreco

Si quieres experimentar con las especias, echa todos los ingredientes en la batidora menos las especias y la sal marina. Bátelos bien y prueba el batido. ¿Qué tal? ¿Cómo sabe? ¿Te gusta el sabor? ¿Notas que los ingredientes están bien tal cual? Si es así, prescinde de las especias y observa cómo te sientes las horas siguientes de haber tomado el batido. Anótalo en tu diario de comidas; estás aprendiendo a reconocer tus patrones y lo que te ayuda a asentarte, tranquilizarte y centrarte.

Si notas que le «falta algo», añádele la canela, bátelo y vuelve a probarlo. Repite el proceso con cada una de las especias hasta que consigas el sabor que a ti te gusta.

Sírvelo en vasos y ¡a disfrutarlo! Guarda lo que te sobre en la nevera, se conserva bien hasta tres días.

↜ CAPÍTULO 11 ↝

LAS RECETAS DE CELEBRACIÓN:

Postres tentadores

///

GALLETAS CON GOTA DE CHOCOLATE Y

EL GRAN EXPERIMENTO CON

Chocolate

Para esta receta necesitarás caldo de huesos de vaca neutro, gelatina de vaca en polvo neutra y tuétano (hay sustitutos si no tienes tuétano).

Heather: A Louise y a mí nos encantan las *Galletas con gota de chocolate*. Mientras creábamos esta receta, empezamos a divertirnos con la parte del toque de chocolate. Al final, conseguimos cuatro capas de sabor; empezamos con una receta muy sencilla y luego fuimos añadiendo capas de especias.

Esto te dará una idea de cómo uso las especias: con la finalidad de crear un equilibrio. Cuando preparo una receta, busco un sabor que focalice mi energía en el centro de mi cuerpo, en el *hara* o el centro de poder. Este centro es un área del abdomen y suele representar al tercer chakra, donde residen la autoestima y el poder personal. Cuando tomo algo demasiado dulce o que me desequilibra, la energía me sube a la cabeza y noto un zumbido. Esto puede crear una sensación de espesor mental o dificultad para concentrarte. Es lo que les pasa a los niños y a los adultos cuando comen demasiado azúcar.

Una receta equilibrada que contenga los seis sabores de la medicina ayurvédica (o los cinco de la medicina china) suele proporcionar una sensación de equilibrio en el cuerpo y en la mente. Mantiene tu energía arraigada a la tierra para que puedas funcionar perfectamente durante el día. También evita que tengas antojos, que suelen producirse cuando tu energía ha abandonado el centro de tu cuerpo y está zumbando por alguna parte de tu cabeza, generando insatisfacción y confusión debido a su falta de arraigo a la tierra. (Para profundizar más sobre este tema, consulta la sección «Cómo usar las hierbas y las especias» del Apéndice.)

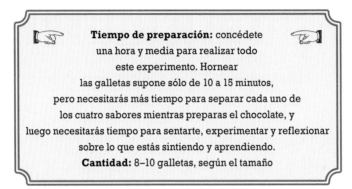

Tiempo de preparación: concédete una hora y media para realizar todo este experimento. Hornear las galletas supone sólo de 10 a 15 minutos, pero necesitarás más tiempo para separar cada uno de los cuatro sabores mientras preparas el chocolate, y luego necesitarás tiempo para sentarte, experimentar y reflexionar sobre lo que estás sintiendo y aprendiendo.
Cantidad: 8–10 galletas, según el tamaño

Cómo hacer El *gran experimento con chocolate*

Para hacer este viaje con nosotras, lo único que precisas es seguir toda la receta y sacar una muestra de la mezcla en cada una de las fases (sabor 1, sabor 2, sabor 3 y sabor 4) para hacer una cata. Luego te sentarás a probarlas sin prisa alguna. Consejo: realiza tu experimento de degustación del chocolate cuando las galletas estén hechas, para que el proceso de horneado no te reste concentración.

Sintoniza con cada sabor con todos tus sentidos. Huele. Tómate tu tiempo para masticar y saborear cada bocado e identificar qué sensaciones notas en la boca. Cuando tragues, observa cómo le sienta a tu cuerpo: observa hacia qué te sientes atraída o a qué te recuerda en lo más profundo de tu ser, mucho más allá de tu paladar. Descubre qué sabor te aporta más satisfacción física, mental y espiritual. Una vez que hayas identificado todos esos aspectos, ya tendrás una idea sobre cómo aplicar las especias ajustándote a tus propias necesidades.

Ésta es una gran práctica para sintonizar con todos tus sentidos. En realidad, lo que estás haciendo es una sesión muy profunda de comer con plena conciencia. No me refiero simplemente a prestar atención a la comida, sino a cada uno de tus sentidos y a las reacciones de tu cuerpo a la comida.

Si quieres, puedes escribir lo que has aprendido. Anota las especias que has utilizado tantas veces como las uses en otros postres y platos. Si eres nueva en el arte de la cocina, estas anotaciones te servirán durante un tiempo hasta que tengas más experiencia, aprendiendo a usar el proceso de degustación mientras te preparas toda tu comida, de forma que puedas personalizar el tipo de ingredientes que equilibran tu mente, tu cuerpo y tu espíritu.

Sabor 1: Receta base, sin especias:

1 taza de dátiles Medjool sin hueso

½ taza de tuétano hecho que te haya sobrado del caldo. (Con el tuétano sale un chocolate muy bueno, así que utilízalo si puedes. Ten en cuenta que, aunque el tuétano sepa un poco a vaca, no lo notarás cuando hayas completado la receta.) Si no tienes tuétano, utiliza mantequilla o ghee.

½ taza de cacao en polvo crudo

½ taza de mantequilla de coco

½ taza de aceite de coco

½ cucharadita de sal marina

Pon los dátiles en agua caliente hasta que se ablanden (de 5 a 15 minutos). Luego escúrrelos y aplástalos. Si usas un robot de cocina o una batidora de alta velocidad puedes saltarte este paso.

Echa todos los ingredientes en el bol para mezclar, en el robot de cocina o en la batidora de alta velocidad.

Bátelos hasta que estén bien mezclados y se haya formado una masa homogénea.

Separa 2 cucharadas de esta mezcla en un bol. Déjala reposar en él, en la batidora o en el robot.

Ahora añade el ingrediente para el sabor 2.

Sabor 2: Añade el caldo de huesos, sin especias:

½ taza de caldo de huesos de vacuno neutro (*Heather y su sencilla receta de rabo de buey* o cualquier caldo de huesos de vacuno neutro)

Añade el caldo de huesos al bol de mezclas, a la batidora o al robot y bátelo bien.

Saca 2 cucharadas y ponlas en un bol separado.

Ahora añade los ingredientes para el sabor 3.

Sabor 3: Añade el equilibrio con las especias:

Estas especias aportarán un sabor más profundo y misteriosamente estratificado. Empiezan a hacer descender el «sabor» de manera que tu energía se centra en el centro del poder o *hara*:

- 2 cucharaditas de canela
- ½ cucharadita de pimienta de Jamaica
- ½ cucharadita de cardamomo
- ¼ de cucharadita de clavo de olor

Añade todas las especias al bol, batidora o robot y bátelas bien.

Saca 2 cucharadas y ponlas en un bol aparte. Ahora añade los ingredientes para el sabor 4.

Sabor 4: Aromática vainilla y especias equilibradoras:

Esto aporta riqueza de sabores y elegancia a la receta. El extracto de vainilla realza el sabor y le da un toque más achocolatado.

- 2 cucharaditas de extracto de vainilla
- ½ cucharadita de sal marina
- ½ cucharadita de pimienta negra

Añade el extracto de vainilla, la sal marina y la pimienta al bol, batidora o robot y bátelo bien.

Saca 2 cucharadas y ponlas en un bol aparte.

Ahora ya has terminado de preparar el chocolate y ha llegado el momento de preparar las galletas.

Receta para las galletas de mantequilla:

- 1 cucharada de gelatina
- 2 tazas de harina de almendra
- ¼ de cucharadita de sal marina
- 3 cucharadas de mantequilla, aceite de coco o ghee
- 1 huevo
- 1½ cucharadas de miel
- ½ cucharadita de extracto de vainilla
- ½ cucharadita de hinojo
- ½ cucharadita de fenogreco
- ¼ de cucharadita de nuez moscada

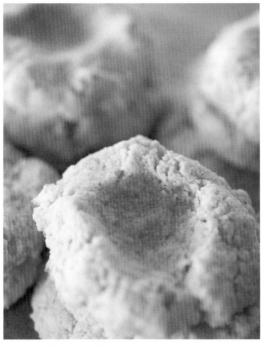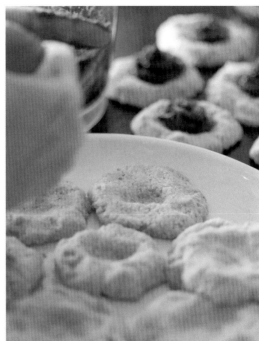

Preparación de las Galletas con gota de chocolate.

Precalienta el horno a 180 °C.

Engrasa una bandeja para hacer galletas con mantequilla, ghee o aceite de coco.

Calienta ¼ de taza de agua; debe calentarse pero sin hervir. Quítala del fuego y viértela en un bol. Añade la gelatina y déjala en reposo 5 minutos para que se disuelva.

Pon todos los ingredientes en un bol aparte para mezclar, en el robot de cocina o en la batidora de alta velocidad con la cuchilla amasadora. Echa el agua y la mezcla con la gelatina. Bátelo todo bien.

Ahora dispón las galletas en una bandeja engrasada. Puedes hacerlas con la cantidad de masa que quieras, según el tamaño de las galletas que desees obtener. Pon de 1 a 2 cucharadas de masa y aplánala dándole una forma redonda en la bandeja. Es una buena idea hacer un pequeño hueco en el centro de cada galleta presionando la masa cruda con el pulgar. Esto crea un espacio perfecto para llenarlo con el chocolate cuando las galletas estén hechas y frías.

Hornea las galletas de 10 a 15 minutos, echando un vistazo a los 10 minutos. Están hechas cuando se ven secas y un poco doradas.

Saca las galletas del horno y déjalas enfriar por completo. (Se pueden congelar.)

Utiliza la medida de una cucharadita para repartir la mezcla de chocolate en cada uno de los huecos que has formado en las galletas una vez que se hayan enfriado. También puedes usar una jeringa tipo manga pastelera para rellenarlas y que queden más estéticas.

Guarda las galletas en la nevera. Sácalas unos minutos antes de servirlas para que estén a temperatura ambiente.

Ahora ya puedes realizar *El gran experimento con chocolate*. ¡Tómate tu tiempo y diviértete con esta experiencia sensorial!

TARTA
TATIN
De manzana

Esta receta que se hace con caldo de huesos neutro es la versión francesa de la tarta de manzana. La masa de la base se hornea por encima de la manzana y luego se le da la vuelta, de modo que lo que estaba encima se convierte en la base. ¡Esto es estupendo porque deja libre la superficie de la tarta para echar una ración de helado!

Heather: La primera vez que oí hablar de la tarta Tatin fue en un viaje que hice recientemente a Brujas con Louise y varias amigas. Una de nuestras amigas y yo decidimos compartir el postre. No soy una gran entusiasta de los postres de los restaurantes, así que pensé que con unos cuantos bocados me bastaría. Pero la tarta estaba tan buena que tuve que contenerme para no terminármela toda. (Como soy buena amiga compartí la mitad. Bueno, ¡creo que fue la mitad! Pero todas se dieron cuenta de que deseaba comerme la tarta yo sola.) Aquí tienes una receta saludable, sin cereales ni azúcares refinados, para que experimentes esta deliciosa versión de tarta de manzana.

Puesto que para esta receta usamos una pasta brisa (masa quebrada) sin cereales, las instrucciones son diferentes de las que estás acostumbrada para hacer una tarta Tatin convencional. Si, por el contrario, decides usar tu harina favorita para hacer la pasta brisa, tal vez debas modificar las instrucciones de cocción y que tenga que estar más tiempo en el horno y menos en el fuego.

☞ **Tiempo de preparación manual:** 35 minutos ☜
Tiempo total de preparación: 1½ horas
Consejo para ahorrar tiempo: la masa se congela bien,
así que, si tienes un espacio plano en tu congelador
(o un espacio donde poner una bandeja con la masa),
¡puedes planificarla con tiempo y ahorrarte trabajo el día
en que quieras hacer este postre!
Cantidad: una tarta grande o dos pequeñas,
aproximadamente unas 10-12 raciones

Ingredientes para el relleno de manzana

8 manzanas Granny Smith

1 taza de dátiles Medjool deshuesados

½ taza de caldo de huesos neutro (si no tienes caldo de huesos neutro a mano, pon ½ taza de agua caliente en un bol y disuelve 1 cucharadita de gelatina de vaca en polvo neutra durante 5 minutos)

2 cucharadas de mantequilla o ghee

1 cucharada de canela

Ingredientes para la pasta brisa (masa quebrada) sin cereales:

1½ cucharadas de gelatina de vaca en polvo neutra

1 taza de agua

¼ de taza de aceite de coco no refinado

½ lata de leche de coco, aproximadamente unos 200 mililitros (o puedes hacerla tú misma con ½ taza de agua y 1½ cucharadas de mantequilla de coco bien batido en una batidora)

⅛ de cucharadita de sal marina

2 tazas de harina de almendra

3 cucharadas de mantequilla

½ cucharada de miel

1 huevo

Instrucciones para el relleno de manzana:

Pela las manzanas, córtalas a cuartos y sácales el corazón. No hace falta que te queden perfectas, basta con que las cortes lo mejor que puedas. (Para que luego te resulte más fácil, corta un poco la parte de la manzana que sobresale para que te quede una superficie plana.) Deja los cuartos de manzana a un lado para que se sequen al aire. Esto puedes hacerlo hasta con dos días de antelación y guardar los trozos de manzana en la nevera. No importa que se empiecen a poner marrones.

Pon el caldo de huesos (o gelatina en agua) y los dátiles deshuesados en un cazo a fuego lento durante 5 minutos. Chafa los dátiles en el líquido mientras se calientan. Luego, sácalos del fuego, déjalos reposar en el caldo y que se ablanden. Cuando estén lo bastante blandos como para hacer un puré con ellos (15 minutos), aplástalos con un tenedor o bátelos en la batidora o robot.

Pon la mantequilla en una cazuela (3½-5 litros con la tapa) y ponla a fuego lento para que se derrita la mantequilla. Añade la canela y deja que libere su aroma y propiedades medicinales (unos 2 minutos). Agrega la pasta de dátiles y mézclala con la mantequilla y la canela. Caliéntala 1 minuto más.

Ahora quítala del fuego y añade los trozos de manzana. Empezarás cogiendo un cuarto y lo pondrás por la parte que lo has cortado en el centro de la cazuela (la parte de la que le has sacado el corazón irá boca abajo y lo más plana posible). Ahora vas a colocar el resto de los trozos de manzana alrededor de estos dos trozos centrales, uno contra otro. Por eso cortas ese trocito de manzana, para tener un borde plano sobre el cual puedan reposar las manzanas. Pon cada trozo de manzana sobre su parte plana, de modo que se apoyen sobre las dos piezas centrales. Cuando ya has rodeado el cuarto de manzana del centro, empieza a disponer el resto de los trozos alrededor del círculo que acabas de formar. La disposición de las manzanas recordará un poco a la de un dominó, con cada trozo descansando sobre su trozo plano y sobre el cuarto que tiene delante. Esto funciona bastante bien, pero a veces se caen un poco. ¡No pasa nada! Sigue construyendo el círculo hasta que hayas terminado de colocar las manzanas.

Si te faltan trozos para rellenar la cazuela, no pasa nada. Si te sobran, guárdalos para un tentempié. Se trata de que tengas un círculo de trozos de manzana apoyados unos contra otros y bastante apretados.

Enciende el fuego y ponlo al mínimo y calienta las manzanas con la tapa puesta durante unos 30 minutos. Revísalas a los 15 y a los 20 minutos para comprobar su grado de cocción. Cuando están blandas y se puedan pinchar fácilmente con un tenedor, saca la cazuela del fuego y ponla aparte. Como todo esto es *slow cooking* (cocina lenta), mientras tanto puedes empezar a hacer la pasta brisa. (Si usas manzanas más blandas que las Granny Smith, como las Golden, se harán mucho más rápido.)

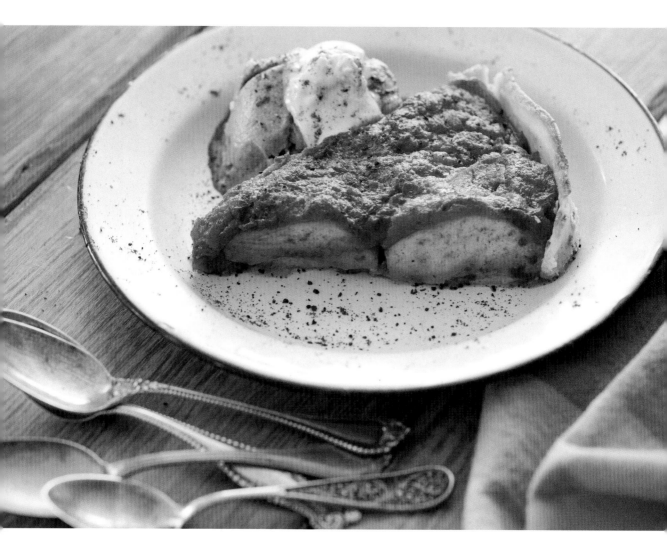

Tarta Tatin de manzana con Helado de vainilla y especias al estilo marroquí y Crema celestial de malvaviscos.

Instrucciones para la pasta brisa sin cereales:

Precalienta el horno a 180 °C.

Calienta 1 taza de agua casi al punto de ebullición y déjala enfriar unos minutos. Echa la gelatina en el agua y mézclala, y luego deja que repose 5 minutos para que se disuelva.

Añade todos los ingredientes, incluida la gelatina y el agua, al bol o al robot de cocina con la cuchilla amasadora, y bátelos o mézclalos bien. La mezcla ha de tener la consistencia de una masa densa de crepes.

Recubre una bandeja de horno grande (una de tamaño estándar 22 × 33 centímetros o más grande será suficiente) con papel para hornear o un tapete de silicona para hornear (no importa que el papel o el tapete sean más pequeños que la bandeja). Engrasa el papel para hornear o el tapete de silicona, incluidos los bordes de la bandeja donde terminen el papel o el tapete. Utilizamos este recubrimiento para que sea más fácil darle la vuelta a la masa de la tarta.

Pon la pasta brisa sobre la bandeja de horno forrada. Puede que la masa sobresalga un poco de los bordes del papel o del tapete (no pasa nada, siempre que no sobresalga de la bandeja). Aplánala formando un círculo u óvalo que sea aproximadamente del tamaño de la cazuela donde has hecho las manzanas, no tiene por qué ser perfecto. Aplana el círculo u óvalo con una espátula de silicona o con la parte posterior de la cuchara para mezclar.

Mete la masa en el horno y hornéala a 180 °C de 10 a 15 minutos. Revísala a los 10 minutos y verás que la masa empezará a ponerse de un color blanco seco, apenas se dorará, y los bordes se empezarán a despegar del papel para hornear o del tapete de silicona. Al presionar la masa notarás que rebota un poco. Luego tendrás que volver a hornearla con las manzanas, por eso no tiene por qué estar completamente hecha, sólo lo suficiente como para poder despegarla fácilmente de la bandeja del horno.

Saca la masa del horno y déjala enfriar antes de hacer nada con ella. Mantén el horno a 180 °C.

Cuando las manzanas estén blandas y las hayas sacado del fuego, estarás casi a punto de darle forma a la tarta. Sólo tienes que asegurarte de que la masa se ha enfriado del todo.

Una vez que la masa está fría, despega el papel para hornear o tapete de la bandeja y dale la vuelta con cuidado, colocándola sobre las manzanas que has dispuesto en círculo en la cazuela. Mete los bordes de la masa por los lados de la cazuela como si quisieras envolver las manzanas. Si se rompe por alguna parte, no te preocupes porque no se notará cuando esté hecha.

Pon las manzanas cubiertas con la masa en el horno sin sacarlas de la cazuela y hornéalas de 10 a 20 minutos (más bien 10 minutos si las manzanas están bastante blandas). Esto es para que todo se acabe de hacer y caliente junto. También es la oportunidad de que las manzanas se acaben de hacer si todavía no estaban lo bastante blandas. Deberías poder cortarlas con un cuchillo de mantequilla para servirlas.

Transcurridos de 10 a 20 minutos, cuando las manzanas estén muy blandas, saca la cazuela del horno. Déjala encima de la cocina para que se enfríe un poco mientras engrasas un molde de tarta o una fuente de servir grande. Te irá mejor algo que sea un poco profundo para poder darle la vuelta y que la masa quede en la base.

Cuando se haya enfriado un poco la cazuela y tu otro recipiente esté engrasado, coge la cazuela protegiéndote con los guantes para horno y dale la vuelta con cuidado para colocarla en el otro recipiente. (Es muy útil tener unos buenos guantes o manoplas para horno que te permitan usar las manos con habilidad.) Todo quedará recogido en el molde o la fuente, pero a veces algo se mueve y las manzanas cambian un poco de posición. Simplemente corrige cualquier cambio que se haya producido, moldeando un poco la masa o redistribuyendo las manzanas. No pasa nada, ¡es parte del proceso! Si la masa se ha roto por algún sitio, puedes disimularlo con las propias manzanas.

Consejos para servir:

Sírvela caliente con una bola de *Helado de vainilla y especias al estilo marroquí*. Otra buena opción es el *Helado de plátano y canela en 5 minutos* si quieres ahorrar un poco de tiempo.

LA MEJOR TARTA
DE CALABAZA
Del mundo

Esta tarta de calabaza es la mejor del mundo! Tiene tantos ingredientes saludables que hasta la podrías comer para desayunar. La pasta brisa (masa quebrada) de harina de almendra es deliciosa y fácil de hacer, pero no sabe a almendra, así que combina bien con el relleno de calabaza. No obstante, también puedes preparar este postre sin la masa.

Para esta receta necesitarás caldo de huesos neutro, y también contiene todo un arsenal de especias, que hacen que sea deliciosa y saludable. (Para más información sobre las propiedades benéficas de las especias, consulta «Cómo usar las hierbas y las especias», en el Apéndice.) Hay una especia que hace una aparición por sorpresa y es la cúrcuma, la heroína de las curaciones. No temas añadirla, todas las personas que la han probado han estado de acuerdo en que le da vida a la tarta y realza su sabor general.

Toda esta receta se hace partiendo de cero, desde la masa hasta el relleno (te diremos algunos trucos para abreviar por si vas justa de tiempo). Hacer esta tarta desde cero es bastante simple y supone una gran diferencia en lo que respecta al sabor, así que si tienes tiempo, ¡adelante!

Si quieres prepararlo todo partiendo de cero, tienes que empezar dos días antes, especialmente si la vas a hacer para una fiesta o reunión especial.

—*Dos días antes de servirla*: pon a remojar la harina de almendra (esto es opcional, pero ¡muy fácil!).

—U*n día antes de servirla*: para facilitar su preparación, hornea la calabaza y haz la masa el día antes, así podrás enfriarla en la nevera durante la noche (ya que se ha de refrigerar durante al menos 6 horas).

Tiempo de preparación manual: 40 minutos
Tiempo total de preparación: 8 horas y 40 minutos
Cantidad: una tarta grande de
aproximadamente unas 8-10 raciones generosas

Ingredientes para la pasta brisa (masa quebrada):

2 tazas de harina de almendra

¼ de cucharadita de sal marina

2 cucharadas de aceite de coco

1 yema de huevo

2 cucharadas de caldo de huesos neutro (añade 1 cucharadita de gelatina de vaca en polvo neutra a ¼ de taza de caldo de huesos si tu caldo no está gelificado)

1 cucharadita de fenogreco en polvo

Ingredientes para el relleno de calabaza:

1 kg de calabaza dulce violín o, si lo prefieres, de calabaza de piel gruesa y verde (puedes hornearla tú misma siguiendo las instrucciones que te damos o bien sustituirla por calabaza ecológica de lata)

1 taza de dátiles Medjool deshuesados

1 lata de leche de coco (500 mililitros), puedes hacerla tú misma con 1 taza de agua y 2½ cucharadas de mantequilla de coco, bien batida en tu robot o batidora

½ taza de caldo de huesos neutro

¼ de taza de miel

½ taza de harina de linaza (semillas de lino en polvo)

¼ de taza de aceite de coco

1 cucharada de miel de azúcar de caña

2 cucharadas de vinagre de sidra de manzana

2 huevos, más 1 yema de huevo

2 cucharaditas de canela

1 cucharadita de jengibre

½ cucharadita de cardamomo

½ cucharadita de cúrcuma

⅛ de cucharadita de clavo de olor

½ cucharadita de sal marina

½ cucharadita de piel de limón

1 cucharadita de zumo de limón fresco

Instrucciones para la pasta brisa:

Si quieres hacer tu propia harina de almendra o poner en remojo la harina de almendra empaquetada (ambas cosas son opcionales), sigue las instrucciones del capítulo 9. Si tienes tiempo y te interesa, puedes hacer un experimento: elaborar una masa brisa para el pastel con harina remojada y otra sin remojarla. Observa cómo te sienta (observa cualquier síntoma, tanto de estado de ánimo como de digestión), ¡así sabrás qué es lo que te va mejor!

Precalienta el horno a 180 °C.

Pon la harina de almendra y el resto de los ingredientes en el bol de mezclar. Puedes hacerlo en el robot de cocina con la cuchilla amasadora. Mezcla la masa hasta que se forme una bola.

Pon la masa presionándola en un molde de tarta de unos 23 centímetros de diámetro, previamente engra-

sado. La masa puede quedar muy fina; de hecho, es mejor así. Procura que los bordes de la base del molde sean finos (pues también presionaremos la masa en las hendiduras del molde de la tarta por su base). Ha de tener un grosor de poco más de medio centímetro. Esta masa conserva bien su forma y sostiene perfectamente el relleno.

Cuando esté hecho el relleno, viértelo en la masa.

Instrucciones para el relleno de calabaza:

Mantén el horno a 180 °C. (Si estás usando un molde de tarta de vidrio, baja la temperatura del horno a 160 °C.

Si estás horneando la calabaza, la forma más sencilla es hacerle unos 10 agujeros, ponerla en una bandeja de horno con unos 5 centímetros de agua y hornearla hasta que puedas introducir fácilmente el cuchillo. Sácala del horno, déjala enfriar, córtala por la mitad y sácale las semillas (puedes separarlas, lavarlas y prepararlas, están deliciosas). Te saldrán unas 2 tazas de relleno si has usado una calabaza de 1 kg aproximadamente.

Si haces tú misma la leche de coco, prepárala mientras se hornea la calabaza. Luego déjala enfriar de 1 a 2 horas para que se espese bastante.

Separa las dos tazas de calabaza y guarda el resto para otra tarta o como acompañamiento en otra receta. Pon la calabaza en el robot de cocina con la cuchilla amasadora (también puedes usar una batidora de alta velocidad o una batidora amasadora). Echa los dátiles y bate hasta obtener un puré.

Ahora añade la leche de coco y el resto de los ingredientes y bátelos bien; prueba el relleno a ver si te gusta. Ahora es cuando una cocinera intrépida puede añadir más dátiles o miel, o más cantidad de alguna de las especias para adaptar la tarta a su gusto.

Montar y hornear la tarta:

Precalienta el horno a 230 °C (baja la temperatura a 190 °C si usas un molde de vidrio).

Vierte el relleno de calabaza en la masa que acabas de preparar y rellénala hasta justo un poco por debajo del borde del molde. (Si no usas pasta brisa, simplemente vierte el relleno en el molde.)

Pon la tarta en el horno y hornéala 15 minutos, y luego baja la temperatura a 180 °C (160 °C si usas un molde de vidrio). Hornéala de 40 a 50 minutos.

Sácala del horno y déjala enfriar 2 horas. Cúbrela con una tapa o con film transparente (si usas film transparente, asegúrate de que no toca la tarta, sólo el molde), y déjala en la nevera al menos 6 horas antes de consumirla.

Consejos para servir:

Sírvela sola, o, si quieres algo realmente exquisito, acompáñala con *Helado de vainilla y especias al estilo marroquí.*

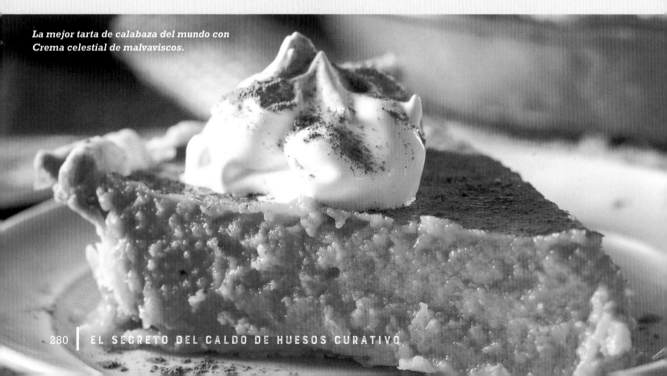

La mejor tarta de calabaza del mundo con Crema celestial de malvaviscos.

MOUSSE DE CHOCOLATE
DIFERENTE

L a mayoría de los postres de chocolate son tan dulces que incitan a comer más. Éste es diferente, porque te acompaña en un viaje de capas de sabores. La combinación de especias de esta mousse está pensada para activar tu metabolismo, regular el azúcar en sangre y reducir o eliminar los antojos de dulce. Para hacerlo necesitarás caldo de huesos neutro. Si no tienes caldo hecho, puedes usar 1 cucharadita de gelatina de vaca en polvo neutra y calentarla junto con los dátiles, en el primer paso.

Si comes este postre de manera consciente, puede que notes que se asienta tu energía, te sentirás satisfecha sin notar zumbidos en la cabeza o que te cuesta concentrarte. La mayoría de los dulces que se comercializan en el mercado crean déficit de atención porque generan un pico de azúcar en sangre y hacen que la energía se dispare por todo el organismo. Esto dificulta la concentración, la creatividad y la verdadera satisfacción.

Con esta mousse conseguirás una sensación de sabor inusualmente satisfactoria y te conducirá a una buena digestión, a sentirte con los pies en el suelo, y te dará la energía en la dosis correcta para disfrutar de la vida al máximo. ¡Prepárate para un verdadero festín!

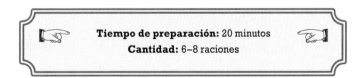

Tiempo de preparación: 20 minutos
Cantidad: 6–8 raciones

20 dátiles Medjool deshuesados

1 taza de agua

1 taza de caldo de huesos. (Un buen caldo gelificado neutro es la mejor opción. Si no tienes ninguno preparado, utiliza 1 cucharadita de gelatina de vaca en polvo neutra.)

2 tazas de mantequilla de coco

6 yemas de huevo

1 taza de cacao en polvo crudo

2 cucharadas de miel de caña de azúcar

2 cucharadas de miel

2 cucharadas de canela

1½ cucharada de cardamomo

2 cucharaditas de jengibre

1½ cucharadita de sal marina

1 cucharadita de pimienta negra

½ cucharadita de nuez moscada

¼ de cucharadita de clavo de olor

10 gotas de Urban Moonshine Organic Citrus Bitters (otras opciones: 8 gotas de zumo de naranja fresco, 3 gotas de extracto de naranja o 4 gotas de zumo de limón fresco)

Calienta agua y viértela en un bol, y luego pon los dátiles para que se ablanden. Si no tienes caldo de huesos neutro hecho, añade 1 cucharadita de gelatina de vaca en polvo neutra al agua caliente y remuévela bien. Deja que todo se asiente y se disuelva (unos 10 minutos).

Echa los dátiles reblandecidos en la batidora amasadora de mano eléctrica, robot de cocina o batidora de alta velocidad con la cuchilla amasadora y bátelo a fondo. (Si no tienes un robot de cocina o una batidora de alta velocidad, espera a que los dátiles estén bien blandos para chafarlos con un tenedor. Puede que tengas que esperar de 20 a 30 minutos.)

Añade el resto de los ingredientes y sigue batiendo hasta que esté todo bien mezclado.

Pon la mezcla en un bol de vidrio con tapa y guárdala en la nevera; se conserva un máximo de cuatro días. Después, puedes guardar las sobras en el congelador hasta cuatro meses. Esta mousse se puede congelar bien y es ideal para tenerla a mano para un postre rápido o incluso una cena festiva.

Consejos para servir:

Consúmela tal cual.

Añádele frambuesas, rodajitas de naranja, fresas o bayas de goji.

PECAMINOSO PASTEL DE
CHOCOLATE DE DOS CAPAS
(Sin cereales)

La primera vez que servimos este pastel para ocasiones especiales fue cuando nuestra querida amiga y autora de Hay House Nancy Levin vino a visitarnos a San Diego. La receta recibió comentarios excepcionales y desde entonces ha seguido estando entre los primeros de la lista de postres pecaminosamente saludables. Este pastel es jugoso y tiene un intenso sabor a chocolate que le da el cacao crudo. Incluso aquellas de tus amistades que no sean fans de la comida sana disfrutarán comiéndolo, ¡sin tan siquiera darse cuenta de que es bueno para su salud!

Para esta receta necesitas caldo de huesos neutro; el más indicado es el de huesos de vaca, pero puedes usar cualquier caldo neutro de huesos o de carne. También verás que, como en algunas de las otras recetas que hemos incluido en este libro, tiene unas cuantas especias. Si has hecho *El gran experimento con chocolate* (incluido como parte de la receta de *Galletas con gota de chocolate* que hemos visto antes en este capítulo), empezarás a entender que hemos diseñado esta receta para conseguir equilibrio orgánico y que no nos provoque antojos. Si estás bastante segura de tus gustos respecto a las especias, modifica libremente las que hemos puesto en esta receta de acuerdo con tus preferencias. ¡Diviértete!

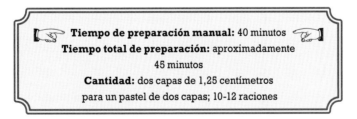

☞ **Tiempo de preparación manual:** 40 minutos ☜
Tiempo total de preparación: aproximadamente
45 minutos
Cantidad: dos capas de 1,25 centímetros
para un pastel de dos capas; 10-12 raciones

Consejos para hacer este pastel:

Puedes preparar la masa del pastel con antelación, refrigerarla y hornearla uno o dos días después si lo deseas. También puedes hacer el glaseado con un par de días de antelación, o incluso semanas, y congelarlo para usarlo más adelante.

Si quieres elaborar tu propia harina de almendra (véase las instrucciones al principio del capítulo 9), mejor que lo planifiques un día antes, o quizá vale la pena que hagas más cantidad y la congeles para tenerla a punto para otras recetas si es necesario).

Ingredientes para el pastel:

10 dátiles Medjool deshuesados (puedes sustituirlos por ¼ de taza de miel)

½ taza de caldo de huesos

½ taza de miel de caña

½ taza de aceite de coco derretido

½ taza de mantequilla de coco

1 taza de agua

6 huevos a temperatura ambiente

3 tazas de harina de almendra (comprada o hecha por ti)

¼ de taza de harina de coco

2 tazas de cacao en polvo crudo

3 cucharadas de vainilla en polvo (o extracto de vainilla)

1 cucharada de canela

2 cucharaditas de levadura en polvo

1½ cucharadita de sal marina

2 cucharaditas de cardamomo

1 cucharadita de jengibre

¼ de cucharadita de hinojo

¼ de cucharadita de clavo de olor

¼ de cucharadita de pimienta negra

Ingredientes para el glaseado:

1 aguacate maduro

½ taza de mantequilla de coco

½ taza de cacao crudo

¼ de taza de miel

¼ de taza de pimienta de Jamaica

1 cucharada de extracto de vainilla

½ cucharadita de sal marina

1 cucharadita de canela

½ cucharadita de cardamomo

Instrucciones para el pastel:

Precalienta el horno a 180 °C.

Engrasa dos moldes redondos para pasteles de 20 o 23 centímetros de diámetro (o cuadrado de 23 × 23 centímetros) con aceite de coco. Nosotras usamos moldes de silicona, pero puedes usar los moldes rectangulares de pan si es lo que tienes en casa. Si optas por utilizar moldes de vidrio, baja la temperatura del horno a 160 °C, puesto que los recipientes de vidrio se calientan más que la silicona o el metal.

Empieza por los dátiles (o la miel) como sigue:

—*Si usas una batidora o un robot de cocina con la cuchilla amasadora:* pon los dátiles y los ingredientes líquidos primero y bátelos bien. Luego añade los ingredientes secos y bátelos bien.

—*Si usas una batidora eléctrica de mano o si lo bates a mano:* pon los dátiles en remojo en ½ taza de agua caliente durante una hora o hasta que estén muy reblandecidos

y puedas chafarlos con un tenedor. (También puedes sustituir los dátiles por ¼ de taza de miel.)

Mezcla todos los ingredientes, y luego añade los ingredientes secos y mézclalos bien.

Cuando la masa esté batida, pruébala para ver si te gusta el sabor o quieres añadirle un poquito de miel, sal marina o especias (a veces, añadimos más canela, vainilla o sal marina). La masa sabrá casi como cuando esté hecha, así que puedes fiarte de la conclusión que saques al probarla.

Pon la masa en los moldes y hornéala de 30 a 45 minutos. Los tiempos de horneado variarán según la cantidad de masa que hayas puesto en el molde, el tipo de molde que uses y otros factores. Sabrás que el pastel está hecho cuando lo tocas por el centro y rebota un poco, o si lo pinchas con un palillo por el centro y sale limpio.

Mientras se hace el pastel, prepara el glaseado (véanse las instrucciones a continuación). Y cuando esté

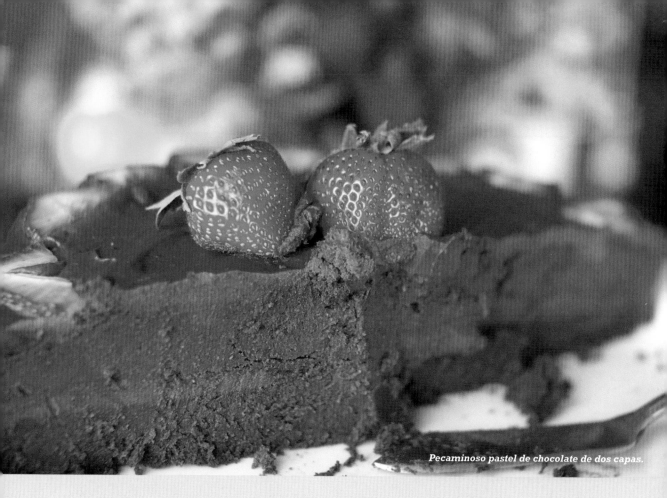

Pecaminoso pastel de chocolate de dos capas.

hecho, sácalo del horno y déjalo enfriar sobre la encimera. No intentes sacar el pastel del molde hasta que se haya enfriado por completo y puedas tocarlo con las manos sin quemarte.

Una vez frío, introduce un cuchillo de mantequilla entre el molde y el pastel y pásalo con cuidado alrededor del mismo para despegarlo del molde. Nosotras solemos poner un plato grande encima del molde y darle la vuelta al pastel para que quede en el plato (un plato para cada capa de pastel).

Instrucciones para el glaseado:

Echa todos los ingredientes en el bol de mezclas, batidora o robot con la cuchilla amasadora, y luego bátelo a fondo.

Si has hecho este glaseado con antelación y lo has guardado en el congelador o en la nevera, deja que vuelva a adquirir la temperatura ambiente antes de distribuirlo sobre el pastel, para que sea fácil de manejar.

Consejos para servir:

Adórnalo con fresas, frambuesas, bayas de goji, nueces, coco rallado o flores comestibles.

Sírvelo tal cual o con el *Helado de vainilla y especias al estilo marroquí.*

HELADO DE PLÁTANO Y
CANELA EN 5 MINUTOS
(Sin leche)

S i te urge un helado y no tienes heladera, ¡ésta es la receta perfecta! Es fácil de hacer, deliciosa, y se puede comer tal cual o como acompañamiento de la *Tarta Tatin de manzana* o el *Bizcocho de canela de Año Nuevo*.

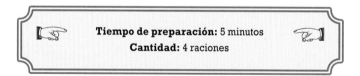

Tiempo de preparación: 5 minutos
Cantidad: 4 raciones

3 plátanos (congelados)

1 cucharada de gelatina de vaca en polvo neutra
   (disuelta en 2 cucharadas de agua caliente)

2 cucharaditas de canela molida

2 dátiles Medjool deshuesados

¼ de cucharadita de sal marina

Consejo: para congelar los plátanos es mejor que los peles y que los envuelvas en papel para hornear o en papel encerado. También puedes cortarlos a trocitos que quepan en tu robot de cocina o batidora. Otra opción es congelarlos con piel, pero te costará más pelarlos (tendrás que dejar que se descongelen un poco).

Pon todos los ingredientes en la batidora o robot de cocina con la cuchilla amasadora y bátelos hasta que queden bien mezclados.

Si haces bastante cantidad, puedes guardar el resto en un frasco en el congelador. No lo llenes hasta arriba (deja un tercio de taza entre el helado y la tapa del frasco). Nosotras envolvemos el frasco en una bolsa de congelación para protegerlo y evitar que se rompa. Es conveniente etiquetar la bolsa, así sabrás qué es lo que contiene y la fecha en que lo hiciste.

Consejos para servir:

Sírvelo inmediatamente solo o con alguna tarta, pastel o frutos del bosque frescos.

Si sirves el helado después de cenar, es conveniente que lo saques del congelador y lo pongas en la nevera cuando empecéis a cenar, pues así estará lo bastante blando para servirlo de postre.

BIZCOCHO DE CANELA
DE AÑO NUEVO
(Sin cereales)

Algunas personas creen que si el día del Año Nuevo Chino comes un trozo de este pastel especial, tendrás buena suerte todo el año. ¡Nos encanta esa idea! Esta receta es una variación del tradicional pastel del Año Nuevo Chino; hemos creado una opción sin cereales con algunas especias más para darle sabor y equilibrarlo, usando caldo de huesos neutro. Puedes comerlo solo o con el *Glaseado de canela, naranja y coco* que incluimos aquí, que puede adornar mucho el pastel y convertirlo en algo muy especial.

Recuerda que los panes sin cereales no suben mucho porque es el cereal (¡especialmente el gluten!) el que se expande y atrapa las burbujas de aire de la levadura, haciendo que las masas queden ligeras y porosas en el horno. Te saldrá un pastel bonito y jugoso, pero subirá muy poco.

Es una opción excelente cuando preparas un *Caldero mongol* (véase «Menús de muestra para cenas festivas» del capítulo 3). ¡Pero puedes comerte un trozo en cualquier momento del año y apostar por tu buena suerte!

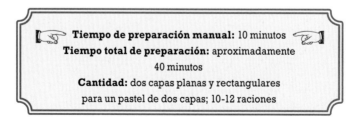

☞ **Tiempo de preparación manual:** 10 minutos ☜
Tiempo total de preparación: aproximadamente
40 minutos
Cantidad: dos capas planas y rectangulares
para un pastel de dos capas; 10-12 raciones

Ingredientes para el bizcocho:

6 huevos

2 tazas de harina de coco

1 taza de harina de almendra

4 tazas de leche de coco (o ½ taza de mantequilla de coco y 4 tazas de agua)

1 taza de miel

½ taza de caldo de huesos (caldo de huesos neutro o 1 cucharadita de gelatina de vaca en polvo neutra disuelta en ½ taza de agua caliente)

¼ de taza de mantequilla

1 cucharada de canela

½ cucharadita de sal marina

¾ de cucharadita de levadura en polvo

¼-½ taza de coco rallado (*opcional*)

Opcional, pero son especias divertidas para dar sabor y equilibrar:

1 cucharadita de hinojo

½ cucharadita de pimentón

½ cucharadita de citronela

Ingredientes para el glaseado opcional de canela, naranja y coco:

½ taza de aceite de coco

¼ de taza de miel (o dátiles; la miel le dará un color más claro, mientras que los dátiles lo oscurecerán)

2 cucharadas de extracto de vainilla

2 cucharadas de zumo de naranja natural (opcional: puedes sustituirlo por 3 gotas de extracto de naranja o no poner este ingrediente)

1 cucharada de canela

½ cucharadita de sal marina

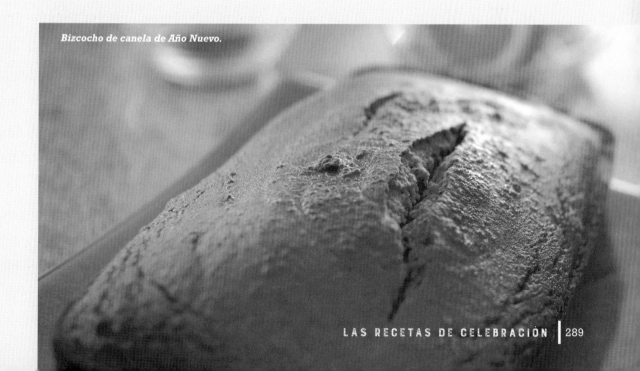

Bizcocho de canela de Año Nuevo.

Instrucciones para el bizcocho:

Precalienta el horno a 180 ºC.

Pon todos los ingredientes en un bol grande, o, si quieres simplificar, en una batidora amasadora con base, en un robot de cocina con la cuchilla amasadora o en una batidora de alta velocidad. Bátelos bien. Si lo haces a mano, calienta un poco la mantequilla de coco y la miel para que resulte más fácil remover la mezcla.

Engrasa dos moldes para pan con mantequilla o aceite de coco. Vierte la mezcla en los moldes.

Nota: algunos bizcochos del Año Nuevo Chino están ligeramente recubiertos de coco rallado. Si quieres hacerlo, rocía un ¼ de taza o ½ taza de coco rallado encima del pastel antes de hornearlo.

Mete los moldes en el horno y hornéalos de 30 a 40 minutos, sin olvidarte de revisarlos a los 30 minutos. Sabrás que está hecho cuando el bizcocho haya subido un poquito, esté firme y rebote un poco al tacto. También se habrá dorado ligeramente por encima y es posible que se le hayan formado una o dos pequeñas grietas en la superficie. Abre el horno, toca el centro del pastel con el dedo, y, si lo notas firme y que rebota, es que está hecho. Sácalo del horno y déjalo enfriar en la encimera. Si quieres ponerle el glaseado de canela, naranja y coco, hazlo ahora.

Instrucciones para el glaseado:

Pon todos los ingredientes en un robot de cocina con la cuchilla amasadora y bátelos hasta que estén bien mezclados.

Consejos para servir:

¡Esparce el glaseado de canela, naranja y coco por encima del bizcocho y a disfrutarlo! Adórnalo con rodajas de naranja y hojas de menta.

Puedes ponerle tu glaseado favorito, una capa de frutos del bosque machacados o rodajitas de plátano encima del pastel, o añadirle una capa de *Helado de vainilla y especias al estilo marroquí* entre las capas del bizcocho cuando lo preparas para servirlo.

Sírvelo con *Helado de vainilla y especias al estilo marroquí*.

Sírvelo con rodajas de plátano y *Crema celestial de malvaviscos*; esta última obtuvo unos excelentes comentarios por parte de nuestras probadoras de recetas, La tribu del caldo de huesos.

Corta en rodajas el bizcocho y cómetelo como tentempié, sin glaseado. Este bizcocho es casi como una torrija, así que es muy apropiado para desayunar con un poco de mantequilla o aceite de coco, especialmente si estás intentando olvidarte del desayuno americano clásico, ¡como los donuts!

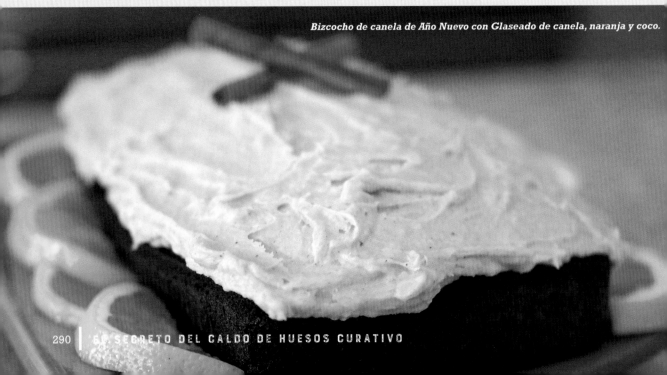

Bizcocho de canela de Año Nuevo con Glaseado de canela, naranja y coco.

CREMA CELESTIAL
DE MALVAVISCOS
Golosinas de malvavisco

Para estas recetas necesitarás caldo de huesos neutro y gelatina de vaca en polvo neutra. Si no tienes un caldo de huesos que haya gelificado de forma natural, añádele 2 cucharadas de gelatina de vaca neutra a 1 litro de caldo de carne o de huesos para que se gelifique.

Vale, ahora en serio, ¿a quién no le gustan los *marshmallows* o malvaviscos? ¿Puede haber algo que despierte más a nuestra niña interior? Cuando hablamos de este manjar siempre se reavivan los recuerdos de comer estas golosinas tostadas al fuego de la hoguera o de preparar *s'more** cuando estabas de acampada en verano. Nosotras tenemos algunas anécdotas con los malvaviscos:

Louise: Cuando era pequeña gané un concurso muy especial. Se trataba de ver quién podía comerse un malvavisco atado a una cuerda. Esto requería que tuvieras una lengua muy fuerte. Pues bien, yo la tenía, porque ¡siempre gané el concurso! Cuando Heather oyó la historia decidió que teníamos que hacer malvaviscos saludables y ¡probar este concurso entre nosotras!

Heather: Cuando me propuse hacer mi primer lote de golosinas de malvavisco hace un par de años, no tenía una batidora amasadora con base. Pensé que podría usar mi batidora de mano eléctrica con el accesorio para montar claras, lo que significaba que tenía que mantener el pulsador apretado todo el tiempo para que funcionara. Había puesto un trapo de cocina alrededor del bol para evitar salpicaduras.

Esta solución improvisada estaba funcionando hasta que *Willie*, mi gato, se coló en la cocina desde el patio. Estaba intentando cazar una abeja y yo empecé a preocuparme por si le picaba. Llamé a Joel, mi marido, que lo más probable es que estuviera pasando de mí porque pensaría que le iba a encomendar alguna tarea. Mirando a *Willie*, saqué sin darme cuenta la batidora del bol, sin dejar de pulsar el botón..., el trapo de cocina se enrolló en la batidora y todas las superficies de la cocina, suelo, encimera y armarios se salpicaron de malvavisco. (Joel apareció cuando ya lo había limpiado todo.) Así que me he provisto de una batidora amasadora con base que tiene un bol a prueba de salpicaduras. ¡Es increíble lo fácil que resulta ahora hacer estas golosinas!

Nuestras probadoras oficiales de recetas, La tribu del caldo de huesos, dicen que esta receta es tan exquisita que les gustaría darse un baño en crema de malvaviscos. Queda de maravilla como adorno de crema montada. También incluimos consejos para hacer *marshmallows* más tradicionales, que sean más jugosos, saludables y sabrosos que los que compras en las tiendas. Esperamos que te gusten las dos versiones de esta receta, y quizá puedas contar tus propias historias con los malvaviscos en los años venideros.

---

* La palabra *s'more* o *smore* es la abreviación de *some more* (algunos más). Postre tradicional de Estados Unidos y Canadá que se consume habitualmente alrededor de las fogatas nocturnas en los campamentos de verano de los Boy Scouts o Girl Scouts o en barbacoas caseras. Consiste en hacer una especie de bocadillo con galletas o pan crujiente untando una parte con chocolate y añadiéndole un malvavisco tostado; y luego se pone la otra mitad del pan crujiente u otra galleta salada y se calienta al fuego. (*Nota de la* T.)

CREMA CELESTIAL DE MALVAVISCOS

Se hace en un cazo, pero a temperatura ambiente no tendrá una consistencia firme, por lo que será fácil utilizarlo como crema montada o como sustituta del glaseado para un pastel. Aunque la pongas en la nevera o la congeles, seguirás teniendo una deliciosa crema montada.

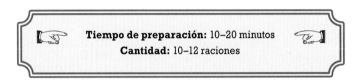

Tiempo de preparación: 10–20 minutos
Cantidad: 10–12 raciones

¼ de taza de caldo de huesos neutro (puedes sustituirlo por 2 cucharaditas de gelatina en polvo neutra)

½ taza de agua

1 taza de miel cruda

1 cucharadita de sal marina

2 cucharaditas de extracto de vainilla

Especias opcionales: son las que para nuestras probadoras elevan la crema de malvaviscos a la categoría de «celestial», de «fuera de este mundo». Las especias asientan la crema para que no sea excesivamente dulce y no desencadene antojos:

- ¼ de cucharadita de canela
- ¼ de cucharadita de cardamomo
- ¼ de cucharadita de fenogreco
- 6-10 gotas de cítricos amargos

Echa la miel, el agua, la vainilla y la sal marina en un cazo. Ponlo a fuego medio alto hasta que veas que la miel está a 104 ºC cuando le tomes la temperatura con un termómetro para caramelos (también puedes usar un termómetro para carne que llegue hasta esa temperatura). Normalmente, cuando alcanza esa temperatura, se ven burbujas grandes mientras hierve la mezcla, y nota que cambia un poco el olor o que hueles más su aroma. (Nosotras lo hemos hecho sin termómetro, usando nuestros sentidos de la vista y del olfato, y no nos ha ido nada mal.) Al principio, puede que prefieras acogerte a la seguridad de un termómetro para caramelo o carne, para estar segura de que está en el punto que deseas. La mezcla tendrá un color dorado, como la miel, ¡pero cuando la remuevas se volverá blanca!

Vierte la mezcla en el bol de trabajo y añádele el caldo de huesos. Si quieres usar gelatina en polvo en vez de caldo de huesos neutro, añádela a la mezcla caliente, disuélvela y déjala enfriar de 10 a 15 minutos.

Cuando se haya enfriado un poco, enciende la batidora amasadora. Con una amasadora con base propia es más sencillo, porque la enciendes y la dejas trabajar, pero también puedes usar una batidora amasadora de mano con la varilla para montar claras. Es muy útil tener una tapa protectora de salpicaduras para el bol, aunque también puedes usar un trapo de cocina si tienes cuidado y prestas atención mientras estás batiendo (¡para que no te pase como a Heather!).

Sabrás que la crema está a punto de nieve cuando se espese y se ponga blanca, cuando casi se sostenga por sí sola al sacar la varilla. Llegar a este punto te llevará de 7 a 10 minutos.

Ahora pruébala, a ver si te gusta o si te parece demasiado dulce. Nosotras valoramos el dulzor estando atentas a si cuando la probamos se nos sube la energía a la cabeza. Si eso ocurre, probablemente es porque nos hemos pasado con el dulce, y eso significa que deberías añadirle algunas especias. Puedes empezar añadiendo canela; mézclala y pruébala. Si tienes ganas de experimentar, echa el resto de las especias. Los amargos favorecen la digestión y aportan un sabor agradable y equilibrador, pero si no tienes amargos, puedes echarle 2 gotas de zumo de limón o de naranja, o 1 gota de extracto de limón o de naranja.

Mezcla bien todas las especias y ya puedes traspasar la mezcla al recipiente. Viértela en una fuente grande de vidrio y cúbrela con una tapa, si la tienes. Una espátula de silicona te ayudará a rebañar bien el bol y la amasadora, a menos que prefieras limpiarlo tú misma con la lengua.

Se conserva hasta cuatro días en la nevera y hasta un mes en el congelador. Aunque la congeles, seguirá teniendo la textura blanda y lista para servir a los pocos minutos de sacarla del congelador.

Consejos para servir:

Utilízala para ponerla encima del helado.

Sírvela con frutos del bosque o rodajitas de plátano.

Sírvela con la receta de *Tarta Tatin de manzana* como alternativa al helado.

Esta crema montada es una excelente sustituta del glaseado. Pruébala con el *Bizcocho de canela de Año Nuevo* con rodajitas de plátano. ¡Qué rica!

GOLOSINAS DE MALVAVISCO

Estas golosinas estarán sólidas a temperatura ambiente y se parecerán más a las que se venden en las tiendas, salvo por que tienen una textura más melosa.

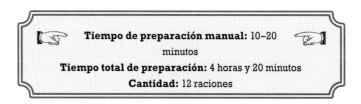

Tiempo de preparación manual: 10–20 minutos
Tiempo total de preparación: 4 horas y 20 minutos
Cantidad: 12 raciones

6 cucharadas de caldo de huesos neutro. (Asegúrate de que está gelificado. El caldo frío gelificado tiene que moverse un poco cuando lo agites, y para ello deberá haber estado al menos 24 horas en la nevera. Si no se ha gelificado, añádele 1 cucharada de gelatina en polvo. Si está totalmente líquido, añádele 2½ cucharadas de gelatina en polvo.)

1 taza de miel

2 cucharaditas de extracto de vainilla

1 cucharadita de sal marina

2 cucharaditas de gelatina de vaca en polvo

Especias opcionales: estas especias compensan el sabor de las golosinas para que no estén demasiado dulces ni provoquen antojos:

- ¼ de cucharadita de canela
- ¼ de cucharadita de cardamomo
- ¼ de cucharadita de fenogreco
- 3 gotas de cítricos amargos

Coloración y recubrimientos opcionales:

- Puedes usar colorantes naturales, como tintura de saúco y zumo concentrado de cereza ácida, y colorear los malvaviscos para hacer Pajaritos de Pascua para los niños o para dar un toque verdaderamente original en una fiesta.

- ¡Sé creativa y diviértete con tus propios inventos! Algunas personas, cuando los ponen en la bandeja para servir, los rocían con camu camu en polvo (una fuente natural de vitamina C y de color rosa), cacao crudo, canela, clavo de olor, hinojo, semillas de calabaza molidas, coco rallado o ¡cualquier otra cosa que se te ocurra!

Sigue las instrucciones para hacer la *Crema celestial de malvaviscos*, salvo que para esta receta no usaremos agua. Cuando hayas añadido el caldo de huesos, la miel, la vainilla y la sal marina al bol, agrega las 2 cucharadas de gelatina en polvo y mézclala un poco, y después deja reposar la mezcla unos 10 minutos. Luego móntala, como en la receta de la *Crema celestial de malvaviscos*, con la varilla de montar claras, unos 10 minutos en la batidora amasadora, hasta que esté a punto de nieve.

Cuando hayas terminado de montarla y le hayas añadido las especias que quieres incluir, déjalo todo en el bol y decide si quieres usar algún colorante opcional o tintura de saúco y/o zumo concentrado de cerezas ácidas. En caso afirmativo, añade estos ingredientes al bol de mezclado y vuelve a encender la batidora amasadora hasta que quede todo bien mezclado antes de poner la crema en una bandeja. Si quieres hacerlos con forma de pajaritos, puedes utilizar una manga pastelera.

Si quieres añadir cualquier otro ingrediente encima de tus malvaviscos (como camu camu en polvo, cacao crudo o coco rallado), hazlo cuando hayas pasado la crema a la bandeja.

Cuando ya los tengas en la bandeja (o les hayas dado forma y adornado), rocíalos con los ingredientes opcionales y déjalos en la encimera (o ponlos en la nevera) hasta que se acaben de solidificar, aproximadamente 5 horas. Entonces ya puedes cortarlos, sacarlos de la bandeja y servirlos.

En la nevera se conservan hasta siete días y en el congelador más tiempo aún.

Consejos para servir:

Cómetelos tal cual.

Cómete cada malvavisco acompañado de mantequilla o tahini rociado con sal marina.

Sírvelos con rodajitas de fresas o plátano.

Ata uno a un cordel fino y haz como en el concurso que ganó Louise, ¡intenta comértelo sin tocarlo con las manos! Hay muchas páginas web en Internet y libros con ideas de juegos con malvaviscos. ¡Diviértete!

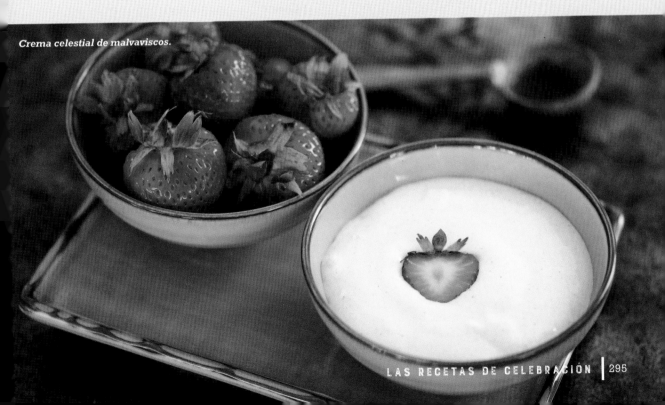

Crema celestial de malvaviscos.

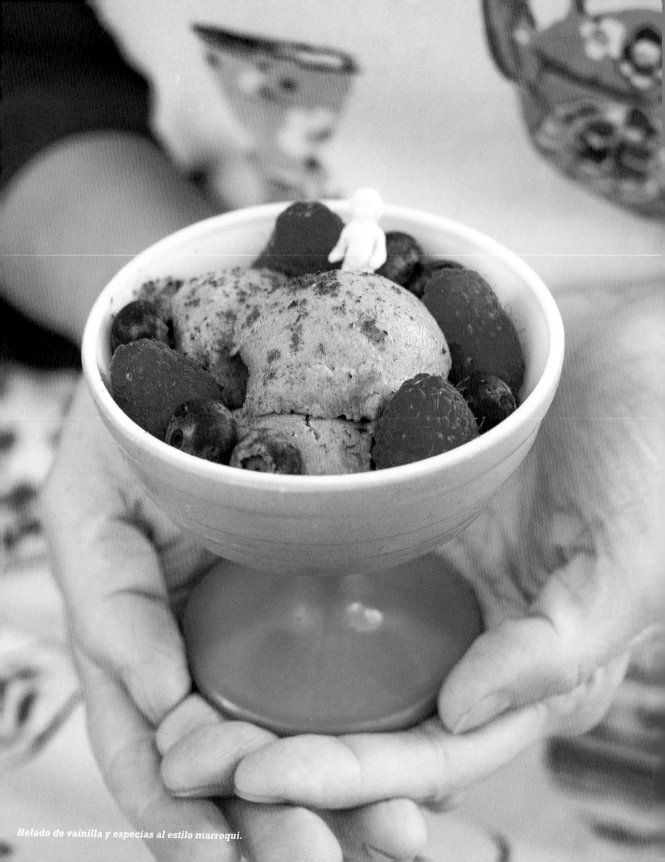

Helado de vainilla y especias al estilo marroquí.

HELADO DE VAINILLA Y ESPECIAS
AL ESTILO MARROQUÍ
(Sin lácteos)

Para esta receta necesitarás caldo de huesos neutro. Si no lo tienes hecho, puedes usar 2 cucharadas de gelatina de vaca en polvo neutra y calentarla con los dátiles en el primer paso de las instrucciones.

¡Oh, Dios! ¡Helado! Esta deliciosa receta recibió grandes ovaciones y alabanzas de nuestras probadoras de recetas, La tribu del caldo de huesos. Por si fuera poco, se puede tomar recién salido del congelador. (Muchos de los helados sin leche necesitan al menos 20 minutos para ablandarse un poco en la nevera o en la encimera antes de consumirlos. Éste no.) Además, puedes elaborarlo con o sin heladera.

Debido a las especias, este helado de vainilla tiene casi un toque a café. Si te gusta el helado de café y quieres hacer que tu helado de vainilla sea más interesante, puedes añadirle un poco de extracto de café ecológico o granos de café bien molidos (aproximadamente 1 cucharadita de cualquiera de los dos, y si lo prefieres también puedes ponerle descafeinado). Conseguirás extracto de café ecológico en Internet o en la sección de tiendas de alimentación natural para comprar las especias, cerca de donde esté el extracto de vainilla. Esta receta le encanta incluso a las personas a las que no les gusta el café, porque no se pone suficiente cantidad como para que su sabor desagrade al paladar. ¡Es lo mejor de ambos mundos!

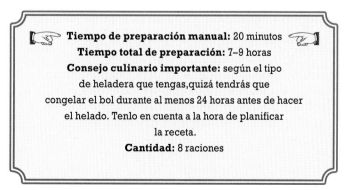

Tiempo de preparación manual: 20 minutos
Tiempo total de preparación: 7–9 horas
Consejo culinario importante: según el tipo
de heladera que tengas, quizá tendrás que
congelar el bol durante al menos 24 horas antes de hacer
el helado. Tenlo en cuenta a la hora de planificar
la receta.
Cantidad: 8 raciones

10 dátiles Medjool deshuesados (aproximadamente 1 taza)

5-6 tazas de agua

½ taza de caldo de huesos de vaca. (Lo mejor es un buen caldo de huesos neutro gelificado. Si no lo tienes hecho, usa 2 cucharadas de gelatina de vaca en polvo neutra.)

1 taza de mantequilla de girasol

2 tazas de aceite de coco

½ taza de sirope de arce

3 yemas de huevo

½ taza de cúrcuma

1 cucharadita de fenogreco

2 cucharaditas de jengibre

2 cucharadas de vainilla en polvo (o extracto)

1 cucharada de canela

1 cucharadita de sal marina

¼ de cucharadita de clavo de olor

¼ de cucharadita de pimienta de Jamaica

Para hacer esta receta, puedes usar una batidora amasadora eléctrica, un robot de cocina con la cuchilla amasadora o una batidora de alta velocidad. Calienta 1 taza de agua y ponla en un bol. Luego, echa los dátiles para que se ablanden. En este paso, si no tienes caldo de huesos neutro, puedes agregar 2 cucharadas de gelatina de vaca en polvo neutra al agua caliente y mezclarla bien. Déjala reposar un poco y que se disuelva.

Espera 10 minutos para que se ablanden los dátiles. (Si no tienes un robot de cocina o una batidora de alta velocidad, espera a que los dátiles estén bien reblandecidos para machacarlos con un tenedor. Pueden tardar de 20 a 30 minutos en ablandarse.)

Cuando los dátiles estén blandos, ponlos en la batidora, robot o bol mezclador y bátelos bien. Añade el resto de los ingredientes y sigue batiendo hasta que estén bien mezclados.

Cuando pruebes la mezcla es importante que tengas en cuenta que ya tendrá casi el mismo sabor que cuando esté hecho el helado, pues una vez congelado perderá un poco, así que no te alarmes si lo notas un poco fuerte de sabor.

Vierte esta mezcla en un bol de vidrio con tapa y enfríala en la nevera antes de convertirla en helado.

Si tienes heladera:

A las 6 horas o más de estar en la nevera, pon la mezcla en la heladera y bátela hasta que se congele y quede bien compacta. Deberías poder sacar un poco con una cuchara de madera y darle la vuelta sin que te gotee nada de helado.

Guárdalo en un recipiente de vidrio con tapa en el congelador. Pon un trozo de papel encerado o papel para horno sobre el helado, antes de taparlo, para evitar que se queme por congelación. Se conserva bien durante varios meses.

Si no tienes heladera:

Coge un bol grande de acero inoxidable y llénalo hasta la mitad con hielo. Echa sal de roca (o cualquier sal gruesa, como sal kosher) y mézclala con el hielo. La sal no tiene que tocar el helado, la echamos para bajar la temperatura del hielo a fin de que se enfríe lo bastante para congelar bien la mezcla.

Coloca un bol de acero inoxidable o de cerámica más pequeño dentro del grande con el hielo y la sal. Procura que quede bien encajado, de modo que el hielo recubra bien los bordes del bol pequeño, pero sin meterse dentro del mismo. Luego, llena el bol pequeño hasta la mitad con la mezcla para el helado.

Ahora, con la batidora amasadora de mano o con la batidora de mano eléctrica con la varilla de montar claras, bate la mezcla del helado durante 10 minutos.

Pon los dos boles en el congelador de 1 a 2 horas. Sácalos y vuelve a usar la batidora amasadora o batidora eléctrica durante otros 10 minutos.

Cúbrelo con papel de horno natural (ponlo encima de la mezcla), luego ponle la tapa al bol más pequeño y vuelve a colocarlo en el congelador.

Consejos para servir:

Cómelo solo o sírvelo con el *Bizcocho de canela de Año Nuevo*, la *Tarta Tatin de manzana*, el *Pastel de vainilla con cobertura de chocolate blanco y frutos del bosque* o con tus manzanas al horno o frutos del bosque favoritos.

PASTEL DE VAINILLA
CON COBERTURA DE CHOCOLATE BLANCO Y FRUTOS DEL BOSQUE
(Sin cereales)

Para esta receta necesitas caldo de huesos neutro. Si no lo tienes hecho, puedes usar 2 cucharadas de gelatina de vaca en polvo neutra y calentarla con los dátiles en el primer paso de las instrucciones.

¡Nuestras probadoras de recetas encuentran que este pastel es tan jugoso que no necesita adornos! Cuando lo probó nuestra tribu, sólo se oía: «¡Ooooh!», «¡Aaaaah!». ¡Así pudimos comprobar que habíamos hecho algo bueno!

Puedes usar tus frutos del bosque favoritos para el glaseado o no ponerlos y quedarte con un glaseado de chocolate blanco.

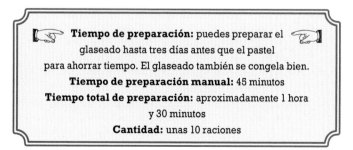

Tiempo de preparación: puedes preparar el glaseado hasta tres días antes que el pastel para ahorrar tiempo. El glaseado también se congela bien.
Tiempo de preparación manual: 45 minutos
Tiempo total de preparación: aproximadamente 1 hora y 30 minutos
Cantidad: unas 10 raciones

Ingredientes para el pastel:

2 tazas de mantequilla de coco

½ taza de ghee

½ taza de harina de almendra

½ taza de miel

5 huevos

1 taza de caldo de huesos. (Un buen caldo de huesos neutro gelificado es lo ideal. Si no lo tienes hecho, usa 2 cucharadas de gelatina de vaca en polvo neutra.)

3 cucharadas de extracto de vainilla

½ cucharadita de sal marina

Especias opcionales: son excelentes para compensar los sabores de esta receta y reducir los antojos de dulce, pues te dejan satisfecha y favorecen la digestión:

- 1 cucharadita de hinojo
- 1 cucharadita de cardamomo

Ingredientes para el glaseado:

1 taza de fresas (también puedes usar frambuesas, moras o incluso cerezas)

½ taza de manteca de cacao cruda

¼-½ taza de miel (la cantidad dependerá de la fruta que uses y de lo dulce que te guste)

½ taza de ghee

½ taza de harina de almendra

1 ½ cucharaditas de extracto de vainilla

¼ de cucharadita de sal marina

Una pizca de clavo de olor

Instrucciones para hacer el pastel:

Precalienta el horno a 180 °C.

Engrasa dos moldes de horno redondos de unos 23 o 25 centímetros de diámetro (o cuadrados de 23 × 23 centímetros) con aceite de coco o mantequilla. Nosotras usamos moldes de silicona, pero también puedes usar los moldes rectangulares que se usan para hacer pan. Los de vidrio también van bien, pero tendrás que reducir la temperatura del horno a 120 °C, puesto que se calientan más que los de silicona o metal.

Echa todos los ingredientes en tu robot de cocina, batidora de alta velocidad o bol de mezclas (puedes usar una batidora amasadora o mezclar con una varilla manual), y mézclalo todo bien.

Pruébalo y decide qué especias opcionales quieres añadir. Añádelas si lo deseas y bátelo bien.

Pon la masa en los moldes engrasados y hornéala 30 minutos. No olvides que los tiempos de horneado varían según la cantidad de masa que hayas puesto en cada molde, el tipo de molde y otros factores.

Mientras se hace el pastel, prepara el glaseado.

Consejo importante: este pastel se hornea medio «húmedo», es decir, que incluso cuando esté hecho se verá húmedo y no rebotará. Cuando lo toques por el centro, no rebotará, pero lo notarás un poco más elástico. Sácalo del horno cuando lo veas dorado por encima, y déjalo enfriar por completo antes de desmoldarlo.

Cuando esté frío, inserta un cuchillo de punta roma entre el molde y el pastel y pásalo alrededor del mismo para despegarlo. Esto te ayudará a sacarlo. Nosotras cogemos un plato grande y le damos la vuelta al molde para que el pastel quede sobre el mismo (utiliza un plato grande para cada capa del pastel).

Este pastel estará muy jugoso y cuando lo hayas sacado del molde parecerá una piña boca abajo. ¡Por eso le gusta a tanta gente!

Instrucciones para el glaseado:

Cerciórate de que el pastel está bien frío antes de hacer el glaseado. Si se te rompe una parte, no te preocupes. Para eso sirve el glaseado, ¡para disfrazar las pequeñas roturas del pastel!

Si no usas un robot de cocina o una batidora de alta velocidad, aplasta los frutos del bosque con un tenedor para que se ablanden y déjalos aparte. (Si pones cerezas, córtalas por la mitad y sácales los huesos antes de aplastarlas.)

Derrite la manteca de cacao en un cazo pequeño a fuego muy lento. Si has usado como medida una generosa ½ taza, ésa es la cantidad que deberías obtener cuando se haya derretido. Procura que la manteca de cacao cruda no se caliente demasiado o se quemará; vigílala mientras se calienta, para que puedas retirarla del fuego en cuanto se haya derretido del todo.

Echa el cacao crudo y todos los ingredientes (empezando por ¼ de taza de miel) en la batidora normal o en la de alta velocidad, o en el robot de cocina con la cuchilla amasadora. Quizá te encuentres con que la mezcla es más líquida de lo que esperabas para un glaseado. No te preocupes porque se solidificará en la nevera. Pruébala para ver si está dulce como a ti te gusta.

Si quieres endulzarla un poco más, añádele miel y vuelve a probarla. Nosotras vamos añadiendo cucharada tras cucharada, hasta conseguir la cantidad correcta de dulzor.

Ponla en la nevera en un recipiente con tapa durante al menos 30 minutos.

Si tu glaseado ha estado en la nevera más de un par de horas, sácalo unos 20 minutos antes de glasear el pastel. Así se ablandará lo suficiente como para que puedas esparcirlo sobre el mismo. Puesto que el pastel se ha de terminar de hacer y luego enfriar, tienes tiempo de sobra para que el glaseado se solidifique antes de que vayas a usarlo.

Cuando el glaseado se haya espesado y esté a punto para su aplicación, coge un cuchillo de mantequilla o una espátula de silicona y glasea una de las capas del pastel, coloca la otra capa encima y glaséala, y luego haz los lados.

¡Ahora ya puedes decorarla a tu gusto, y servirla!

A nosotras nos gusta simplificar y la decoramos con frutos del bosque frescos, bayas de goji, rodajas de plátano o flores comestibles.

Consejos para servir:

Este pastel es delicioso por sí solo. También puedes servirlo con frutos del bosque o con *Helado de vainilla y especias al estilo marroquí*.

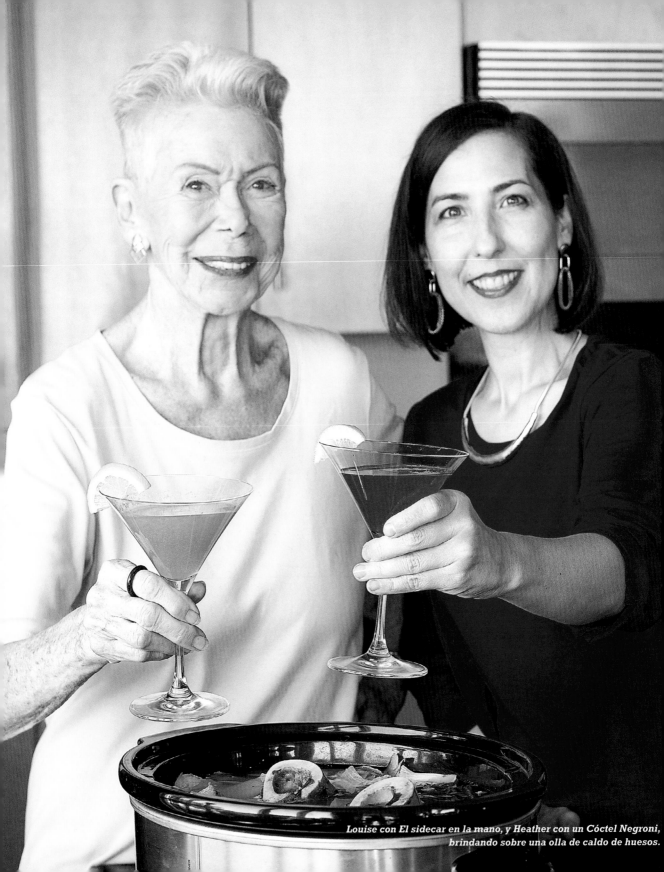

Louise con El sidecar en la mano, y Heather con un Cóctel Negroni, brindando sobre una olla de caldo de huesos.

⟿ CAPÍTULO 12 ⟿

LAS RECETAS PROVOCATIVAS:

Cócteles con beneficios

Dan Buettner, en su libro El *secreto de las zonas azules. Comer y vivir como la gente más sana del mundo,* revela que tomar uno o dos vasos de vino, de cerveza o de alguna bebida alcohólica era uno de los hábitos de muchas de las personas más longevas del planeta. Sus investigaciones parecen indicar que beber con moderación (una copa o dos al día como máximo) tiene beneficios para la salud. No obstante, esta decisión es muy personal, y, para las que elijáis beber alcohol, nos gustaría compartir algunos cócteles que están cargados de propiedades para la salud.

Los cócteles de caldo de huesos y los ponches calientes (*hot toddies*) están invadiendo los menús de bares y restaurantes en muchas ciudades de Estados Unidos. Aunque nos pueda parecer una novedad, lo cierto es que este tipo de bebidas se llevan sirviendo desde que empezó la moda del caldo de huesos. Nosotras sentimos la inspiración de hacer nuestra aportación a esta tradición creando cócteles que sepan a lo que queremos que sepan, pero sin azúcar refinado añadido. Nuestro sirope simple está hecho con caldo de huesos neutro y miel, por ejemplo, y el resto se beneficia del sabor de la receta del cóctel original.

Heather: Cuando Joel, mi esposo, y yo fuimos a Escocia, visitamos la bodega más antigua de Edinburgo. El experto de la bodega nos explicó que el licor que hoy en día se vendía como whisky escocés, incluso el de las marcas más caras, estaba sometido a un proceso que elimina todos los ingredientes con propiedades buenas (como los ácidos grasos esenciales), y que le añadían azúcar y colorante para que adoptara su color de caramelo. A continuación nos ofreció una cata de su *whisky*[*] escocés, que conservaba todos los ingredientes buenos y que no tenía aditivos artificiales. La diferencia de sabor era notable y desde luego era muchísimo mejor.

---

[*] Es una bebida con una mezcla de licor, agua, miel (o azúcar), hierbas y especias que se sirve caliente. Se lo suelen tomar antes de acostarse o para aliviar los síntomas del resfriado. (*Nota de la T.*)

303

Como persona que tiene un pie en el mundo de la salud y el otro en el culinario, reconozco que hay muchas personas que quieren vivir en un mundo que les dé opciones: un mundo de moderación, no de negación. El alcohol suele ser una parte importante para los amantes de la comida, porque les gusta experimentar los sabores y los productos artesanales de una región o cultura. Las cervezas, los licores y los vinos artesanales han dejado de ser sólo para sibaritas y se están poniendo de moda, y tenemos mucha suerte de que aumente el número de artesanos que fabrican alternativas ecológicas sin sulfitos.

Los cócteles, las cervezas y el vino consumidos con moderación pueden ser una parte divertida de una buena comida entre amigas. Algunos bares innovadores ofrecen cócteles curativos hechos con ingredientes de una calidad superior. Los que incluimos Louise y yo en este capítulo superan los mencionados, pues les añadimos los aminoácidos y minerales del caldo de huesos, que fortalecen y estabilizan, además de amargos digestivos y limón para que tengan un toque depurativo. ¡Creemos que te encantarán!

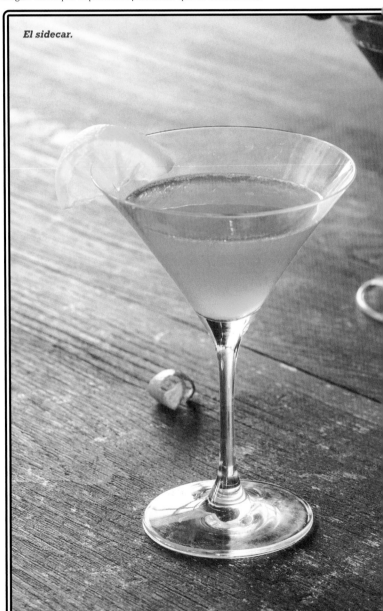

El sidecar.

EL
SIDECAR

Se dice que este cóctel de la década de 1920 fue creado por un soldado norteamericano en París. Muchas personas que saben de cócteles te dirán que éste es su favorito, y con razón. Esta bebida es fácil de hacer y tiene un delicioso y ligero sabor con un toque dulce natural. Aunque la mayoría de las recetas de sidecar no llevan caldo de huesos o amargos, a nosotras nos encanta añadírselos para redondear la bebida con ingredientes curativos, pero sin restarle nada de su fabuloso sabor.

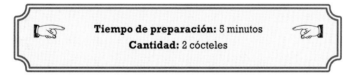

Tiempo de preparación: 5 minutos
Cantidad: 2 cócteles

- ¼ de taza (60 mililitros) de caldo de huesos o de carne neutro
- ⅓ de taza (aproximadamente 80 mililitros) de Cointreau
- ⅓ de taza de zumo de limón
- ⅔ de taza (aproximadamente 160 mililitros) de coñac
- 10-12 gotas de Urban Moonshine Organic Citrus Digestive Bitters (o tus amargos cítricos favoritos)

Saca el caldo de la nevera y déjalo sobre la encimera para que se fluidifique. Si está muy gelificado, caliéntalo a fuego muy lento en un cazo y luego deja que se enfríe a temperatura ambiente.

Pon todos los ingredientes en un vaso grande y traspásalos a una coctelera llena de hielo picado. Agítala bien y sirve en 2 vasos de cóctel fríos. Es más divertido si lo sirves en copas de Martini.

MANHATTAN

Se cree que este cóctel fue creado en Nueva York a finales de 1800 y que se hizo muy popular entre los amantes del bourbon durante la Ley Seca. Actualmente, el delicioso Manhattan está experimentando un renacimiento (¡y con razón!), con frecuencia según la interpretación personal del camarero que sirva este clásico eterno.

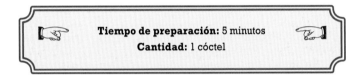

Tiempo de preparación: 5 minutos
Cantidad: 1 cóctel

2 cucharadas (30 mililitros) de caldo de huesos

¼ de taza (60 mililitros) de centeno o *bourbon* (nosotras usamos *bourbon* Redemption, que tiene mucho centeno y nos funciona muy bien con este cóctel)

3 cucharadas (45 mililitros) de vermut dulce

10 gotas de Urban Moonshine Organic Citrus Digestive Bitters (o tus amargos cítricos favoritos)

3-5 gotas de zumo concentrado de cereza ácida Dynamic Health

3 gotas de Scrappy's Bitters de cardamomo

1 rodajita de limón o 1 cereza para adornar

Saca el caldo de la nevera y déjalo sobre la encimera para que se fluidifique. Si está muy gelificado, caliéntalo a fuego muy lento en un cazo y luego déjalo enfriar a temperatura ambiente.

Pon todos los ingredientes en un vaso grande y traspásalos a una coctelera llena de hielo picado. Agítala bien y sirve en un vaso de cóctel frío (a algunas personas les gusta tomarlo en copas de Martini mientras que otras prefieren un vaso de *whisky* bajo).

Adórnalo con una rodajita de limón o una cereza.

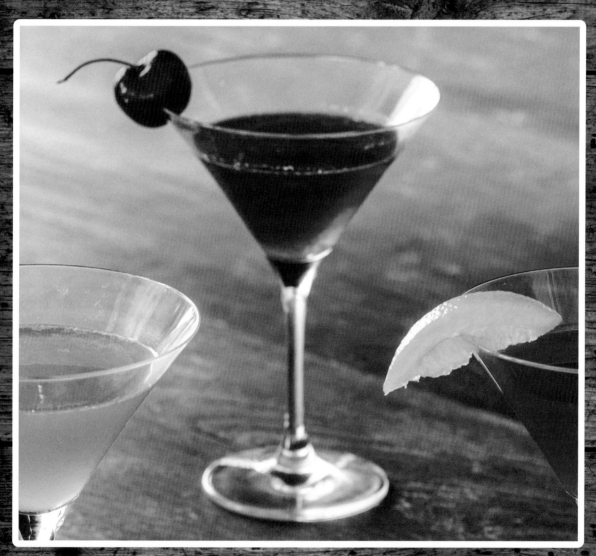

Manhattan.

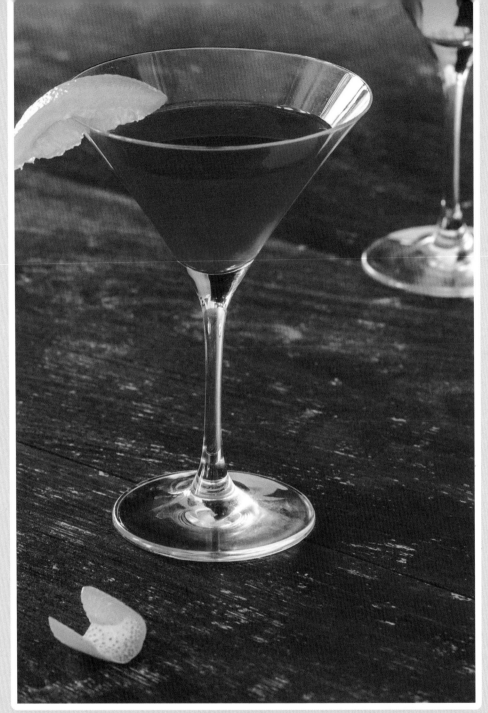

Cóctel Negroni.

CÓCTEL
NEGRONI

Este sofisticado cóctel de los años veinte está experimentando otro renacimiento. Beberlo puede transportarte a Florencia (Italia), donde el conde Negroni decidió añadirle ginebra a su cóctel en vez de soda. Este cóctel tan sencillo de hacer como de beber se convirtió en un clásico muy apreciado, como el Manhattan. Nuestra versión ofrece el toque saludable del caldo de huesos, los amargos y el limón para favorecer la digestión, junto con un toque de miel en vez de azúcar refinado.

Ten en cuenta que para el almíbar necesitarás caldo de huesos o de carne neutro, y que cuando lo hagas te sobrará un poco para preparar un par de cócteles más.

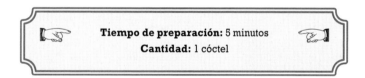

Tiempo de preparación: 5 minutos
Cantidad: 1 cóctel

Ingredientes para el sirope concentrado simple:

½ cucharada de miel

½ taza de caldo de huesos o de carne neutro

Ingredientes para el cóctel:

45 mililitros de almíbar (3 cucharadas)

45 mililitros de vermut rojo (3 cucharadas)

45 mililitros de Campari (3 cucharadas)

45 mililitros (3 cucharadas) de ginebra seca (la Barr Hill es una buena opción)

7 gotas de Urban Moonshine Organic Citrus Digestive Bitters (o tus amargos cítricos favoritos)

1 cucharadita de zumo de limón

Opcional: 30-60 mililitros de agua mineral con gas o Prosecco; esto es ideal si quieres obtener un sabor más ligero

1 rodajita de naranja para adornar

Calienta el caldo con la miel a fuego lento en un cazo y déjalo enfriar a temperatura ambiente.

Pon todos los ingredientes (menos el agua con gas y la rodajita de naranja) en un vaso grande y traspásalos a una coctelera llena de hielo picado. Agítala bien y sirve en un vaso de cóctel frío. Añádele el agua con gas o Prosecco si has decidido usarlo.

Adórnalo con una rodajita de naranja.

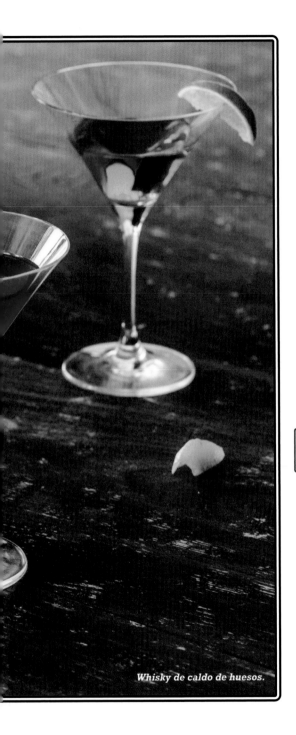

Whisky de caldo de huesos.

WHISKY
DE CALDO
De huesos

En Escocia tienen un plato al que llaman «*whisky* corregido», en el que se sirve el *whisky* como si fuera una sopa, con caldo de cordero, apio, zanahorias y cebollas.[1] Nosotras lo hemos modificado un poco utilizando para este sencillo cóctel el *whisky* y la sal marina a modo de «acabado». Te aconsejamos que uses un caldo de huesos o de carne neutro, aunque a algunas personas esta receta les gusta con un poco de sabor a caldo de cordero. El caldo y la sal marina hacen que te sientas nutrido y sereno.

 Tiempo de preparación: 5 minutos
Cantidad: 1 cóctel

½ taza de caldo de carne o de huesos neutro

¼ de taza (60 mililitros) de *whisky* escocés

Una pizca de sal marina para equilibrar y aportar minerales

Saca el caldo de la nevera y déjalo sobre la encimera para que se fluidifique. Si está muy gelificado, caliéntalo a fuego muy lento en un cazo y luego déjalo enfriar a temperatura ambiente. Si deseas convertirlo en un *hot toddy*, caliéntalo y sácalo del fuego para que se enfríe un poco.

Vierte el caldo de huesos y el *whisky* en un vaso, mézclalos y añádeles una pizca de sal marina. Sirve el cóctel caliente, a temperatura ambiente o con hielo, como más te guste.

CAPÍTULO 13

HAZLO TÚ MISMA:

Una piel bella y mascarillas para el pelo

//

PIEL DE TERCIOPELO
MASCARILLA FACIAL
Gelatina de miel

Esta mascarilla facial es apta para todos los tipos de pieles, incluidas las sensibles, y en ella se usa caldo de huesos neutro.

Como con todas las mascarillas para la piel, es conveniente que la pruebes en la cara interna del brazo antes de aplicártela sobre el rostro. Todas las personas somos diferentes, y, aunque es raro que se produzcan reacciones alérgicas, no se pueden descartar.

Tiempo de preparación manual: 5 minutos
Tiempo total de preparación: 25 minutos
Cantidad: 2 aplicaciones

1 cucharadita de caldo de huesos espeso que tenga una buena consistencia. El caldo de huesos neutro es el mejor, porque no tendrá ningún aditivo que le dé un aroma a «sopa» u otros aditivos que puedan irritar la piel. También puedes usar ½ cucharadita de gelatina de vaca en polvo neutra.

1 cucharadita de miel cruda

—*Si usas caldo de huesos*: mezcla el caldo frío y la miel con un tenedor o una varilla de montar claras manual. Te saldrá suficiente para hacerte 2 mascarillas. Guarda la que te sobre en la nevera.

—*Si usas la gelatina en polvo*: pon la gelatina en polvo en 2 cucharaditas de agua caliente y déjala reposar 5 minutos. Calienta la miel en un cazo a fuego lento. Cuando se haya derretido y esté caliente, quítala del fuego y añádele el agua y la gelatina. Mézclalo bien y espera 15 minutos hasta que se haya enfriado y quede una especie de pasta con consistencia de gelatina con la que puedas untarte la cara. Puedes guardarla en la nevera si quieres darle una consistencia más densa.

Úntate el rostro con la mascarilla con los dedos, con una brocha de maquillaje limpia o con un pincel de pintar suave y sin usar. Evita la zona de los ojos y los labios. Puedes aplicártela también en el cuello.

Déjatela puesta de 10 a 20 minutos o hasta que se seque.

Lávate bien la cara con agua templada. Luego puedes ponerte un tónico facial (opcional) y tu sérum o crema hidratante favoritos. Algunas personas se untan la piel con aceite de coco o grasa de vaca como hidratante natural.

HAZLO TÚ MISMA
NARIZ PERFECTA
Limpiador de poros

Aquí tienes una forma natural de limpiar los poros de tu nariz con un divertido remedio casero que ¡puedes hacer en cuestión de minutos!

Hemos usado tiras para los poros y comprobado que no sólo resecan demasiado, sino que también tienen ciertos productos químicos que es mejor no aplicar sobre la piel. Recuerda que lo que te pones en la piel es absorbido por tu cuerpo. Por eso es tan importante elegir ingredientes de calidad tanto para la piel como para comer.

Esta receta se hace con gelatina de vaca en polvo neutra. Si tienes kéfir, ¡es una forma excelente de beneficiarte de las propiedades de los probióticos sobre tu piel!

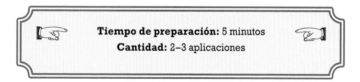

Tiempo de preparación: 5 minutos
Cantidad: 2–3 aplicaciones

2 cucharaditas de gelatina de vaca en polvo neutra

2 cucharaditas de leche de vaca, kéfir, leche de cabra o leche de coco. (Cualquier cantidad de grasa de vaca irá bien, pero usa leche de coco si eres alérgica a la lactosa.)

Pon la gelatina y la leche en un cazo muy pequeño. Mézclalos bien hasta que adquieran una textura densa y grumosa.

Pon el cazo en la cocina a fuego lento y calienta la mezcla; ve removiendo hasta que te quede un líquido denso. Si usas leche de coco y se hacen muchos grumos, añade un poquito de agua para disolverlos (empieza por 1 cucharada de agua). Sácalo del fuego y déjalo enfriar a temperatura ambiente.

Prueba la mezcla fría en la cara interior del brazo antes de aplicártela sobre la cara. Esto es para asegurarte de que no eres alérgica a ella. Si notas alguna sensación desagradable, no uses este limpiador sobre el rostro.

Ponte la mezcla sobre toda la nariz con una brocha de maquillaje limpia, un pincel de pintura pequeño, y suave y limpio o con los dedos.

Déjatela puesta hasta que esté seca al tacto, unos 10 minutos. Una vez seca, sácatela con cuidado con los dedos tirando de ella. Si te la quitas con cuidado, te saldrá a tiras casi intactas, como si fuera una tira para limpiar poros de las que venden en las tiendas.

Verás el aceite y la suciedad que sale de los poros obturados que ha salido de la piel de tu nariz. Si tus poros son pequeños, puede que observes que parte de la grasa ha quedado en la mascarilla y parte todavía está en tu nariz. Con las uñas o con una gasa suave mojada en agua templada puedes acabar de sacar suavemente la grasa que te queda en la nariz.

Aplícate tu loción tonificante y el sérum o hidratante favoritos.

Guarda el limpiador de poros que te queda en un frasco dentro de la nevera y cuando quieras volver a usarlo caliéntalo un poco a fuego lento para su próximo uso.

ee

BRILLANTE
Y HERMOSO
Mascarilla capilar

Tanto si te has reservado un día para tu cuidado personal como si sólo dispones de 20 o 30 minutos para ti, ¡te encantará este tratamiento capilar con gelatina para conseguir un cabello suave, brillante y fácil de peinar! Lo nutre mucho gracias a sus ingredientes hidratantes y ricos en proteínas.

Mientras la mascarilla capilar esté obrando su magia, ponte música suave, date un baño relajante, haz el trabajo del espejo o medita. Bueno, también puedes ponerte tu música favorita y bailar por el cuarto de baño, ¡es un momento ideal para una pausa de baile!

Hazte este tratamiento una o dos veces al mes.

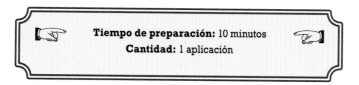

Tiempo de preparación: 10 minutos
Cantidad: 1 aplicación

½ taza de agua

1 cucharada de gelatina de vaca en polvo neutra

1 yema de huevo

Opcional: aceite de coco para las puntas

Calienta bastante el agua, echa la gelatina y mézclala bien. Déjala enfriar. Cuando la mezcla esté a temperatura ambiente, añade la yema de huevo y mézclala también.

Aplícate la mascarilla en el cabello sin frotar. No te la pongas en las puntas; reserva el aceite de coco para ellas, pues es muy hidratante. Si quieres, puedes cubrirte la cabeza con un gorro de ducha para que se empape bien el cuero cabelludo.

Déjate la mascarilla puesta de 20 a 30 minutos. Transcurrido ese tiempo, aclárate el pelo con agua templada y luego lávate la cabeza con champú como lo haces normalmente.

Opción para evitar que la mascarilla deje residuos en la cabeza:

Si quieres evitar que queden residuos en el pelo, sustituye la yema de huevo por 1 cucharadita de vinagre de sidra y mézclalo bien.

⟶ CAPÍTULO 14 ↶

PARA TU SALUD, FELICIDAD Y LONGEVIDAD

Louise, a sus ochenta y nueve años, tiene las ideas bastante claras respecto a lo que hace falta para tener una vida longeva y gozar de buena salud. Esto es lo que comparte con nosotras:

> Cuando cumplí los ochenta, Hay House me organizó una gran fiesta. Ese día anuncié a todos mis empleados, amigos y seres queridos: «¡Esta década de los ochenta va a ser la mejor de mi vida hasta la fecha!» Y he usado esta afirmación desde entonces.
>
> Ahora tengo ochenta y nueve, y al recordar estos últimos nueve años me doy cuenta de que tenía razón. Estoy sana, fuerte y más feliz que nunca. Tengo unas amistades estupendas. Y he decidido que de ahora en adelante me voy a llamar Louise Play (Louise juego), porque ése es el tipo de energía que aporto a mi vida. Si hay algo con lo que quiero que os quedéis de este libro es que vuestra salud es la mayor bendición. Para mí la salud es algo tan sencillo como tener los pensamientos correctos gracias a las afirmaciones positivas y comer lo correcto tomando alimentos saludables y caldo de huesos. Estas cosas son las que nutren mi cuerpo y mi mente. Me dan energía para experimentar la felicidad que hay a mi alrededor. Me permiten jugar, bailar y reírme con amigas y amigos de cualquier edad.
>
> ¡Recuerda que la vida te ama! Puedes entrar en tu cocina y tomar la salud en tus manos. Quizá puedas involucrar a amigas y parientes para que te ayuden y que todo sea más divertido. Afirma: «¡Me merezco lo mejor y lo acepto ahora!»

En un mundo fascinado por las píldoras mágicas y la comida rápida, puede que el caldo de huesos sea considerado como una «simple sopa». Puede que haya personas que prueben a tomarlo durante una o dos semanas, hasta que aparezca una nueva moda. Sin embargo, con toda nuestra ciencia moderna y alimentos para ahorrar tiempo, estamos presenciando el declive de la energía, el aumento del estrés y la extendida y negativa afirmación de que «el cuerpo empieza a deteriorarse a los 40». Te invitamos a que cambies esta creencia y a que crees nuevas afirmaciones para tu salud, como: «Estoy sana, entera y completa en cada etapa de mi vida».

El caldo de huesos y los alimentos integrales no son una píldora mágica de dosis única. Son una práctica diaria, como la meditación y las afirmaciones. Cada día que consumes caldo de huesos le estás recordando a tu cuerpo que lo estás apoyando y que se merece nutrientes suaves y fáciles de digerir. Cuando lo consumes con regularidad, le estás aportando los componentes clave que necesita para seguir funcionando.

Mientras otros alimentos contienen aminoácidos, vitaminas y minerales, el caldo de huesos cuenta con una forma única de aportar colágeno desnaturalizado. Concibe tu olla de caldo como un utensilio para aportarte colágeno, una forma de nutrir el tejido conjuntivo que da forma y sostiene a tu cuerpo desde la cabeza a los pies, desde los huesos a la piel. Cuando amas a tu cuerpo de este modo, no te extrañe que empiece a sentirse mejor.

LA NATURALEZA CURA

Durante más de mil años nos hemos ido alejando paulatinamente de la tierra. Sin embargo, seguimos siendo conscientes y sintiendo sus poderes curativos cuando nos adentramos en un bosque, subimos una montaña o paseamos descalzas por la playa. En algún recóndito lugar de nuestro ser sabemos que la naturaleza nos ayuda a curarnos. Nos calma, relaja y equilibra.

Los alimentos naturales son una de las formas de volver a conectar con la naturaleza todos los días. Podemos llevar un estilo de vida moderno y trepidante y, al mismo tiempo, dejar que la naturaleza nos centre y arraigue cada vez que nos sentamos a comer. Reforzamos esta conexión porque hacer la comida nos exige ir más despacio y que nos concentremos en alimentarnos; esto se refuerza todavía más cuando compartimos la comida con nuestros seres queridos. Al consumir los alimentos de la tierra, absorbemos toda esa energía curativa en nuestro cuerpo, y el proceso químico de la digestión transforma esa energía en nutrientes curativos para nuestro cuerpo. Ésta es la razón por la que hay tantos personajes famosos, como el Dalái Lama, que dicen: «La comida es vida». Los alimentos naturales tienen la propiedad de transformarnos en cuerpo y alma.

Vivimos en un mundo que se basa en las pruebas y que, a veces, puede ridiculizar a la naturaleza en favor de la ciencia. Sin embargo, si nos fijamos un poco, suele ser la ciencia la que respalda aquellos conocimientos que en el fondo ya sabíamos. Puede que tarden más en manifestarse, pero al final lo hacen. Actualmente, la ciencia sabe que todos los seres humanos somos un experimento, que todos tenemos un cuerpo único. Cuando aprendemos a interiorizarnos y a escuchar, descubrimos que hay una verdad, un conocimiento, en nuestro interior, que reconoce lo que necesitamos para sentirnos alimentadas, amadas y curadas.

En nuestras cocinas podemos preparar los alimentos curativos que cocinaban nuestras antepasadas, que estaban más vinculadas a la tierra y conocían de manera instintiva sus propiedades curativas. El tiempo que pasamos en nuestra cocina es una inversión en nuestra alimentación. Es una forma de declararnos a nosotras mismas lo que realmente importa, es otra forma de querernos. Podemos aprender a personalizar sabores y texturas a nuestro gusto, a encontrar formas creativas de expresar nuestro arte a través de la comida. Mientras preparamos y consumimos nuestras recetas, podemos ser conscientes del amor que hemos puesto en hacerlas. Este amor vuelve a entrar en nuestro cuerpo calmando nuestro espíritu y librándonos del estrés.

No hay nada como el caldo para conseguir esto. De hecho, el caldo es uno de los alimentos más sencillos de preparar y digerir. Calienta nuestro organismo hasta la médula y nos recuerda a nuestras queridas abuelas. Nos da la vitalidad que necesitamos para salir a la calle y gozar de una vida fabulosa, hermosa y vibrante. Una vida en la que te pones cintas con plumas en el pelo y usas pintalabios atrevidos, te bañas con sombrero y celebras la vida con el corazón y la energía de una adolescente.

Te invitamos a que hagas tu propio viaje curativo con el caldo. Tanto si has iniciado este viaje para curarte como si lo has hecho para celebrar tu bienestar o para satisfacer a tu niña interior, esperamos que disfrutes de las aventuras culinarias que aporta el caldo.

AFIRMACIÓN Y MEDITACIÓN CURATIVA

Aquí tienes una afirmación y meditación curativa que puedes practicar cada vez que quieras recordarte que te mereces el tiempo que exige alimentarte. Ponte una mano en el corazón y otra en la barriga, respira lento y profundo tres veces y repite estas palabras:

Me estoy desarrollando de múltiples y satisfactorias formas. Sólo pueden ocurrirme cosas buenas. Ahora expreso la salud, la felicidad, la prosperidad y la paz mental. Me merezco el tiempo que empleo en alimentarme, desde planificar la compra hasta preparar la comida y disfrutar de ella. Estoy dispuesta a liberarme de mis viejas creencias negativas que me impiden dedicarme tiempo a mí misma. No son más que pensamientos que se interponen en mi camino.

Mis nuevos pensamientos son positivos y satisfactorios. Ahora encuentro nuevas formas de que me guste alimentarme y cuidar de mí misma. Estoy aprendiendo a sentirme cómoda con mis habilidades culinarias. Estoy al mando, a salvo y soy libre.

Mi cocina es un lugar lleno de alegría, aventura y creatividad. En mi cocina descubro todas las maneras posibles de nutrirme. Cuando entro en ella, creo paz mental y mi cuerpo refleja esa paz con su salud perfecta. Estoy abierta a experimentar con nuevos alimentos y formas de pensar, escucho a mi sabiduría interior para saber qué es lo que a mí me funciona. Preparar la comida es mi práctica de estar presente y mi meditación de plena conciencia. Cada momento me ofrece una maravillosa y nueva oportunidad de ser más yo misma.

Mi cuerpo siempre tiende hacia la salud óptima. Mi cuerpo quiere estar completo y sano. Coopero con él y consigo estar sana, entera y completa. Soy amor y me alimento con amor. Dejo que el amor que hay en mi corazón fluya a través de mí, limpiando y curando todas las partes de mi cuerpo. Sé que me merezco curarme. Comparto este amor con todas las personas que entran en mi casa y se sientan a comer a mi mesa. Les doy la bienvenida con los brazos abiertos. ¡Confío en que la vida es maravillosa! Y lo es.

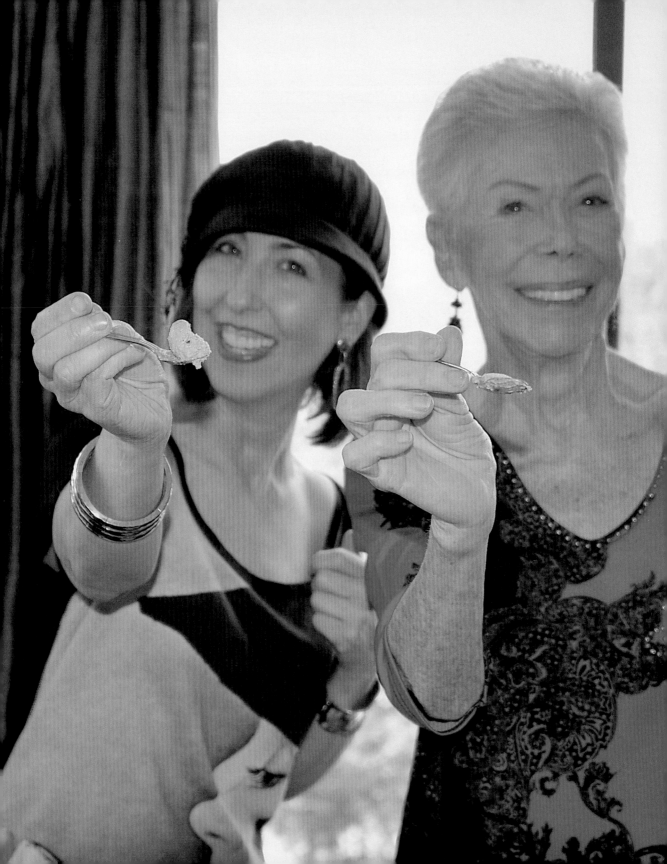

·APÉNDICE·

Casos de curaciones con el caldo de huesos

EL CASO DE EYTON SHALOM: CURAR EL DOLOR DE ESPALDA Y CALENTAR EL CUERPO

Eyton Shalom está diplomado en acupuntura y medicina tradicional china y ayurvédica. También es un gran cocinero y tiene experiencia en curar con hierbas y con especias.

Descubrí el caldo de huesos en 1991, cuando estudiaba mi segundo año de acupuntura y trabajaba a tiempo completo. Con tanto estrés enfermé de bronquitis, que acabó convirtiéndose en una pneumonía atípica. Siempre tenía una tos seca de la que no conseguía librarme. Me sentía débil y mis pulmones siempre estaban irritados. Un compañero de la escuela de acupuntura me trató y además me enseñó a hacer sopa de tuétano de huesos (caldo de huesos) con arroz, cuyo resultado final era una especie de gachas. A los tres días de consumir esta sopa, recobré fuerzas y me encontré mucho mejor. (Véase su receta *Sopa de pollo curativa* del capítulo 5.)

Mi segunda experiencia con el caldo de huesos fue en 1992, durante mi tercer año de estudios de acupuntura. Una lesión en la espalda que tenía desde los diecisiete años se exacerbó debido a que trabajaba demasiado y que pasaba muchas horas sentado en sillas duras en la escuela. Aprendí a hacer caldo de huesos de vaca y sopas con hierbas medicinales chinas y eso me ayudó a curar mi cuerpo y a fortalecerlo todavía más.

Antes de descubrir el caldo de huesos, había sido vegetariano durante doce años y siempre tenía frío, especialmente en las manos y en los pies. Tras incorporar el caldo de huesos y las sopas con una base de caldo de huesos en mi dieta, subió la temperatura de mi cuerpo y ya no tengo ni las manos ni los pies fríos. Me fascinan las propiedades curativas de la comida y especialmente de los caldos. En el mundo de la alimentación, la forma de promover la vida es respetando las leyes de la digestión. Para nuestro cuerpo, la digestión es un proceso caliente de transformación de los alimentos en energía.

Cuando hacemos caldo de huesos, estamos haciendo lo mismo. Calentamos los huesos y otros ingredientes y los transformamos en energía que promueve la vida.

EL CASO DE QUINN WILSON: PIEL Y UÑAS BONITAS, DIENTES Y ESTÓMAGO CURADOS

Quinn Wilson es la fundadora y propietaria de Balanced & Bright Bone Borth, una pequeña empresa que hace y vende caldo de huesos en la zona de San Diego.

Hace varios años que empecé a interesarme por la comida tradicional. Había oído hablar de los beneficios del caldo de huesos, y, al mirar el caldero de hierro colado de antes de la guerra civil de mi bisabuela, imaginé que debió de haber hecho caldo para muchas generaciones antes de llegar hasta mí y pensé que algo de cierto habría en ello. Cuando empecé a tomar caldo en vez de café, no tenía demasiadas expectativas respecto a los efectos que tendría sobre mí. Estaba experimentando en lugar de intentar solucionar una intolerancia alimentaria o curar una enfermedad.

A las dos semanas de beber caldo de huesos, me di cuenta de que la piel de mis manos estaba más brillante y flexible, la piel de mi cara estaba más clara y radiante, y tenía las uñas brillantes y fuertes. Pero el verdadero milagro se produjo al mes y medio siguiente. Hacía veinte años había tenido un accidente de esquí que me había dejado sin uno de los dientes incisivos. Con el paso de los años, esto me ocasionó tener que hacerme implantes dentales y someterme a operaciones. Una de las últimas operaciones me había generado un dolor crónico, pero, después de tomar caldo de huesos durante un par de meses, el dolor desapareció. Te puedo asegurar que el caldo,

que era rico en aminoácidos y minerales, le había dado a mi cuerpo lo que necesitaba para curar mi boca. Al cabo de otro mes, mis temas de dolor digestivo errático empezaron a mejorar, de esto ya hace varios años, y no he vuelto a tener problemas digestivos.

Cuando miro a mi alrededor, me doy cuenta de que el deseo de facilitar las cosas (del que yo también he participado) ha hecho que nuestro estado de salud empeorara en poco tiempo. Los avances en la ciencia moderna y en la industria alimentaria parecen haber precipitado el declive de la salud de los ciudadanos de Estados Unidos. Además de mis propios problemas de salud, veo que hay mucha gente a mi alrededor que padece intolerancia al gluten, alergias alimentarias, síndrome de colon irritable, enfermedad de Chron, fatiga crónica, diabetes y alergias varias. Y he observado los nichos de mercado que han florecido dentro de las industrias de la alimentación y la medicina, todos ellos dispuestos a sacar provecho de un dilema que afecta a toda una nación.

Me entusiasmé tanto con el caldo de huesos que empecé a hacerlo y a venderlo. Lo que he descubierto es que hay un grupo cada vez más amplio de consumidores que quieren caldo de animales criados ecológicamente y que han pastado y de verduras ecológicas. Han elegido utilizar la comida como alimento y pasar de los abusivos precios de los suplementos con magnesio, fósforo, silicio, condroitina y glucosamina, y conseguir estos nutrientes a través de su caldo de huesos diario.

EL CASO DE CATHY: CURARSE DE LA FATIGA CRÓNICA, TRASTORNOS DIGESTIVOS Y DEPRESIÓN

Cathy es ejecutiva de marketing, madre de tres hijos y clienta de Heather.

Cuando empecé a trabajar con Heather Dane para mejorar mi salud, padecía fatiga crónica, trastornos digestivos y depresión. Heather me aconsejó que me hiciera un análisis de minerales y un perfil genético. Descubrió que mi índice de minerales estaba muy bajo, situación que contribuía a todos mis síntomas. Al ver mis resultados del perfil genético de 23andMe, pudo hacerme un programa personalizado de alimentación, suplementos y estilo de vida destinado a solucionar mis necesidades únicas.

Debido a mi depresión y mis estados de ánimo, me sugirió que empezara con caldos de carne y muchas sopas. También me recomendó un suplemento de minerales marinos, alimentos integrales con vitamina C y algunos suplementos de vitamina B activa como metil-B_{12} (vitamina B_{12} activa) y L-metilfolato (folato activo).

También empecé a cambiar de estilo de vida, tal como me recomendó. El objetivo final de todos los cambios era reducir el estrés que padecía. Heather me explicó que el estrés destruía los minerales y que estaba provocando mi falta de energía y el resto de mis síntomas. He de admitir que cambiar mi forma de comer y mi estilo de vida supuso un cambio radical y no fue fácil, pero ¡valió la pena!

A las dos semanas, los suplementos ya me habían dado la energía necesaria como para tener ánimos de entrar en la cocina y aprender a hacer nuevas comidas. El caldo de carne fue mucho más fácil de lo que esperaba. Ahora lo hago cada semana y ya no puedo vivir sin él.

Al cabo de un mes, mi digestión había mejorado tanto que ya no estaba hinchada ni me sentía incómoda después de comer. Volví a sentirme ligera. De repente estaba más delgada y tenía menos celulitis. ¡No tenía ni idea de que también pudiera suceder eso! A los seis meses, volví a sentirme viva. Era más feliz y estaba más motivada y volví a disfrutar de mi trabajo. También mejoró mi libido, que Heather me dijo que era otro signo de que mis suprarrenales se estaban curando. A los ocho meses, conseguía hacer de vientre cada día, cosa que hacía años que no me sucedía.

A los diez meses, mis estados de ánimo se habían estabilizado y me pasé al caldo de huesos. Mi digestión siguió mejorando. Me encanta hacer sopas y otras comidas con el caldo, y ahora es una parte esencial de mi vida. Jamás hubiera creído que podría sentirme tan bien sólo por cambiar mi alimentación. Aunque sé que he hecho varias cosas para recuperarme, siento que el caldo de carne ha sido uno de los ejes principales de mi curación. Últimamente, mis amistades no dejan de preguntarme qué es lo que hago para tener tan buen aspecto y sentirme tan bien, así que he empezado a hacerles visitas para enseñarles a hacer caldo de huesos y de carne.

EL CASO DE ANNIE: CURARSE DE UN DOLOR EXTENUANTE Y DE CARIES DENTAL

Annie Dru Allshouse recurrió al caldo de huesos porque empezó a padecer un dolor extenuante. Después de descubrir el libro de Sally Fallon Morell *Nourishing Traditions* [Tradiciones nutritivas], Annie decidió recobrar su salud en la cocina. Empezó a hacer caldo de huesos y, desde el primer sorbo, sintió que sus células despertaban. Al cabo de nueve meses ya no tenía dolor y habían mejorado su movilidad y su estado de ánimo. Le parecía increíble que algo tan simple como el caldo de huesos pudiera ser tan curativo. Y, aunque no se hable mucho del tema, la conexión entre el intestino y el cerebro tiene una base científica: *lo que sea que tenga un efecto reconstituyente en el tracto digestivo se traduce en sustancias químicas que favorecen un buen estado de ánimo en el cerebro.*

El hijo adolescente de Annie se aficionó al caldo de huesos cuando su dentista quiso practicarle una endodoncia en una pieza que tenía estropeada. Al ver lo bien que le había ido a su madre con el caldo, le pidió que le ayudara a salvar el diente. Se concentró en el caldo de huesos como parte de su dieta curativa y en el plazo de un año el dentista le dio el alta.

KIM SCHUETTE: AYUDAR A SUS CLIENTES A RECOBRAR SU ENERGÍA, A RESOLVER UN TRASTORNO CONVULSIVO GENÉTICO Y A CURAR HUESOS ROTOS

Kim Schuette, diplomada en nutrición y en el síndrome del intestino y la psicología (GAPS), hace más de una década que ayuda a sus clientes con caldo de huesos y equilibrio nutricional en su centro terapéutico de California del Sur, Biodynamic Wellness.

Kim comparte algunas de sus historias personales con el caldo de huesos:

Cuando mi amiga se rompió seis huesos de un pie, el médico le dijo que tardaría seis semanas en curarse. Tomó 325 mililitros de caldo de huesos al día y otros suplementos nutricionales, como aceite de hígado de bacalao, y se recuperó en tres semanas.

Otra de mis clientas tenía un hijo recién nacido llamado Conner que padecía un trastorno convulsivo genético que le provocaba ataques de epilepsia de 40 a 120 veces al día con independencia de dónde estuviera. Su madre vino a verme después de haber consultado a muchos profesionales y yo le preparé una receta de caldo de carne específicamente diseñada para las necesidades de Conner. La madre me miró y me dijo: «Ni siquiera sé hervir un huevo». Fui a su casa y le enseñé a hacer el caldo. Al cabo de un mes, volvió a la consulta con más energía y seguridad en sí misma, porque ahora era capaz de cuidar de su propia salud y de la de su familia. Y Conner fue mejorando con el tiempo, hasta que dejó de tener ataques. Ahora sigue el programa de curación del intestino GAPS y le va muy bien. Sus padres están encantados.

He observado que, cuando mis clientes ven los efectos del caldo de huesos, empiezan a alegrarse de que esta curación proceda de su cocina. Uno de los beneficios de curarse a través de la comida es que le das al cuerpo y a la mente la oportunidad de bajar el ritmo para preparar la comida. Éste es un concepto ajeno a nuestra cultura moderna. La mayoría de las personas dicen que no tienen tiempo para prepararse la comida. Pero lo que en realidad están diciendo es: «No tengo tiempo para cuidarme». Como diría Louise, ¡menuda afirmación! Desde los albores de la humanidad, el ser humano ha tenido que cazar, recolectar y prepararse la comida. Hoy en día, llevamos unas agendas tan apretadas que negamos lo más básico de nuestra condición humana.

A la mayoría de mis clientas les gusta cocinar cuando se empiezan a sentir mejor. Cuando su intestino mejora, las sustancias químicas de su cerebro se empiezan a estabilizar y sus estados de ánimo y energía se reequilibran. Entonces es cuando se motivan más para alimentarse correctamente.

ARIANE RESNICK: CURACIÓN DE LA ENFERMEDAD DE LYME, ENFERMEDAD DE HASHIMOTO Y PROBLEMAS DE INFERTILIDAD

Ariane Resnick es autora de *The Bone Broth Miracle: How an Ancient Remedy Can Improve Health, Fight Aging, and Boost Beauty* [El milagro del caldo de huesos: cómo un antiguo remedio puede mejorar la salud, combatir el envejecimiento y estimular la belleza]. Ariane fue vegetariana durante casi treinta años. Cuando se diplomó en nutrición y se hizo chef personal, empezó a crear comidas para personas que tenían que seguir dietas especiales (como la dieta sin gluten, sin lácteos, sin soja, etc.) y descubrió que, cuando se habían eliminado todos los alimentos que provocaban algún tipo de sensibilidad, la carne era el factor dietético más importante.

A medida que fue trabajando con sus clientes, se fue dando cuenta de que el caldo de huesos no sólo contenía una gran cantidad de beneficios, sino que cambió completamente de opinión respecto a la carne. Ariane padecía la enfermedad de Lyme en estado crónico/neurológico avanzado y el caldo de huesos fue uno de los pilares de su recuperación. En la fase en que estuvo peor, padeció fibromialgia aguda y apenas podía caminar. En el caldo de huesos encontró grandes beneficios para su salud y para la de sus clientes.

Por ejemplo, tenía una clienta que padecía el síndrome del intestino permeable y la enfermedad de Hashimoto (un trastorno autoinmune en que el sistema inmunitario ataca a la glándula tiroides) y quería recuperarse para quedarse embarazada. Hacía dos años que estaba probando quedarse encinta mediante fecundación in vitro, pero no lo había conseguido, así que decidió ir a la consulta de Ariane para que le diera un protocolo de curación a través de la alimentación. Los pilares de ésta fueron la infusión de cúrcuma y litros de caldo de huesos para reducir la inflamación, curar el intestino y reforzar el cuerpo. Al cabo de un tiempo de seguir estas pautas, se sometió a un nuevo ciclo de fecundación in vitro y su médico se sorprendió al ver la fuerza que tenían sus óvulos. La clienta de Ariane está hoy día a mitad de su embarazo de gemelos y le cuenta a todo el mundo que sus bebés son fruto del milagro del caldo de huesos.

Ariane cree que la alimentación es la parte más importante de nuestras vidas porque, literalmente, somos lo que comemos. Está entusiasmada con el caldo de huesos porque cree que esta sencilla comida hecha de restos está cargada de nutrientes biodisponibles y fáciles de digerir.

TU HISTORIA DE CURACIÓN

Estás sana, entera y completa. ¿Cómo te sientes al leer estas palabras? A veces, cuando tenemos síntomas o nos diagnostican algo, nos asustamos o nos olvidamos de confiar en la habilidad de autocuración de nuestro cuerpo. Puede incluso que nos enfademos y nos sintamos decepcionadas por el estado en que se encuentra. Recuerda que tus pensamientos y tus palabras importan. ¿Y si creyeras que los síntomas son mensajes de tu organismo, que te está pidiendo que hagas lo necesario para curarte?

Te invitamos a que escuches a tu cuerpo y te dejes guiar por él. Ésta es la afirmación que puedes usar en cualquier momento en que quieras reforzar tu confianza en las señales que estás recibiendo y afirmar que mejora tu salud.

En la infinitud de la vida donde me encuentro ahora, todo es perfecto, entero y completo. Cada una de nosotras, incluida yo, ha sido codificada con la habilidad innata de curarse. Ahora contemplo mi pasado con amor, elijo aprender de mis antiguas experiencias y experimentar con nuevos descubrimientos. Estoy abierta a amarme a mí misma tanto que cada día voy a realizar pequeñas acciones gentiles para alimentarme.

Confío en que mi cuerpo me guiará en todo momento. Si tengo algún síntoma, me tomaré el tiempo para preguntarle qué es lo que me quiere decir. Luego lo envolveré en mi amor y le daré las gracias por hacerme comprender que he de cuidar de mí misma. Mi cuerpo es brillante y estoy atenta a los alimentos que mejor me alimentan.

El pasado ha concluido. Sólo existe la experiencia de este momento. Me amo por haberme podido desvincular del pasado y gozar de este presente. Escucho lo que necesito y digo mi verdad. Sé que me merezco alimentarme bien. Sé que me merezco curarme. Todo está bien en mi mundo. Y así es.

ᵒ CÓMO USAR LAS ᷞ
Hierbas y las especias

Las heroínas del sabor y de la curación

A continuación encontrarás una lista de las hierbas y especias más comunes, muchas de las cuales son las estrellas del sabor y de las propiedades curativas de nuestros acabados, elixires y recetas.

1. Las básicas

La sal marina y la pimienta negra o blanca combinan con cualquier hierba o especia. Suelen formar parte de casi cualquier receta, ¡y con razón!

—**Sal marina o sal rosa del Himalaya.** Estos tipos de sal dan sabor y realzan los sabores del resto de los ingredientes (una pequeña cantidad da mucho de sí). Estas sales naturales aportan importantes microminerales u oligoelementos. Si estudias los minerales, descubrirás que son las chispas que nos dan energía. Sin embargo, también nos ayudan a afianzarnos y arraigarnos, a permanecer con los pies en el suelo y en calma. Esto compensa cuando cocinamos algo dulce, porque equilibra nuestro cuerpo. Estas sales naturales se pueden utilizar indistintamente, y vale la pena cambiar un poco porque cada una de ellas tiene un perfil mineral ligeramente distinto.

—**Pimienta negra.** En la Edad Media se la consideraba la «reina de las especias», y con razón: la pimienta negra de la India es rica en nutrientes que favorecen la digestión. Cualquier pimienta negra favorece la digestión, ayuda a prevenir o a tratar el estreñimiento, tiene propiedades para regular la presión arterial y el corazón, y potencia la memoria y el funcionamiento de la glándula tiroides.[1] En algunas recetas puedes sustituirla por pimienta blanca si lo deseas y obtendrás casi el mismo sabor y las mismas propiedades curativas. Aunque los postres no suelen llevar pimienta, en nuestras recetas sí la verás. Nos gusta añadir pimienta a los postres que necesitan un toque «caliente» para equilibrar los sabores.

2. Las hierbas

Puedes combinar cualquiera de estas hierbas y obtendrás un magnífico sabor. Recuerda que, si estás empezando a usar hierbas y especias, has de empezar por una medida pequeña (⅛ de cucharadita) y probar el plato cada vez que añades algo.

Aquí tienes algunas de las propiedades de las plantas más comunes:

—**Albahaca** se ha demostrado que tiene propiedades curativas para la diabetes de tipo 2, el colesterol, el dolor, el estrés, las úlceras y los triglicéridos altos.

—**Laurel** es ideal para el dolor de las articulaciones, la indigestión, las úlceras y la artritis, para tratar el cáncer, regular el colesterol y los triglicéridos, así como el azúcar en sangre, y sirve también como repelente de los mosquitos durante unas dos horas.

—**Eneldo** da muy buen sabor al pescado, a las verduras y a los aderezos de ensalada. Favorece la digestión, crea masa ósea y aporta una energía tranquila.

—**Citronela** da un toque de sabor ácido que compensa el resto de los sabores de un plato; la usamos en patés, postres y en otras recetas. La citronela es ansiolítica y ha demostrado tener propiedades contra la diabetes de tipo 2, la epilepsia, el insomnio, el cáncer, el colesterol, el muguet (candidiasis oral), los triglicéridos altos y la infección vaginal por levaduras.

—**Menta** es excelente para la digestión, la ansiedad, la fatiga, la congestión nasal, la menopausia, los dolores menstruales y las alergias.

—**Romero** se ha demostrado que reduce la ansiedad, alivia el dolor de la artritis y ayuda a bajar el azúcar en sangre. También ayuda a mejorar la memoria y a proteger la piel de la radiación solar.

—**Salvia** se ha demostrado que es buena para la memoria, el corazón y la piel. También va bien para los herpes, el cáncer, las úlceras, la psoriasis y el eccema.

—**Estragón** es una buena fuente de antioxidantes, minerales y vitaminas A y complejos B y C. Refuerza la salud ocular y cardíaca y reduce los niveles de azúcar en sangre.

—**Tomillo** es una planta muy polifacética que nosotras usamos casi a diario. Se ha demostrado que tiene propiedades antienvejecimiento y que va bien para el corazón, los resfriados, la colitis, las infecciones bacterianas y las úlceras.[2]

3. Hierbas chinas

Estas hierbas tienen unos efectos curativos maravillosos y las usamos en las recetas de elixires curativos que ha aportado Eyton Shalom. (Te orientamos sobre dónde puedes encontrarlas en el apartado de «Proveedores».)

—**Astrágalo (Huang qi).** Esta planta adaptogénica (lo que significa que ayuda al cuerpo a afrontar el estrés) es una activadora del sistema inmunitario que se usa en la medicina china para recuperar la fuerza y la vitalidad.

—**Codonopsis (Dang shen).** A veces se la llama «el ginseng del pobre»; también es una planta adaptogénica y posee algunas de las mismas propiedades tonificantes y energizantes del ginseng. Se usa para aclarar las mucosidades de los pulmones y para el dolor de cabeza, la diarrea, la anemia, las hemorroides y la hipertensión arterial.

—**Dioscórea (Shan yao).** También conocida como «el ñame chino», en la medicina china se usa para restaurar la energía, tonificar la sangre y tratar enfermedades cuyo factor patógeno sea el calor.

—**Dong quai (Angelica sinensis).** Conocida también como «Angelica china», se utiliza para los dolores de la menopausia o para el síndrome premenstrual, y además es una excelente reguladora hormonal para las mujeres y los hombres. Evita esta planta si estás embarazada, tienes diarrea o dolor abdominal.

—**Bayas de goji.** También conocidas como «bayas del lobo», las bayas de goji pasaron a la categoría de superalimentos durante el movimiento crudívoro en Estados Unidos por sus propiedades para la longevidad. Estas bayas ricas en antioxidantes, vitaminas y minerales, se usan en la medicina china para tonificar los riñones, los pulmones y el hígado.

—**Bulbo de lirio deshidratado (Bai he).** Esta planta alivia la tos crónica, limpia los pulmones y calma la mente, por lo que favorece el sueño y tranquiliza el espíritu. No la tomes si tienes diarrea.

—**Ophiopogon (Mai men dong).** En la medicina china se usa para reducir la inflamación, proteger el cuerpo de las infecciones bacterianas, aliviar el estreñimiento y tonificar el estómago.

—**Schizandra (Wu wei zi).** Esta planta se usa en medicina china para crear una energía tranquila, aclarar la piel, tonificar el hígado y equilibrar el sistema nervioso.

4. Las especias

Como sucede con las hierbas, la mayor parte de las especias combinan bien entre ellas. Es difícil que te equivoques al mezclarlas, y es la manera perfecta de usar la intuición y tus sentidos para crear tus propias recetas.

—**Pimienta de Jamaica** es apropiada para casi cualquier receta, puesto que es sabrosa y contiene muchos antioxidantes. Está indicada para la menopausia y la hipertensión, y contiene más de 24 componentes curativos.

—**Semillas de alcaravea** son excelentes para la digestión, el estreñimiento, el reflujo ácido y para regular el colesterol.

—**Cardamomo** combate el asma, el estreñimiento, la halitosis y la indigestión, y también baja la presión sanguínea y la histamina.

—**Canela** es antiinflamatoria, favorece las bacterias buenas del intestino (las chicas buenas que te ayudan a digerir y a asimilar la comida), estabiliza el azúcar en sangre (¡que te ayuda a tener fuerza de voluntad!). También favorece la salud cardíaca y puede prevenir la diabetes.

—**Clavo de olor** tiene excelentes propiedades para los dientes y las encías, combate las bacterias malas como la H. *pylori* (la responsable de las úlceras) y puede inhibir virus como el del herpes y la hepatitis C.

—**Coriandro** ayuda a regular la digestión, la hinchazón, el colesterol, la presión sanguínea, los problemas de piel (como la rosácea y el eccema) y las infecciones vaginales por levaduras.

—**Comino** tiene propiedades contra el cáncer, la epilepsia, diabetes de tipo 2 y favorece la salud ósea.

—**Hinojo** alivia la artritis, calma las contracciones (incluidas las de la menstruación) y los cólicos, y es una potente planta digestiva y antiinflamatoria.

—**Fenogreco** ayuda a adelgazar, mejora el estado de ánimo, regula el azúcar en sangre, previene las cataratas y los cálculos renales y biliares. También puede ayudar a prevenir o invertir la enfermedad del hígado graso no alcohólico.

—**Jengibre** es una especia antiinflamatoria que puede ayudar a aliviar la artritis, las náuseas, las náuseas del embarazo y las migrañas. También es un gran digestivo.

—**Nuez moscada** puede proteger la piel de las arrugas debidas a la ruptura de la elastina en la piel y al efecto de los rayos UV del sol, tiene propiedades ansiolíticas y antidepresivas e inhibe la causa viral de las diarreas. Algunos estudios han revelado que también tiene propiedades afrodisíacas y que aumenta la libido.

—**Pimentón** favorece la digestión, la salud cardiovascular y la circulación; es antibacteriano y antiinflamatorio y contiene vitaminas A, E, K y C.

—**Azafrán** se ha demostrado que ayuda a regular los estados de ánimo (como la depresión y la ansiedad), contrarresta el insomnio, la hipertensión, alivia los dolores menstruales, la esclerosis múltiple, el Parkinson, ayuda a conservar la memoria y corrige la disfunción eréctil.

—**Cúrcuma** es un antiinflamatorio increíble muy indicado para la artritis, la hinchazón o inflamación durante la menstruación o cualquier síntoma autoinmune. Además, es estupenda para la piel y un remedio natural contra las arrugas. También puede proteger de la radiación solar o de los rayos X.

—**Un apunte especial respecto a la vainilla.** A nosotras nos gusta decir que la vainilla es la dadora de riqueza. La vainilla realza el sabor de casi cualquier postre: puede darle un sabor más de pastel a un pan o una magdalena. Realza el sabor del chocolate, le da un sabor más profundo. Es casi como añadirle dulce, ¡porque lo es! No porque contenga ningún tipo de azúcar, sino porque su sabor característico se encuentra más en la categoría de lo dulce, según la perspectiva de la medicina ayurvédica. La vainilla, rica en antioxidantes, también se puede usar para realzar el sabor de algunas salsas con mantequilla y nata en algunos platos salados. Cuanto más te familiarices con la vainilla, mejor podrás decidir si prefieres usar las semillas (un poco más trabajoso, pero un excelente resultado de sabor), o la prefieres en polvo o en extracto.[3]

Los seis sabores y las hierbas y especias[4]

Nuestras recetas incluyen hierbas y especias por su sabor y por sus propiedades medicinales. También las usamos para equilibrar.

Actualmente, en la industria alimentaria se crean productos que manipulan el dulce, el salado y las grasas para generar antojos; esto hace que el cuerpo quiera comer más de ese producto. Por el contrario, si procuras equilibrar los seis sabores, el cuerpo se queda más satisfecho. Y, cuando estás satisfecha y arraigada, estás más tranquila y tienes más capacidad de concentración. En los postres, esto implica que te sentirás más satisfecha con una o dos galletas, por ejemplo, en lugar de querer comerte todo el plato.

Nuestras recetas están diseñadas para conseguir esto, ¡así no tienes que romperte la cabeza! Para las que os guste experimentar, os ofrecemos un resumen de los seis sabores y de los tipos de hierbas y especias que podéis usar para lograr el equilibrio que estáis buscando (véase la página siguiente).

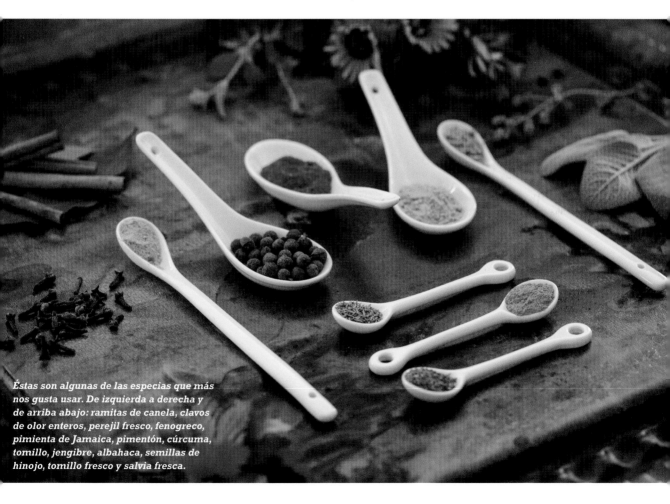

Éstas son algunas de las especias que más nos gusta usar. De izquierda a derecha y de arriba abajo: ramitas de canela, clavos de olor enteros, perejil fresco, fenogreco, pimienta de Jamaica, pimentón, cúrcuma, tomillo, jengibre, albahaca, semillas de hinojo, tomillo fresco y salvia fresca.

SABOR Y PROPIEDADES MEDICINALES	HIERBAS, ESPECIAS Y SABORES
Dulce Es tonificante, depurativa y tiene la propiedad de enfriar. Ralentiza y relaja. Construye y tonifica los tejidos y la energía.	Pimienta de Jamaica Cardamomo Canela Coriandro Eneldo Hinojo Menta Nuez moscada Estragón Vainilla
Salado Tiene el efecto de enfriar. Hidrata la sequedad. Ayuda a disolver los quistes y la rigidez. Favorece la digestión y la desintoxicación.	Sal marina Sal rosa del Himalaya Salsa de pescado Ciruela umeboshi Copos de bonito Tamari Algas
Ácido Tiene el efecto de enfriar. Contrarresta condiciones de pérdidas o debilidad, como el sudor, la diarrea, las hemorroides y el prolapso.	Alcaravea Bayas de enebro Citronela Granada
Astringente Frío, seco y pesado. Puede frenar el sangrado y ayuda a cerrar úlceras. Tiene propiedades para purificar la sangre.	Albahaca Canela Eneldo Hinojo Granada Azafrán Estragón
Amargo Tiene el efecto de enfriar. Puede ayudar a secar el exceso de fluidos o calmar temperamentos coléricos. Reduce la inflamación y el estreñimiento.	Laurel Comino Fenogreco Azafrán Estragón Cúrcuma
Picante Tiene el efecto de calentar. Estimula la circulación de la energía y la digestión. Mejora la función hepática.	Pimienta de Jamaica Laurel Alcaravea Semillas de apio Clavo de olor Comino Fenogreco Ajo Jengibre Asafétida (hing) Orégano Pimentón Romero Salvia Tomillo

Cómo convertirte en una experta en hierbas y especias en cinco sencillos pasos:

1. Toma algunas de las hierbas y especias básicas (véase la lista anterior de hierbas y especias y sus beneficios para la salud).

2. Utiliza las hierbas y especias de nuestras recetas y observa cómo saben. Los mejores chefs prueban la comida mientras la están haciendo. En muchas de nuestras recetas ofrecemos especias opcionales; pruébalas antes de añadirlas, y, si las añades, vuelve a probar el resultado. Observa la diferencia. Aprenderás qué sabores son los que más se adaptan a tus gustos y cómo le sientan a tu cuerpo.

Resérvate un tiempo para hacer El *gran experimento con chocolate* en nuestra receta de *Galletas con gota de chocolate* (capítulo 11). Te ofrecemos cuatro niveles de sabor añadiendo varias especias. Es una muy buena forma de ver cómo puedes añadir un sabor y también de comprobar a qué parte de tu cuerpo le afecta más.

3. Utiliza el resto de tus sentidos:

- Huele las hierbas y especias y luego huele la comida que estás haciendo. Muchas veces el aroma te indicará si las especias y la comida que estás preparando combinan bien. ¿Tienen un olor parecido que pueda indicar que combinan bien los sabores? Si es así, pruébalo y comprueba, ¡es muy probable que tengas razón!

- Observa las sensaciones de tu cuerpo cuando pruebas la comida. ¿Te sientes satisfecha? Esto es algo que va más allá del gusto; más bien, después de probar, observa cómo te sientes. Tus papilas gustativas están diseñadas para reconocer lo que necesitas. Cuanto más las uses, mejor te guiarán, más que ningún chef. Pregúntale a tu cuerpo si cree que necesita algo más para conseguir el equilibrio.

- Utiliza tu intuición. Cuando abras el armario de las especias, déjate guiar por tu intuición hacia las hierbas y especias por las que te sientas más atraída. A veces, sin saber por qué, eliges las especias con las propiedades medicinales justas que tu cuerpo necesita. Diviértete con esto, ¡es una forma excelente de desarrollar la intuición!

4. Empieza poco a poco. Añade sólo una puntita de cada hierba o especia, como ⅛ de cucharadita; así es prácticamente imposible que te equivoques. Si no estás segura, agrega una puntita, mézclala con la comida y pruébala. Si te gusta, añade otra pizca y ve probando. Otra opción es separar una taza de lo que estás preparando e ir haciendo las pruebas en ella, añadir la hierba o especia y probar. De esta manera, si algo no te gusta no estropeas toda la comida.

5. ¡Adelante! Prueba cosas, experimenta. Nosotras descubrimos muchas veces que las cosas que pensábamos que nos habían salido mal resultan ser las mejores recetas. Si tienes miedo a equivocarte, te perderás toda la diversión que podrías disfrutar. Aquí es justamente donde necesitas tener la actitud de «¡qué demonios!».

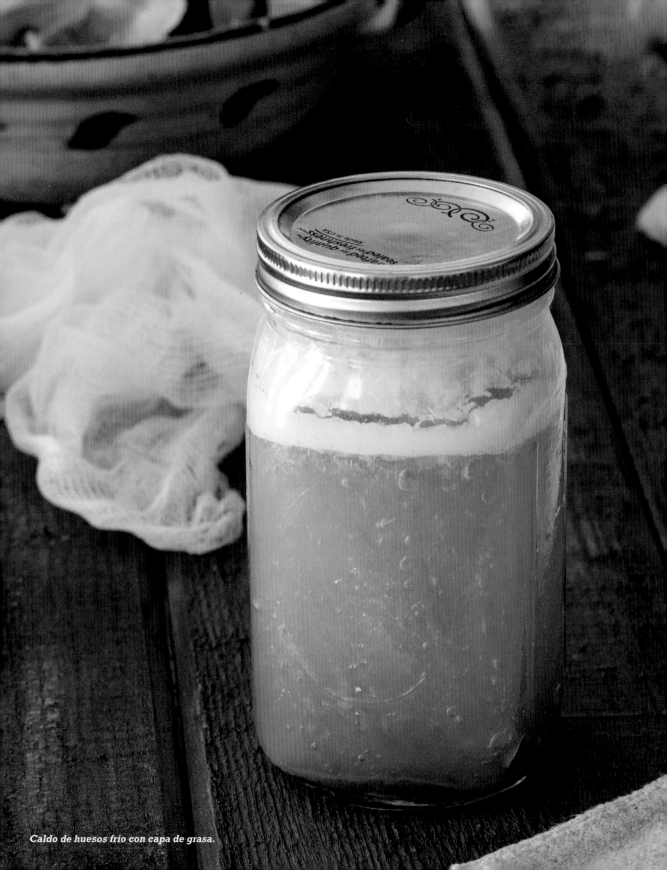

Caldo de huesos frío con capa de grasa.

AUTORES
De las recetas

En todos los años que llevamos en el ámbito de la comida tradicional, hemos conocido a algunos chefs, carniceros, agricultores, nutricionistas, profesionales de la salud y educadores en el movimiento sostenible del aprovechamiento integral que tienen mucho talento. Pensamos que sería divertido compartir un pequeño número de recetas de estos profesionales para que tengas una idea de cómo preparan ellos sus caldos y sus comidas a base de caldo (véase Parte II de este libro).

En esta sección te presentamos a las personas que han contribuido con sus recetas. Así podrás conocerlas un poco mejor y conocer sus respectivos campos profesionales.

CAROLINE BARRINGER

Es la fundadora y directora ejecutiva de Immunitrition,[*] una de las instructoras más antiguas y destacadas de la Nutritional Therapy Association (NTA), exvicepresidenta y miembro de la junta directiva de NTA, tiene un máster en la especialidad de alimentos curativos, está diplomada en la dieta para el síndrome del intestino y la psicología (GAPS), así como en Birth Renaissance®, y es autora de varios libros sobre la salud, además de conferenciante.

La misión que se ha propuesto Caroline es cambiar los hábitos alimenticios del mundo a través de la educación, actuación y publicación de temas sobre nutrición, y ayudar a que las personas recobren su poder personal tomando decisiones responsables y saludables respecto a los alimentos, a fin de que puedan recuperar y mantener una mejor calidad de vida. Puso en práctica sus dotes empresariales y en 2005 fundó Immunitrition LLC. Desde entonces su empresa fabrica alimentos fermentados que se distribuyen a nivel nacional. Su último proyecto es «Freeway Foodies», un pro-

---

[*] Cursos de formación ofrecidos por Immunitrition para embarazadas sobre cómo alimentarse ellas, alimentar correctamente al feto, así como todos los temas relacionados con el parto, posparto y crianza en lo que respecta a la alimentación. (*Nota de la* T.)

grama de televisión e Internet con el cual hará una gira por carretera por todo el país. Durante la gira compartirá sus recursos holísticos, presentará a personas y profesionales, y visitará lugares nuevos y apasionantes que, en la actualidad, están influyendo mucho en la creciente industria de las artes curativas.

Caroline empezó su carrera como cantante profesional y actriz de doblaje, pero su fascinación por la alimentación emergió cuando a los veintitantos años conoció el concepto milenario de la lactofermentación. Caroline, que en aquel entonces tenía una apretada agenda de actuaciones, se dio cuenta de que su salud se estaba viendo afectada, así que empezó a investigar sobre las distintas formas de fermentar (mediante cultivo iniciador) una amplia gama de alimentos, incluidas las carnes, las verduras, las frutas, el pescado, los lácteos, los zumos, las infusiones, los frutos secos, las semillas, los cereales y las legumbres. Al comprobar las propiedades de los fermentados para restaurar la salud, decidió dedicar su vida personal y profesional a la fabricación de este tipo de alimentos y a la educación sobre nutrición.

Caroline encontró un nuevo aliciente en el caldo de huesos, pero empezó a consumirlo con reservas. Ella había sido vegetariana durante quince años, así que quería hacer todo lo posible por mantener sus antiguos hábitos alimenticios. No obstante, después de varias enfermedades, un día al pasar por delante de una pizzería en Nueva York, el olor del peperoni le despertó el deseo casi instintivo de abalanzarse sobre el mostrador y comerse todo el aderezo de la *pizza*. Primero, pensó: «¡Eeeh!» Pero luego reflexionó: «Creo que la vida está intentado decirme algo». Empezó a adentrarse en el mundo del caldo de huesos, pero no quería contribuir al sufrimiento animal. Pronto descubrió que podía encontrar carne de animales que habían sido criados con respeto, pero aun así no estaba preparada para comer carne. El caldo de huesos parecía un buen comienzo.

Caroline se quedó sorprendida de los cambios favorables que experimentó su salud a raíz de tomar caldo de huesos. Recuperó su energía; mejoró su digestión, y ahora, a sus cuarenta y un años, apenas tiene arrugas. Ella atribuye su salud al caldo de huesos, y éste se ha convertido en una forma de vida para ella.

Para más información sobre Caroline: immunitrition.com y en freewayfoodies.com.

NICK BRUNE

Nació y se educó en el corazón del «país del sabor», Baton Rouge, Louisiana, donde empezó a cocinar y a experimentar con los alimentos desde muy joven. Enamorado del sabor y del arte culinario, Nick se marchó a Los Ángeles y trabajó de primer chef en algunas de las principales empresas de *catering* de la ciudad y coordinó algunos de los acontecimientos más importantes. Nick cofundó Eco Caters junto con Adam Hiner, en 2007, para llevar alimentos frescos, ecológicos y de temporada a las mesas de los eventos de todo el sur de California. En 2011, Nick y Adam abrieron un nuevo restaurante en San Diego que se llama Local Habit. Actualmente, Nick dedica su talento a preparar cenas que se conviertan en experiencias culinarias artísticas con productos ecológicos y de temporada en las que el sabor es el protagonista.

Aprendió desde niño a amar la tierra. Su abuelo era granjero en el este de Texas. Pero, hace sesenta años, se presentaron agentes estatales en sus tierras y le dijeron que iban a cambiar los sistemas de agricultura. Las nuevas gubernamentales incluían prácticas que no respetaban ni a la tierra, ni a los animales ni a los seres humanos. Su abuelo tomó la difícil decisión de dejar su granja. El compromiso de su abuelo (unido a la propia experiencia de Nick de ver la presión que se ejercía sobre los agricultores para la producción masiva, junto con la creciente contaminación de los ríos de su tierra natal) fue lo que le inspiró a querer cambiar el sistema alimentario.

En el fondo, Nick siente pasión por alimentar a las personas. Esta pasión procede de la mezcolanza de sabores que formó parte de su infancia en Louisiana, donde se genera el estilo creole (criollo), es decir, la mezcla de europeos, africanos y nativos americanos ricos y pobres, y de todas las culturas, música y estilos culinarios. Le encanta el jazz europeo y africano que se fusionó cuando los músicos de ambas procedencias se escucharon unos a otros y decidieron que sonarían mejor juntos.

Su mensaje es: estamos mejor juntos. Estamos mejor cuando fusionamos el amor a la tierra, a los animales y a las personas de todas las culturas, razas y profesiones. Estamos mejor juntos cuando comemos alimentos que nos nutren y nos fortalecen y mantienen sanos. Estamos mejor juntos cuando compartimos nuestra música.

Para más información sobre Nick: ecocaters.com.

KAAYLA T. DANIEL

Tiene un doctorado en ciencias de la nutrición y terapias antienvejecimiento del Union Institute de la Universidad de Cincinnati. También está diplomada en nutrición clínica por la Junta de Diplomaturas de Nutrición Clínica de la Asociación Internacional y Americana de Nutricionistas Clínicos de Dallas. La doctora Daniel es vicepresidenta de la Fundación Weston A. Price, pertenece al comité directivo del Fondo para la Defensa Legal de los Granjeros con Venta Directa al Consumidor y, en 2005, recibió el premio a la integridad en la ciencia otorgado por la Fundación Weston A. Price.

Asimismo, es coautora (junto con Sally Fallon Morell) del bestseller *Nourishing Broth: An Old-Fashioned Remedy for the Modern World* [El caldo de huesos: Un viejo remedio para los tiempos modernos] y autora de *The Whole Soy Story: The Dark Side of America's Favorite Health Food* [La historia de la soja: El lado oscuro del alimento saludable favorito de América]. Sus libros están respaldados por grandes expertos en salud como Larry Dossey, Joseph Mercola, Doris Rapp, JJ Virgin, Jonathan Wright y muchos otros.

Kaayla recuerda su época universitaria, en la que estaba enganchada a los Fig Newton's (galletas de higo), la Coca-Cola y al helado, pues su salud se deterioró gravemente. Por suerte, empezó a interesarse por lo que comía al poco tiempo de graduarse. El sentido del humor y las ganas de vivir de la chef televisiva Julia Child inspiraron a Kaayla a volver a la cocina. En la década de 1990 empezó a investigar sobre el cartílago con el doctor John F. Prudden, conocido como «el padre de la terapia del cartílago». Al conocer de cerca el tema desde hace tantos años, ha podido plasmar a la perfección la información sobre esta cuestión en el libro del cual es coautora con Sally Fallon Morell. Actualmente, a Kaayla se la conoce como la Nutricionista Pícara por su habilidad de derrumbar con humor y originalidad los mitos nutricionales.

Para más información sobre Kaayla: drkaayladaniel.com.

DAVID HEAFNER Y LESLIE PESIC

Ambos son propietarios de Da-Le Ranch, una pequeña granja familiar sostenible situada en las afueras de San Diego. Todos sus animales pastan y son tratados con cariño, desde su nacimiento hasta su sacrificio. Dave tuvo la visión de montar una granja y Leslie es la que «susurra a los animales»; según Dave, ella tiene una forma particular de comunicarse con todos ellos. Esta pareja tiene su propia forma característica de hacer caldo de huesos, ¡y te podemos garantizar que es delicioso!

Conocimos a Dave en un mercado de agricultores, mientras estábamos investigando para escribir este libro, y nos gustaría compartir su historia contigo. Antes de hacerse granjero, Dave era un profesional que tenía mucho éxito en el mundo de los servicios financieros. Tuvo una experiencia cercana a la muerte que acabó en una serie de acontecimientos, incluso la pérdida de todos sus ahorros. Empezó a indagar en su interior y se dio cuenta de que había estado tan atrapado en ganar dinero que casi se había perdido a sí mismo.

Cuando Dave empezó a pensar en lo que realmente importaba, sintió la llamada de la tierra y se hizo granjero. Aunque le gustaba la granja, no se lo había planteado como un negocio hasta que uno de sus clientes le convenció para que fuera a vender a los mercados de agricultores. La gente empezó a ir a su puesto del mercado con lágrimas de emoción en los ojos para darle las gracias porque sus productos les recordaban a su hogar, a la comida de la abuela. La gente iba para comprar alimentos medicinales y para expresar su gratitud. Eso le conmovió tanto que él y su esposa se comprometieron a abastecer la zona de carnes rojas, de ave, de caza y huevos diversos (¡incluso los enormes huevos de oca!) de animales criados con respeto. También venden huesos

para el caldo y aceptan encargos de caldo de huesos de sus clientes habituales. Y siempre están investigando nuevas y mejores formas de alimentar a los animales, como usar hierba fermentada, que a su ganado le encanta.

Todavía tienen que afrontar muchos retos en su aventura ganadera, incluidos los meses en que no saben si podrán pagar la hipoteca. Pero, a pesar de todo, siguen fieles a su sueño, invirtiendo sus ahorros en dar trabajo a la gente en vez de comprar caprichos. De un modo u otro van saliendo adelante.

Al hablar con Dave recordamos que vale la pena perseguir un sueño y ser fiel a él. Y que, con independencia de los avatares que se interpongan en nuestro camino (de las olas y turbulencias que nos traiga la vida), sólo hay una cosa que realmente importa: cómo nos apoyamos, alimentamos y nos conectamos entre nosotros. Puede que haya muchas personas que sueñen con vivir en el campo; pero, a falta de poder hacerlo, las personas que nos reconectan con ese ideal son los granjeros como Dave y Leslie. Nos quitamos el sombrero ante ellos en cada comida.

Para más información sobre Dave y Leslie: www.da-le-ranch.com.

RHONDA LENAIR

Es profeta y terapeuta intuitiva; también es conocida por miles de personas de todo el mundo como «la sanadora de las adicciones». Como terapeuta intuitiva, la han comparado cientos de veces con El Profeta Durmiente, Edgar Cayce.

Rhonda ha creado un programa paramédico denominado Self Healing Experience (SHE) [Experiencia de Autosanación], que proporciona un acceso inmediato al estado de iluminación y a la santidad de la paz interior. El programa SHE es legendario por crear un fenómeno (un milagro predecible) a través del cual todos los deseos y anhelos, junto con la necesidad de autodestrucción de las adicciones y otros trastornos fuera de control, cesan sin esfuerzo alguno, sin monos, tratamientos o terapias.

Heather comparte su experiencia del trabajo que hizo con Rhonda:

> Recuerdo la primera vez que oí hablar de Rhonda Lenair. Yo estaba leyendo una revista sobre salud natural y había un artículo sobre ella. Nunca había ido a una terapeuta intuitiva y no sabía qué pensar. Decidí probar y ver si podía ayudarme a recuperar mi salud digestiva.
>
> Rhonda no es como otros sanadores. No quiere que le cuentes nada. Simplemente mira en el interior de tu cuerpo y de tu ser, y, como el agua, ella refleja lo que ve. Lo que ve es todo tu «organismo» en todas sus facetas. Cuando habla, es evidente que lo está haciendo en nombre de esa parte de ti que no puedes oír, te transmite lo que tu mejor yo polidimensional quiere que sepas. Rhonda me ayudó a oír lo que mi cuerpo y mi vida me estaban suplicando y me inspiró a que aprendiera a cuidar de mí misma amorosamente. Parte de ese amor y cuidados implicaba prepararme comida que me alimentara y me devolviera la salud.

Para más información sobre Rhonda: www.lenair.com.

BRIAN MERKEL

Llegó a ser carnicero a través del arte, el diseño y la charcutería en 2008. Después de licenciarse en arte, en 2009, se marchó a Detroit y montó Porktown Sausages & Charcuterie, donde utilizaba las carnes más selectas de la zona y hacía producciones limitadas para crear verdaderos manjares. Actualmente es carnicero jefe de Belcampo Butcher Shop & Restaurant, en uno de los barrios más entrañables de San Francisco, Russian Hill. La misión de Belcampo es garantizar un trato respetuoso hacia sus animales, utilizar métodos tradicionales y la venta directa de la granja a la mesa.

Brian dice: «En Belcampo empezamos a hacer caldo de huesos para satisfacer la demanda de los consumidores, principalmente por motivos de salud. Puesto que yo estoy siempre por la tienda, he tomado el caldo con regularidad y he observado que mi piel ha mejorado y tengo las uñas más fuertes. Ahora casi nunca tenemos caldo en existencias por la gran demanda que recibimos. Lo vendemos en vasos de café para llevar y por litros. Como carnicería y restaurante que ofrece un servicio completo, nos ha sorprendido favorablemente la gran demanda de caldo de huesos. Se ha convertido en una parte importante de nuestro volumen de negocio. Nuestro caldo de huesos es rico en gelatina y de sabor neutro, lo cual lo hace perfecto para cualquier receta. También ofrecemos algunos "acabados" para nuestros caldos, a fin de que los clientes puedan aderezarlos sobre la marcha».

NICK POLIZZI

En la última década se ha dedicado a la realización de documentales. Entre sus títulos se encuentran *The Sacred Science* [La ciencia secreta], *Simply Raw* [Simplemente crudo], *Reversing Diabetes in 30 Days* [Cómo invertir la diabetes en treinta días] y *The Tapping Solution* [La solución Tapping].

Mientras estaba rodando su último proyecto, *La ciencia sagrada*, se interesó por los ingredientes exóticos, estilos de cocina y recetas con las que entró en contacto mientras rodaba en el bosque lluvioso de la Amazonía peruana. Su fascinación por el papel que desempeñaban las plantas indígenas en la cultura de las tribus que observaba tan de cerca le llevó a ampliar su visión y a investigar sobre las recetas tradicionales de culturas remotas de todo el planeta.

Observando ciertos platos, de distintas culturas, que habían superado la prueba del tiempo, se dio cuenta de que tenían algo en común: ciertas tradiciones alimentarias pasaban de generación en generación, no por su sabor, sino por sus propiedades curativas y por el bienestar que aportaban. Su último libro *The Sacred Cookbook: Forgoten Healing Recipes of the Ancients* [El libro de cocina sagrado: recetas curativas olvidadas de nuestros antepasados] es una recopilación de esas recetas.

Heather recuerda cómo conoció a Nick:

Louise y yo conocimos a Nick en una cena con un grupo de buenos amigos y autores de Hay House. Nosotras aparecimos con nuestras cintas con plumas en el pelo, montando el numerito en el buen sentido, y enseguida nos gustaron Nick, su esposa Michelle y su bebé River. Esa noche todos estábamos sentados alrededor de una gran mesa con vistas al mar, como si fuéramos una familia. Disfrutamos de una comida deliciosa y sana, y el sonido más presente durante toda la noche fue la risa.

Sin ganas de que terminara el buen rato que estábamos pasando juntos, nos levantamos y cruzamos la calle en dirección al hotel donde nos alojábamos todo el grupo. Encontramos un lugar donde había sillas cómodas dispuestas en círculo, y todo el mundo se probó nuestras cintas con plumas, ¡incluidos los hombres! Eso nos llevó a intercambiarnos pañuelos para el cuello, y, no sé cómo, pero Nick acabó con un pañuelo a modo de sombrero en la cabeza que había hecho Louise. Las fotos de nuestros intercambios de cintas y pañuelos todavía me hacen reír cuando las veo. Me encanta comprobar cómo el mero hecho de compartir una comida no sólo nos hace disfrutar el momento, sino que su recuerdo tiene un efecto dominó que dura toda una vida.

Nick, cuya madre era propietaria de un restaurante, cocina desde los doce años y le apasiona el aspecto de la alimentación como medicina. A Louise y a mí nos encanta trabajar con su libro de cocina.

Para más información sobre Nick:

thesacredscience.com.

FUNDACIÓN PRICE-POTTENGER NUTRITION

La Fundación Price-Pottenger Nutrition (PPNF) es como nuestra familia. Su visión es: «Un mundo donde la norma sea una alimentación óptima, que el medioambiente favorezca la salud de todos los seres vivos y que las personas puedan prosperar». ¿No te parece extraordinario?

Esta fundación es uno de los recursos punteros en los que trabajan el doctor en cirugía dental Weston A. Price, el doctor en medicina Francis M. Pottenger Jr. y otros, que han descubierto las causas subyacentes de la enfermedad y la degeneración y cómo prevenir o invertir estas condiciones. Tienen como misión educar a las personas acerca de la alimentación, los hábitos de estilo de vida y modalidades de curación que promuevan una salud radiante.

Mientras elegíamos las recetas de la PPNF para nuestro libro, conocimos a Joan Grinzi (directora ejecutiva), Edward Bennett (presidente y editor de la revista) y Annie Dru Allshouse (consejera del comité directivo y educadora de cocina tradicional). Joan, Ed y Annie incluyen el caldo de huesos en su dieta habitual, pero cada uno de ellos llegó a ese hábito por diversas razones. Ed aprendió a amar los alimentos porque en la casa de sus padres había un huerto. A Joan, su madre la introdujo en el trabajo de Edgar Cayce, y su interés siguió floreciendo a raíz de aquello. Annie llegó al caldo de huesos para curarse de un dolor que la incapacitaba. Sin embargo, los tres están de acuerdo en un principio importante: «Cuando pruebas el caldo, sabes que te sienta bien. Y, a veces, eso es lo único que importa».

Para más información sobre la PPNF: ppnf.org.

ARIANE RESNICK

Es chef privada y diplomada en nutrición, está especializada en cocina ecológica de la granja a la mesa y es capaz de crear comida apetitosa, aparentemente «normal», con ingredientes limpios e integrales. Ha cocinado para celebridades como Gwyneth Paltrow, Chris Martin, Matt Groening, Lisa Edelstein y Jeff Franklin, y ha aparecido en diversas publicaciones y páginas web, como en la sección de salud de Yahoo, *Well + Good* NYC, *In Style*, *Star*, *Goop.com*, Food.com, *Huffington Post*, *Refinery29.com*, *Muscle & Fitness* y *Men's Fitness*, y en el programa televisivo *Chopped* de la cadena Food Network. Ha sobrevivido a la fase terminal de la enfermedad de Lyme y a un envenenamiento químico, de los cuales se recuperó por medios holísticos. Ariane, cuando no está diseñando deliciosos platos que se adaptan a cualquier combinación de restricciones dietéticas, se dedica a consultar con diferentes personas y chefs sobre el bienestar y la nutrición, y proporciona instrucciones individualizadas y sencillas para cocinar de una manera más saludable. Vive en West Hollywood, California.

Para más información sobre Ariane: arianecooks.com.

AARON ROCCHINO

Aaron Rocchino y su esposa Mónica son los propietarios del Local Butcher Shop de Berkeley, California, que abrió sus puertas en 2011. Antes de abrir su negocio, Aaron (chef) y Mónica (ejecutiva de *catering*) observaron que en la zona faltaba producción de carne procedente de animales criados con respeto y de manera sostenible. En la actualidad, Local Butcher Shop ofrece carnes rojas y de ave de animales que han sido alimentados con hierba y que han pastado. Se centran en el aprovechamiento integral de la carne y están en contacto directo con sus proveedores para asegurarse de la pureza de su producto. Sus clientes están invitados a visitar las granjas que les suministran las carnes para conocer de primera mano sus prácticas.

Aaron y Mónica empezaron a ofrecer caldo de huesos en Local Butcher Shop porque se lo pedían muchos clientes. Actualmente, venden una variedad de caldos de huesos y de carne. Su caldo de huesos es curativo, muy rico en gelatina y perfecto para utilizarlo en cualquier receta (incluidos postres) porque es de sabor neutro.

¿Cuál es el pequeño consejo de Aaron para hacer caldo de huesos? Cocerlo más no siempre es mejor. A eso de las 36 horas, «llega un punto en que puedes cocerlo demasiado», nos dijo. Lo descubrió experimentando con el tiempo: llega un momento en que el caldo puede saber más amargo. Suele ser cuando los huesos se desintegran, se quiebran y se rompen.

Para más información sobre Aaron: thelocalbutchershop.com.

ROBERT RUIZ

Se autofinanció sus estudios universitarios en Hawái realizando con diligencia todo tipo de trabajos, incluso fregar suelos y limpiar sartenes cuando trabajaba de cocinero en un restaurante de comida rápida. Cuando Ian Whittemore, del famoso restaurante Kona Inn, se dio cuenta de su potencial, Robert aprovechó la oportunidad de tenerle como mentor. Los tres años siguientes los pasó aprendiendo técnicas de cocina francesa, carnicería básica y salteado. Esta formación intensiva le abrió las puertas para entrar a formar parte del equipo de Alan Wong, en el complejo vacacional de cinco estrellas Hualalai. Allí fue donde Robert desarrolló su agudo sentido de la cocina regional hawaiana, trabajando en los tres restaurantes del complejo, recreando los platos del sello Wong y asimilando las filosofías de su maestro chef. Bajo la tutela continuada del chef ejecutivo del Hualalai, Etsuji Umezu, Robert descubrió su vocación de convertirse en un chef de sushi. Umezu le apoyó en su decisión de dedicarse al sushi, e incluso le concedió el honor de servir a la princesa de Japón.

Gracias a su formación exhaustiva y aprendizaje privilegiado bajo la tutela de los mejores chefs de Hawái, Robert se ha convertido en uno de los mejores chefs de sushi no tradicional de San Diego. Sus mentores le enseñaron que debía conocer la procedencia de todos los ingredientes que utilizaba en sus platos y asegurarse de que fueran frescos. Después de haber sido testigo de las prácticas fraudulentas de muchos restaurantes (como la identificación errónea del pescado u ofrecer uno de calidad inferior por uno supuestamente superior), buscó la manera de proporcionar información fiable a los clientes sobre las especies de pescados y su sostenibilidad. Al trabajar con los científicos de la pesca del NOAA (Departamento Oceánico y Atmosférico Nacional), desarrolló el concepto de «código alimentario QR» (referencia rápida) para el sushi con información del NOAA FishWatch, para que los clientes pudieran elegir basándose en ella.

Actualmente, como propietario y chef de la Land & Water Company de Carlsbad, California, la infinita creatividad de Robert y sus deliciosas creaciones están en boca de toda la comunidad. Su compromiso de salvar y conservar los mares y océanos a través de sus ideas sobre la sostenibilidad está cambiando la forma en que se sirve sushi en todo el mundo. Robert nos enseñó que el pescado es de temporada, como las frutas y verduras. Hemos comido muchas veces en su restaurante, donde todo es sostenible, ecológico y está hecho con gran pasión y respeto por la tierra y por el mar. Una de nuestras amigas de La tribu del caldo de huesos describe la comida de Robert como «un viaje psicodélico para el paladar». Así es de buena.

Para más información sobre Robert: landanwaterco.com.

KIM SCHUETTE

Diplomada en nutrición y en GAPS, se dedica a pasar consulta sobre nutrición desde 1999. En 2002 fundó Byodinamic Wellness, que ahora se encuentra en Solana Beach, California. Su pasión por la agricultura ecológica, la cocina *gourmet* y la curación a través de los alimentos y las terapias basadas en la nutrición con alimentos reales la orientó hacia la práctica privada en la que está especializada, la terapia de drenaje bioterapéutico y nutricional para tratar trastornos digestivos e intestinales, desequilibrios hormonales masculinos y femeninos, apoyar los tratamientos contra el cáncer, trastornos por déficit de atención y por déficit de atención e hiperactividad y un millar de otros problemas médicos.

Kim presentó la dieta GAPS a sus clientes en 2006, y en 2011 se diplomó en GAPS bajo la tutela de la doctora Natasha Campbell-McBride. Imparte muchos seminarios centrados en el trabajo de los doctores Weston Price, Francis Pottenger y Melvin Page. También recibió el premio Activist de la Fundación Weston A. Price en 2012 por su trabajo en nutrición infantil y durante el embarazo. Además, fue nombrada «Mejor Terapeuta de Salud Alternativa 2013» por *Ranch & Coast Magazine* en su edición anual «Lo mejor de San Diego». Pertenece al comité directivo de la Fundación Weston A. Price, y es la directora de la sucursal de San Diego.

Para más información sobre Kim: biodynamicwellness.com.

EYTON SHALOM

Licenciado en ciencias y diplomado en acupuntura, dedica su vida a ayudar a los demás desde dentro hacia fuera. En su consulta privada en San Diego, utiliza la acupuntura, la fitoterapia, la medicina ayurvédica y terapias nutricionales/dietéticas para proporcionar un alivio duradero de enfermedades y dolores, a la vez que trata las causas subyacentes. Durante más de veinte años, ha incitado a sus pacientes a que se responsabilizaran de su propia salud cuidándose a través de la dieta, el ejercicio terapéutico, el control del estrés, la respiración y la práctica de la meditación.

Eyton ha sido asesor de fitoterapia y experto en la materia para el Examen para la diplomatura en acupuntura de California. También ha sido instructor y supervisor clínico en el Pacific College of Oriental Medicine durante los últimos cinco años, donde enseña fitoterapia china, acupuntura, historiales médicos y nutrición. Asimismo, ha dado clases en el Mesa College de San Diego y en el California College of Holistic Studies. También es el autor de columnas tan conocidas como «El Tao de la salud» en www.jadedragon.com/tao_heal/tao-heal.html y «Vivir de acuerdo con las estaciones» en *Mission Hills News*, y ha publicado en el *Oriental Medicine Journal*.

Para más información sobre Eyton: bodymindwellnesscenter.com.

QUINN WILSON

Nació en San Diego y se dedicó durante ocho años al campo del interiorismo, hasta que se dio cuenta de que su verdadera pasión en la vida siempre había sido la comida. Hace unos años, se empezó a interesar por la alimentación tradicional como estilo de vida y empezó a hacer caldo de huesos regularmente en su casa. Quinn se dio cuenta de los beneficios que estaba experimentando en su salud y su bienestar a las dos semanas de beber caldo de manera habitual.

En 2012 decidió que conseguiría que el caldo de huesos se convirtiera en un producto conocido en el mercado, haciendo que un arduo y largo proceso fuera accesible a todo el mundo. Diseñó su receta de caldo de huesos para que fuera una infusión fácil de consumir y versátil de todas las formas posibles: se puede tomar caliente, frío, dulce, salado o solo. También combina fácilmente con cualquier receta en la que se necesite caldo de huesos o de carne. Actualmente, trabaja a tiempo completo en sacar adelante Balanced & Bright, que ha creado gracias a la colaboración con el restaurante Carnitas Snack Shack, en Del Mar (California). Quinn también trabaja ocasionalmente por cuenta propia, como estilista alimentaria y escritora sobre alimentación con alimentos tradicionales. Recientemente ha trabajado en un libro de cocina internacional que se publicó en la primavera de 2015.

Heather recuerda nuestro primer encuentro con ella:

> Louise y yo conocimos a Quinn de la manera más auspiciosa. Para divertirnos, se nos ocurrió asistir a una fiesta que organizaba la revista *Edible San Diego* en un restaurante de la zona. Cuando entramos, la encantadora dama que había en la puerta nos señaló a la directora de la revista, Britta Turner. Cuando le hablamos de nuestro libro, nos habló de su amiga Quinn Wilson, que estaba tan entusiasmada por las propiedades curativas del caldo de huesos que había montado su propio negocio. Descubrimos que Quinn Wilson hace un caldo de huesos de calidad superior con huesos de animales que han sido alimentados ecológicamente y que han pastado, y que había dedicado años a perfeccionar su caldo para darle sabor y color y que tuviera múltiples usos. Curiosamente, esa misma noche Britta también nos presentó a Nick Brune, chef ejecutivo de Local Habit y propietario de Eco Caters, cuyas recetas también incluimos en este libro.

Para más información sobre Quinn: balancedandbright.wordpress.com.

✒Tabla de conversión de medidas✎

Las recetas de este libro utilizan las medidas estándar de Estados Unidos para medir los líquidos y los ingredientes sólidos o secos (cucharaditas, cucharadas y tazas). Las tablas siguientes aportan las equivalencias fuera de Estados Unidos para poder adaptar las recetas. Todas las equivalencias son aproximadas.

Taza estándar	Polvo fino (p. ej. harina)	Cereales (p. ej. arroz)	Granulado (p. ej. azúcar)	Líquidos sólidos (p. ej. mantequilla)	Líquidos (p. ej. leche)
1	140 g	150 g	190 g	200 g	240 ml
¾	105 g	113 g	143 g	150 g	180 ml
⅔	93 g	100 g	125 g	133 g	160 ml
½	70 g	75 g	95 g	100 g	120 ml
⅓	47 g	50 g	63 g	67 g	80 ml
¼	35 g	38 g	48 g	50 g	60 ml
⅛	18 g	19 g	24 g	25 g	30 ml

Equivalencias para ingredientes líquidos por volumen				
¼ cucharadita				1 ml
½ cucharadita				2 ml
1 cucharadita				5 ml
3 cucharaditas	1 cucharada		½ oz fl	15 ml
	2 cucharadas	⅛ taza	1 oz fl	30 ml
	4 cucharadas	¼ taza	2 oz fl	60 ml
	5⅓ cucharadas	⅓ taza	3 oz fl	80 ml
	8 cucharadas	½ taza	4 oz fl	120 ml
	10⅔ cucharadas	⅔ taza	5 oz fl	160 ml
	12 cucharadas	¾ taza	6 oz fl	180 ml
	16 cucharadas	1 taza	8 oz fl	240 ml
	1 pinta	2 tazas	16 oz fl	480 ml
	1 cuarto	4 tazas	32 oz fl	960 ml
			33 oz fl	1000 ml	1 l

Equivalencias útiles para ingredientes secos por peso		
(Para convertir las onzas a gramos, multiplica el número de onzas por 30.)		
1 oz	1/16 lb	30 g
4 oz	¼ lb	120 g
8 oz	½ lb	240 g
12 oz	¾ lb	360 g
16 oz	1 lb	480 g

Equivalencias útiles de temperaturas para cocinar/hornear			
Proceso	**Fahrenheit**	**Celsius**	**Gas**
Agua congelada	32° F	0 °C	
Temperatura ambiente	68° F	20 °C	
Agua hirviendo	212° F	100 °C	
Hornear	325° F	160 °C	3
	350° F	180 °C	4
	375° F	190 °C	5
	400° F	200 °C	6
	425° F	220 °C	7
	450° F	230 °C	8
Asar			Grill

Equivalencias útiles para distancias				
(Para convertir las pulgadas a centímetros, multiplica el número de pulgadas por 2,5.)				
1 in (pulgada)			2.5 cm	
6 in	½ ft (pie)		15 cm	
12 in	1 ft		30 cm	
36 in	3 ft	1 yd (yarda)	90 cm	
40 in			100 cm	1 m

❧ PROVEEDORES ❧

A continuación encontrarás algunos proveedores maravillosos que te ayudarán a iniciarte con tu caldo de huesos y en el viaje al producto fresco de proximidad, orgánico y sostenible.

Carne roja de animales alimentados con hierba o que han pastado, aves camperas y pesca salvaje

- US Wellness Meats: grasslandbeef.com

- Belcampo Meat Co. tiene sucursales por la zona de California y tienda online: belcampomeatco.com/shop

- The Local Butcher Shop acepta pedidos sólo en la zona de Berkeley, California: thelocalbutchershop.com

- Vital Choice: vitalchoice.com/shop/pc/home.asp

Proveedores de caldo de huesos

Te recomendamos que investigues un poco por tu zona para ver si encuentras caldo de huesos o que le preguntes a algún ganadero, chef o carnicero. También hay muchos restaurantes, incluidos restaurantes étnicos y de comida de proximidad, que tienen caldos o sopas de huesos en su carta. Algunos ganaderos aceptan pedidos. Aquí tienes algunas sugerencias para empezar (muchos de ellos envían sus productos):

- Au Bon Broth ofrece caldo de huesos de vaca y de ave alimentadas ecológicamente (neutro y sabroso): aubonbrothbonebroth.com

- Balanced & Bright Bone Broth. Quinn Wilson vende caldo de huesos de alta calidad a nivel local, en la zona de San Diego, aunque pronto se podrá comprar su producto por Internet y será distribuido a nivel nacional (Estados Unidos): balancedandbright.wordpress.com

- Bare Bones ofrece caldo de huesos de animales que han pastado y que han sido alimentados ecológicamente sin hormonas, ni antibióticos ni cereales (también se puede comprar en las secciones de refrigerados o congelados de algunos establecimientos del sur de Oregón y norte de California): barebonesbroth.com

- Belcampo Meat Co. es un gran proveedor de carne, huesos y caldo de huesos neutro en sus seis locales de California: belcampomeatco.com

- Brodo, el local de caldo para llevar de la ciudad de Nueva York que fue el que ayudó a iniciar esta tendencia, ofrece caldo de huesos de aves camperas y de vacas alimentadas con hierba: brodonyc.com

- The Brothery ofrece caldo de huesos de aves camperas y de vacuno alimentado con hierba: thebrothery.com

- Da-Le Ranch. Sus propietarios Dave y Leslie ofrecen caldo de huesos de aves camperas y de vacuno alimentado con hierba por encargo para sus clientes: da-le-ranch.com

- The Flavor Chef, Lance Roll, vende su caldo de huesos de aves camperas y de vacuno alimentado con hierba en tiendas de productos naturales y carnicerías en la zona de San Diego: theflavorchef.com

- The Local Butcher Shop es un buen proveedor de carne, huesos y caldo de huesos neutro de la zona de Berkeley, California: thelocalbutchershop.com

- Proposition Chicken vende un sabroso caldo de huesos de pollo en tazas para llevar en San Francisco, hecho con los pollos camperos de Mary's Free Range, que han sido alimentados ecológicamente sin transgénicos y sin hormonas ni antibióticos: propositionchicken.com

- Salt, Fire & Time vende caldo de huesos de animales que han sido criados ecológicamente y que han pastado. Ventas en su local o a domicilio en la zona de Portland (Oregón): saltfireandtime.com

- Wise Choice Market: wisechoicemarket.com/bonebroth

Educación, información y fuentes sobre dietas tradicionales y curaciones con alimentos integrales

- Price-Pottenger Nutrition Foundation: ppnf.org

- Weston A. Price Foundation: westonaprice.org

- The Environmental Working Group proporciona información para ayudar a los consumidores a elegir alimentos saludables. Encuentra las últimas noticias sobre pesticidas en frutas y verduras, incluida la lista anual de la «docena sucia»: ewg.org.

Dónde encontrar alimentos de verdad, fabricantes de caldo de huesos, granjas sostenibles y humanas y proveedores

- Eat Wild. Busca su base de datos sobre granjas y ranchos ganaderos basadas en el pasto: eatwild.com

- Weston A. Price Foundation. Comprueba si hay una sucursal por la zona donde vives, pues allí te podrán indicar los proveedores locales: westonaprice.org/get-involved/find-local-chapter/

- Diplomados de tu zona en el síndrome del intestino y la psicología (GAPS). Realiza una búsqueda por Internet para encontrar una sucursal o un terapeuta en tu localidad.

- Revista E*dible*. Echa un vistazo (a la versión en papel o en Internet) a la información sobre alimentos de tu región y de temporada, así como sus proveedores: ediblecommunities.com

- Granjas amish locales y mercados de agricultores: localamishfarms.com

- Encuentra alimentos de verdad, mercados de agricultores y agricultores de tu zona: localharvest.org

- Productos orgánicos en Internet: Melissas.com

- Especialidad en productos de alimentación (como harinas de frutos secos, cacao crudo, suplementos dietéticos de verduras en polvo, mantequilla de coco, colágeno hidrolizado, etc.):

- Amazon.com
- shop.goldminenaturalfoods.com
- iHerb.com
- PureFormulas.com
- ThriveMarket.com
- Vitacost.com

Hierbas, especias y hierbas chinas

- Mountain Rose Herbs (hierbas y especias ecológicas y cultivadas en la naturaleza): MountainRoseHerbs.com

- Spring Wind Dispensary (tienen todas las hierbas que utilizamos en nuestras recetas de elixires, con certificación de calidad de la pureza de sus hierbas):

  - Teléfono: (415)921-9990

  - e-mail: Orders@ SpringWindDispensary.com

  - Lista de las hierbas que venden: www.springwinddispensary.com/products_list.php

- Fat Turtle Herb Company: fatturtleherbs.com

- Mercados asiáticos (puede que en ellos encuentres hierbas chinas frescas y secas).

- Tiendas de productos naturales y herboristerías (puede que encuentres algunas de las hierbas chinas más comunes, como astrágalo, codonopsis, schizandra y bayas de goji).

Ollas de cocción lenta

Hay gran cantidad de buenas marcas en el mercado de muchos precios diferentes, pero te recomendamos que evites las que llevan aluminio o superficies antiadherentes.

Si te preocupa el plomo, aquí tienes algunas marcas que usan otros materiales que no son de cerámica esmaltada:

—VitaClay Smart Organic Multicooker. Esta olla de cocción lenta también tiene las funciones para cocer arroz y servir de yogurtera. El recipiente de barro de su interior no está esmaltado y no contiene plomo. Los cacharros de barro tienen la fama de que la carne sale muy tierna cuando se cocina en ellos, lo que los convierte en una opción extraordinaria para cocinar carnes ecológicas a fuego lento. Este modelo es programable, así que puedes hervir y luego cocer a fuego lento, y luego programar otras opciones de cocción y otros tiempos. Puedes ajustar el temporizador para períodos de 10 minutos hasta cinco horas, por lo que para más tiempo tendrás que reprogramarlo. También tiene la función de mantener el calor y un programador retardado, para que puedas programar la hora a la que quieres que empiece. Una advertencia: evita comprar el modelo VF7900-3, que ya han dejado de fabricar y que puede que encuentres en el mercado de segunda mano (como en eBay o en tiendas de compra-venta) o incluso en restos de serie de Amazon.com. Este modelo tiene una capa antiadherente de Teflon en la pieza que calienta (aunque no está en contacto con la comida). La empresa dejó de fabricarla por la posible inhalación de vapores de Teflon por parte de los clientes y ahora la unidad de calentamiento está recubierta de cerámica de color verde (tampoco está en contacto con los alimentos).

Cuando consultamos con nuestras entusiastas del caldo de huesos, la VitaClay Smart Organic Multicooker era la olla de cocción lenta por excelencia para las que querían estar tranquilas en lo que respecta al plomo y era la que ofrecía más opciones de programación de temperaturas y tiempos.

—VitaClay Stoneware Yogurt Maker and Slowcooker. Esta olla cuesta unos 50 dólares y tiene una programación de temperaturas de posición mínima, media y alta, y una programación para servir de yogurtera. Como la Organic Multicooker de VitaClay, este modelo tiene un recipiente interior de barro que no contiene plomo. Es una opción excelente para las personas que deseen hacerse con una olla de cocción lenta más económica.

—Instant Pot IP Duo or IP Lux. Es una olla a presión, olla de cocción lenta, arrocera y yogurtera que también dora y saltea. La Instant Pot es una olla de acero inoxidable de aleación 18/8 (18 % de cromo y 8 % de níquel) con una base Tri-ply (triple capa). Este modelo tiene muchas opciones de programación: la olla de cocción lenta se puede programar desde 30 minutos hasta 20 horas y tiene la función de mantener el calor hasta 10 horas, que está muy bien para hacer caldos de huesos de cocción larga. Algunas expertas en GAPS y entusiastas de los temas de salud que la han probado consideran que es mejor como olla a presión que como olla de cocción lenta. La opinión general era que, cuando se usaba más como olla de cocción lenta, no se podía ajustar la temperatura a mínima, media y alta, lo que podía conducir a la sobrecocción de algunos alimentos. Sin embargo, cuando se usaba como olla a presión, los caldos salían mejor que en otras ollas.

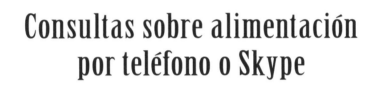

Consultas sobre alimentación por teléfono o Skype

Salud intestino-cerebral y nutrigenómica (cómo influyen los alimentos y suplementos en la expresión de los genes):

Heather Dane: HeatherDane.com

Donna Johnson, R.N.: MTHFRAlliance.com

Kim Schuette: BiodynamicWellness.com

Análisis de minerales y alimentación para reequilibrar los minerales:

Morley Robbins: GotMag.org

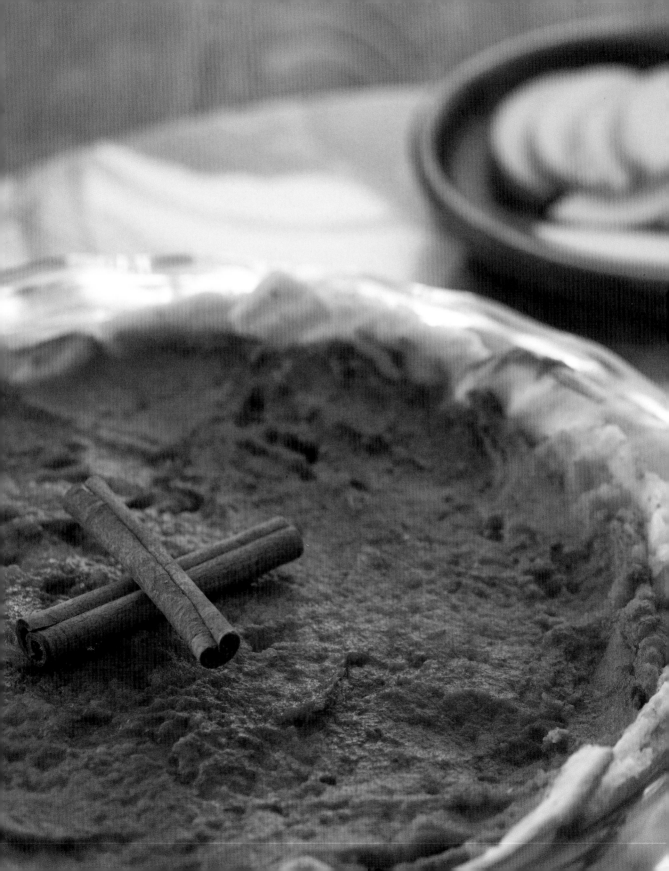

✧NOTAS✧

Capítulo 1

1. Laura Stampler. «Organic Food Sales on the Rise.» *Time*. 13 de mayo de 2014. http://time.com/97949/organic-food-sales-on-the-rise/.

2. Ibid.

3. Janet Clarkson. *A Global History*. Londres, Inglaterra: Reaktion Books. 2010. Copia en papel.

4. Enciclopedia Británica Online, s.v. «restaurant». 15 de abril de 2015. http://www.britannica.com/topic/restaurant.

5. Jean-Louis Flandrin y Massimo Montanari. Food: *A Culinary History from Antiquity to the Present*. Nueva York, NY: Columbia University Press. 1999. Copia en papel. (Edición en castellano: *Historia de la alimentación*. Gijón, España: Ediciones Trea, SL. 2004. Copia en papel.)

6. «Global Collagen Market to Reach $4.4 Billion By The Year 2020.» *Meticulous Research*. 14 de marzo de 2015. http://www.meticulousresearch.com/press/global-collagen-market-to-reach-4-4-billion-by-the-year-2020/.

7. Harvey Lodish y otros. *Molecular Cell Biology*. 4ª edición. Nueva York, NY: W. H. Freeman. 2000. Copia en papel. (Edición en castellano: *Biología celular y molecular*. 7ª edición. Argentina: Editorial médica panamericana. 2006.)

8. Ibid.

9. Angelica Carrillo Leal. «Why Does Your Skin Age?» *Dartmouth Undergraduate Journal of Science*. 28 de enero de 2013. http://dujs.dartmouth.edu/news/why-does-your-skin-age#.VceIkXjkS8F.

10. Sara Sibilla y otros. «An Overview of the Beneficial Effects of Hydrolysed Collagen as a Nutraceutical on Skin Properties: Scientific Background and Clinical Studies.» *The Open Nutraceuticals Journal* 8 (2015): pp. 29–42, doi:10.2174/1876396001508010029; V. Kahan y otros. «Stress, Immunity, and Skin Collagen Integrity: Evidence from Animal Models and Clinical Conditions.» *Brain Behavior and Immunity*. (Noviembre 2009): pp. 1.089-1.095. doi:10.1016/j.bbi.2009.06.002..

11. A. L. Boskey y R. Coleman. «Aging and Bone.» *Journal of Dental Research* 89.12 (Diciembre 2010): pp. 1.333–1.348. doi:10.1177/0022034510377791; Usha Kini y B.N. Nandeesh. «Physiology of Bone Formation, Remodeling, and Metabolism.» *Radionuclide and Hybrid Bone Imaging* (2012): pp. 29–57. doi:10.1007/978-3-642-02400-9_2; Sibilla «Overview».

12. Nicholas E. Diamant. «Pathophysiology of Gastroesophageal Reflux Disease.» GI Motility Online (2006). doi:10.1038/gimo21.

13. Silke K. Schagen y otros. «Discovering the Link between Nutrition and Skin Aging.» *Dermatoendocrinology* 4.3 (2012): pp. 298–307. doi: 10.4161/derm.22876; N. Takasao y otros. «Cinnamon Extract Promotes Type I Collagen Biosynthesis via Activation of IGF-I Signaling in Human Dermal Fibroblasts.» *Journal of Agricultural and Food Chemistry* 60.5 (Febrero 2012): pp. 1.193–1.200. doi: 10.1021/jf2043357; R. Jugdaohsingh. «Silicon and Bone Health.» *The Journal of Nutrition, Health & Aging* 11.2 (2007): pp. 99–110; D. Jean-Gilles y otros. «Anti-inflammatory Effects of Polyphenolic-enriched Red Raspberry Extract in an Antigeninduced Arthritis Rat Model», *Journal of Agricultural and Food Chemistry* 60.23 (junio 2012): pp. 5.755–5.762. doi: 10.1021/jf203456w; Ivana Binic y otros. «Skin Ageing: Natural Weapons and Strategies.» Evidence-Based Complementary and Alternative Medicine (2013). doi:10.1155/2013/827248.

14. Nathan Ralph Gotthoffer. *Gelatin in Nutrition and Medicine*. Grayslake Gelatin Company. 1945.

15. Ibid.

16. Kim Schuette. «Stock vs. Broth: Are You Confused?» BioDynamicWellness.com. 24 de marzo de 2015.

17. Ibid.

18. L. C. Junqueira y G. S. Montes. «Biology of Collagen-proteoglycan Interaction», *Archivum Histologicum Japonicum* 46.5 (diciembre 1983): pp. 589–629. http://www.ncbi.nlm.nih.gov/pubmed/6370189.

19. A. P. Simopoulos. «The Importance of the ratio of omega-6/omega-3 essential fatty acids.» *Biomedicine & Pharmacotherapy* 56.8 (octubre 2002): pp. 365–379. National Institutes of Health. Octubre 2002. http://www.ncbi.nlm.nih.gov/pubmed/12442909.

20. S. R. Schwartz y J. Park. «Ingestion of BioCell Collagen(®), a novel hydrolyzed chicken sternal cartilage extract; enhanced blood microcirculation and reduced facial aging signs.» *Journal of Clinical Interventions in Aging*, 7 (2012): pp. 267–273. doi: 10.2147/CIA.S32836.

21. Kaayla T. Daniel. «Is There a Natural Remedy for Cellulite? Think Bone Broth.» NourishingBroth.com, 8 de abril de 2015. http://nourishingbroth.com/hot-news/is-there-an-all-natural-remedy-for-cellulite-think-bone-broth/.

22. Ray Peat, «Gelatin, Stress, Longevity», RayPeat.com, página web. 12 de abril de 2015, http://raypeat.com/articles/ articles/gelatin.shtml.

23. Tyson. «The Effect of Gelatin.»

24. Peat. «Gelatin, Stress, Longevity.»

25. P. Li y otros. «Amino acids and immune function.» *British Journal of Nutrition* 98.2 (agosto 2007): pp. 237–252. doi: 10.1017/S000711450769936X.

26. Barbara O. Rennard y otros. «Chicken Soup Inhibits Neutrophil Chemotaxis In Vitro.» Chest 118.4 (octubre 2000): pp. 1.150–1.157. PubMed (PMID: 11035691).

27. Marian Burros. «So Listen to Mother Already: For Flu, Take Chicken Soup.» Eating Well (blog), *The New York Times*, 3 de Febrero de 1999. http://www.nytimes.com/1999/02/03/dining/eating-well-so-listen-to-mother-already-for-flu-take-chicken-soup.html.

28. S. Hasegawa y otros. «Cysteine, histidine and glycine exhibit anti-inflammatory effects in human coronary arterial endothelial cells.» *Clinical and Experimental Immunology*, 167.2 (febrero 2012): pp. 269–274.

doi:10.1111/j.1365-2249.2011.04519.x; A. Z. de Souza y otros, «Oral Supplementation with L-Glutamine Alters Gut Microbiota of Obese and Overweight Human Adults: A Pilot Study.» *Nutrition* 31.6 (enero 2015): pp. 884–889. doi:10.1016/j.nut.2015.01.004.

29. Rennard. «Chicken Soup Inhibits.»

30. C. Palacios. «The role of nutrients in bone health, from A to Z.» *Critical Reviews in Food Science and Nutrition*, 46.8 (2006), Pub Med (PMID: 17092827).

31. P. J. Turnbaugh y otros. «An obesity-associated gut microbiome with increased capacity for energy harvest.» *Nature* 444 (diciembre 2006): pp. 1.027–1.031. doi:10.1038/nature05414.

32. De Souza. «Oral Supplementation.»

33. Julie E. Flood y Barbara J. Rolls. «Soup preloads in a variety of forms reduce meal energy intake.» *Appetite* 49.3 (Noviembre 2007): pp. 626–634, PubMed (PMCID: PMC2128765).

34. M. L. Ray y otros. «Effect of sodium in a rehydration beverage when consumed as a fluid or meal.» *Journal of Applied Physiology* 85.4 (Octubre 1998): pp. 1.329–1.336. PubMed (PMID: 9760324).

35. R. J. Maughan y otros. «Factors influencing the restoration of fluid and electrolyte balance after exercise in the heat.» *British Journal of Sports Medicine* 31.3 (septiembre 1997): pp. 175–182. PubMed Central (PMC1332513).

36. E. L. Dillon y otros. «Amino acid metabolism and inflammatory burden in ovarian cancer patients undergoing intense oncological therapy.» *Clinical Nutrition* 26.6 (diciembre 2007): pp. 736–743. doi:10.1016/j.clnu.2007.07.004.

37. Dan Hurley. «Your Backup Brain.» *Psychology Today*, 1 de Noviembre de 2011. Página web 10 de mayo de 2015, https:// www.psychologytoday.com/articles/201110/your-backup-brain.

38. Leo Galland, «Do You Have Leaky Gut Syndrome?» The Huffington Post, 10 de septiembre de 2010. http://www.huffingtonpost.com/leo-galland-md/do-you-have-leaky-gut-syn_b_688951.html.

39. Federation of American Societies for Experimental Biology. «Why inflammation leads to a leaky blood-brain barrier: MicroRNA-155.» ScienceDaily, 2 de junio de 2014, https://www.sciencedaily.com/releases/2014/06/140602104749.htm.

40. Ana-Maria Enciu y otros. «Triggers and Effectors of Oxidative Stress at Blood-Brain Barrier Level: Relevance for Brain Ageing and Neurodegeneration.» *Oxidative Medicine and Cellular Longevity* (2013). doi: 10.1155/2013/297512. Tanya K. Murphy, Roger Kurlan y James Leckman. «The Immunobiology of Tourette's Disorder, Pediatric Autoimmune Neuropsychiatric Disorders Associated with Streptococcus, and Related Disorders: A Way Forward.» *Journal of Child and Adolescent Psychopharmacology* 20.4 (agosto 2010): pp. 317–331. doi: 10.1089/cap.2010.0043. George Szmukler y otros. «Anorexia Nervosa and Bulimic Disorders: Current Perspectives: Proceedings of the Conference on Anorexia Nervosa and Related Disorders». Conferencia en el University College, Swansea, Wales, del 3-7 de septiembre de 1984.

41. Amy Nett. «Beyond MSG: Could Hidden Sources of Glutamate Be Harming Your Health?» ChrisKresser.com, 16 de septiembre de 2014, https://chriskresser.com/beyond-msg-could-hidden-sources-of-glutamate-be-harming-your-health/.

42. «Review of: Excitotoxins: The Taste that Kills.» *Nutrition Digest* 37.3, http://americannutritionassociation.org/newsletter/review-excitotoxins-taste-kills.

43. Sally Fallon Morell. «Broth Is Beautiful.» The Weston A. Price Foundation, 1 de enero de 2000, http://www.westonaprice.org/health-topics/broth-is-beautiful/.

Capítulo 2

1. Mary V. Gold. «Organic Production/Organic Food: Information Access Tools», Alternative Farming Systems Information Center. Junio 2007, última actualización de mayo 2015. http://www.nal.usda.gov/afsic/pubs/ofp/ofp.shtml.

2. Stanley A. Fishman. *Tender Grassfed Meat: Traditional Ways to Cook Healthy Meat*. Alamo, CA: Alanstar Games. 2009. Copia en papel.

3. Ibid.

4. «The Judicious Use of Medically Important Antimicrobial Drugs in Food-Producing Animals.» Guidance for Industry #209. 13 de abril de 2012. http://www.fda.gov/downloads/AnimalVeterinary/GuidanceCompliance-Enforcement/GuidanceforIndustry/UCM216936.pdf.

5. «GMO Facts.» The Non-GMO Project.

6. «Evaluation of five organophosphate insecticides and herbicides.» *IARC Monographs*, volumen 112. International Agency for Research on Cancer, World Health Organization. 20 de marzo de 2015, http:// www.iarc.fr/en/media-centre/iarcnews/pdf/MonographVolume112.pdf.

7. Sheryl Ryan. «Which Are the Healthiest and Most Responsible Fish to Eat?» Greenopedia.com, según acceso del 23 de abril de 2015.

8. «Iodine: Fact Sheet for Consumers.» National Institutes of Health, última revisión 24 de junio de 2011, https://ods.od.nih.gov/factsheets/Iodine-Consumer/.

9. Michael Conathan. «Fukushima Fallout Not Affecting U.S.-Caught Fish.» *Voices: Ocean Views* (blog). *National Geographic*. Post del 11 de septiembre de 2013. http://voices.nationalgeographic.com/2013/09/11/fukushima-fallout-not-affecting-u-s-caught-fish/.

10. R. A. McCance, W. Sheldon y E. M. Widdowson. «Bone and Vegetable Broth.» *Archives of Disease in Childhood* 9.52 (agosto 1934): pp. 251–258.

11. Ibid.

12. Harvey Lodish y otros, *Molecular Cell Biology*. 4ª edición.

13. Sally Fallon Morell y Kaayla T. Daniel. *Nourishing Broth: An Old-Fashioned Remedy for the Modern World.* Grand Central Life & Style. 2014. Copia en papel.

Capítulo 3

1. Karen Marley, Karen. «The Fantastic 5: Antioxidant Spice Heroes or How to Keep That Pesky "Eat Healthy" Resolution!» Spice Sherpa. 26 de enero de 2011. http://www.spicesherpa.com/the-fantastic-5-antioxidant-spice-heros-or-how-to-keep-that-pesky-eat-healthy-resolution/.

Capítulo 4

1. «Lamb Broth.» *Health and Healing Wisdom* 21.4. Invierno de 1997. Price-Pottenger Nutrition Foundation.

Capítulo 5

1. Bharat B. Aggarwal con Debora Yost. *Healing Spices: How to Use 50 Everyday and Exotic Spices to Boost Health and Beat Disease*. Sterling. Enero 2011.

2. Ibid.

3. Ariane Resnick. *The Bone Broth Miracle: How An Ancient Remedy Can Improve Health, Fight Aging, and Boost Beauty.* Nueva York: Skyhorse Publishing. 2015.

Capítulo 6

1. K. El-Mostafa y otros. «Nopal cactus (Opuntia ficus-indica) as a source of bioactive compounds for nutrition, health and disease.» *Molecules* 19.9 (17 de septiembre de 2014): pp. 14.879–14.901. doi:10.3390/molecules190914879.

2. Nick Polizzi, *The Sacred Cookbook: Forgotten Healing Recipes of the Ancients* [El libro de cocina sagrado: recetas curativas olvidadas de nuestros ancestros]. Three Seed Productions. 2013..

3. Ibid.

4. Pat Connolly. «Chard Soup.» *Health and Healing Wisdom* 30.4. Invierno de 2006. Price-Pottenger Nutrition Foundation.

Capítulo 7

1. «Baked Lemon Turkey Breast.» *Health and Healing Wisdom* 16.4 (1992). Price-Pottenger Nutrition Foundation.

2. «Breakfast Lamb Stew.» *Health and Healing Wisdom* 21.4. Invierno de 1997. Price-Pottenger Nutrition Foundation.

Capítulo 10

1. Miriam Meister. «Salmon contain health-promoting bioactive peptides.» National Food Institute, Universidad Técnica de Dinamarca. 4 de septiembre de 2014. http://www.food.dtu.dk/english/News/2014/09/Salmon-contain-health-promoting-bioactive-peptides.

2. «Tuna Shopping Guide: How Does Your Can Stack Up?» Greenpeace. http://www.greenpeace.org/usa/oceans/tuna-guide/.

3. Ibid.

Capítulo 12

1. Warren Bobrow, *Apothecary Cocktails: Restorative Drinks of Yesterday and Today*. Fair Winds Press. 2013.

Apéndice

1. Aggarwal, *Healing Spices.*

2. Ibid.

3. Ibid.

4. «Ayurveda & Diet: Food Chart: Spices.» allAyurveda.com, según acceso del 14 de abril de 2015. http://www.allayurveda.com/dietp_spices.asp. Aggarwal. *Healing Spices.* Paul Pitchford. *Healing with Whole Foods: Asian Traditions and Modern Nutrition,* 3ª edición. Berkeley, CA: North Atlantic Books. 2002.

꞉ ÍNDICE DE RECETAS ꞉

Nota: Los números de las páginas en *cursiva* indican que son recetas, los que están en **negrita** indican notas biográficas de las personas que han contribuido con sus recetas.

B

T

V

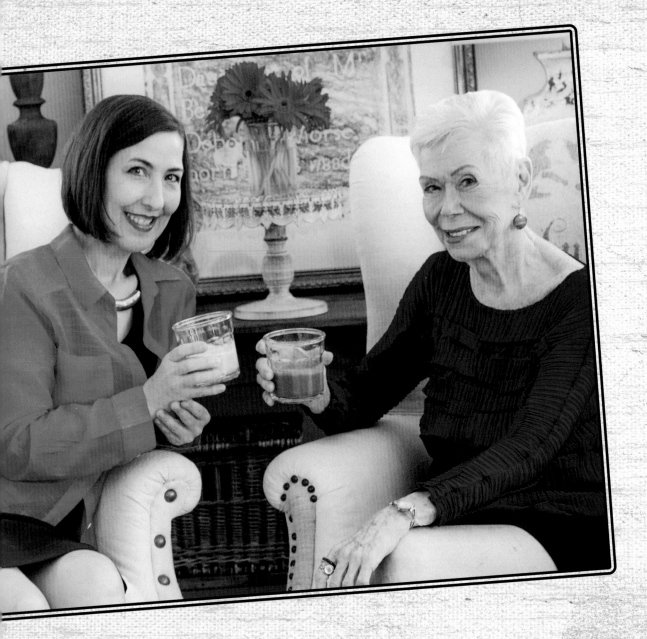

⌁SOBRE LAS AUTORAS⌁

Louise Hay, es la autora del superventas *Usted puede sanar su vida*, oradora y maestra metafísica, y ha vendido más de 50 millones de libros en todo el mundo. Louise lleva más de treinta años ayudando a personas de todo el planeta a descubrir y a poner en práctica su propio poder creativo para favorecer su crecimiento personal y autosanación. Louise es la fundadora y presidenta de Hay House, Inc., que se dedica a la publicación de libros, audios, DVD y otros productos que contribuyen a la sanación del planeta. Visita su página web www.LouiseHay.com.

Heather Dane, apodada «La curandera del siglo XXI», es coach de salud especialista en aplicar la medicina funcional y los protocolos nutrigenómicos para ayudar a corregir condiciones de salud crónicas, adicciones y estilos de vida que provocan desequilibrios. Después de recuperarse por medios naturales de varias enfermedades consideradas incurables, descubrió que los síntomas no son más que indicadores de ruta que nos ayudan a recobrar la salud. Ha trabajado con muchos de los grandes profesionales de la medicina tradicional y natural, de la nutrición y de la sanación energética; y se dedica a crear deliciosas recetas para nutrir el cuerpo y el alma. Visita su página web www.HeatherDane.com.

Otros títulos de Hay House

*CRAZY SEXY JUICE: 100+ Simple Juice, Smoothie & Nut Milk Recipes
to Supercharge Your Health*, Kris Carr

*CULTURED FOOD FOR HEALTH: A Guide to Healing Yourself
with Probiotic Foods*, Donna Schwenk

*KALE AND COFFEE: A Renegade's Guide to Health,
Happiness, and Longevity*, Kevin Gianni

*MAKE YOUR OWN RULES COOKBOOK: More Than 100 Simple, Healthy Recipes
Inspired by Friends and Family Around the World*, Tara Stiles

NUTRITION FOR INTUITION, Doreen Virtue and Robert Reeves, N.D.

ONE SPIRIT MEDICINE: Ancient Ways to Ultimate Wellness, Alberto Villoldo, Ph.D.

*THE TAPPING SOLUTION FOR PAIN RELEF: A Step-by-Step Guide to Reducing
and Eliminating Chronic Pain*, Nick Ortner

ECOSISTEMA DIGITAL

NUESTRO PUNTO DE ENCUENTRO

www.edicionesurano.com

2 AMABOOK
Disfruta de tu rincón de lectura
y accede a todas nuestras **novedades**
en modo compra.
www.amabook.com

3 SUSCRIBOOKS
El límite lo pones tú,
lectura sin freno,
en modo suscripción.
www.suscribooks.com

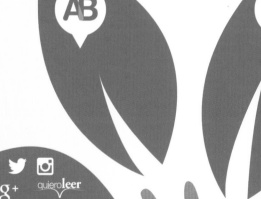

DISFRUTA DE 1 MES
DE LECTURA GRATIS

1 REDES SOCIALES:
Amplio abanico
de redes para que
participes activamente.

4 APPS Y DESCARGAS
Apps que te
permitirán leer e
**interactuar con
otros lectores.**

 iOS

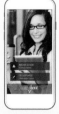

4/19 ① 7/18